Kohlhammer

Rat + Hilfe

Fundiertes Wissen für Betroffene, Eltern und Angehörige – Medizinische und psychologische Ratgeber bei Kohlhammer

Eine Übersicht aller lieferbaren und im Buchhandel angekündigten Ratgeber aus unserem Programm finden Sie unter:

https://shop.kohlhammer.de/rat+hilfe

Die Autorin

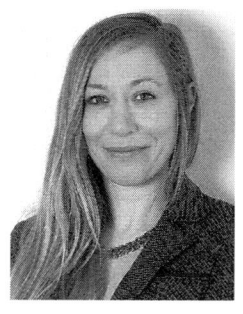

Dr. phil. Sandy Krammer, LL.M., studierte Psychologie und Psychopathologie an der Universität Zürich. Danach promovierte sie an derselben Universität zum Thema Psychotraumatologie. Anschließend arbeitete sie als stellvertretende Leiterin der Forschungsabteilung am Forensisch-Psychiatrischen Dienst an der Universität Bern in klinisch-psychologisch-forensischen Projekten. Parallel erwarb sie dort einen postgradualen Master in Kriminologie. Im Folgenden startete sie als systemische Psychotherapeutin. Zunächst war sie in einer Hausarztpraxis beschäftigt, danach in einer großen Schweizer Rehaklinik und zwar zunächst auf der Abteilung für Psychosomatik, sodann auf der Abteilung für Pädiatrie, wo sie sich auf Kinder und Jugendliche mit verschiedenen Herausforderungen konzentrierte. Hier hatte sie die Leitung des dortigen psychologischen Teams inne. Mittlerweile ist sie ausschließlich selbständig in eigener Praxis als Fachpsychologin für Psychotherapie FSP tätig und arbeitet mit Kindern, Jugendlichen, Familien sowie Erwachsenen.

Sandy Krammer

Kinderprobleme verstehen und lösen

Ein psychotherapeutischer
Werkzeugkoffer für Eltern

Verlag W. Kohlhammer

Dieses Werk einschließlich aller seiner Teile ist urheberrechtlich geschützt. Jede Verwendung außerhalb der engen Grenzen des Urheberrechts ist ohne Zustimmung des Verlags unzulässig und strafbar. Das gilt insbesondere für Vervielfältigungen, Übersetzungen, Mikroverfilmungen und für die Einspeicherung und Verarbeitung in elektronischen Systemen.

Pharmakologische Daten verändern sich ständig. Verlag und Autoren tragen dafür Sorge, dass alle gemachten Angaben dem derzeitigen Wissensstand entsprechen. Eine Haftung hierfür kann jedoch nicht übernommen werden. Es empfiehlt sich, die Angaben anhand des Beipackzettels und der entsprechenden Fachinformationen zu überprüfen. Aufgrund der Auswahl häufig angewendeter Arzneimittel besteht kein Anspruch auf Vollständigkeit.

Die Wiedergabe von Warenbezeichnungen, Handelsnamen und sonstigen Kennzeichen berechtigt nicht zu der Annahme, dass diese frei benutzt werden dürfen. Vielmehr kann es sich auch dann um eingetragene Warenzeichen oder sonstige geschützte Kennzeichen handeln, wenn sie nicht eigens als solche gekennzeichnet sind.

Es konnten nicht alle Rechtsinhaber von Abbildungen ermittelt werden. Sollte dem Verlag gegenüber der Nachweis der Rechtsinhaberschaft geführt werden, wird das branchenübliche Honorar nachträglich gezahlt.

Dieses Werk enthält Hinweise/Links zu externen Websites Dritter, auf deren Inhalt der Verlag keinen Einfluss hat und die der Haftung der jeweiligen Seitenanbieter oder -betreiber unterliegen. Zum Zeitpunkt der Verlinkung wurden die externen Websites auf mögliche Rechtsverstöße überprüft und dabei keine Rechtsverletzung festgestellt. Ohne konkrete Hinweise auf eine solche Rechtsverletzung ist eine permanente inhaltliche Kontrolle der verlinkten Seiten nicht zumutbar. Sollten jedoch Rechtsverletzungen bekannt werden, werden die betroffenen externen Links soweit möglich unverzüglich entfernt.

1. Auflage 2023

Alle Rechte vorbehalten
© W. Kohlhammer GmbH, Stuttgart
Gesamtherstellung: W. Kohlhammer GmbH, Stuttgart

Print:
ISBN 978-3-17-043214-7

E-Book-Formate:
pdf: ISBN 978-3-17-043215-4
epub: ISBN 978-3-17-043216-1

Inhalt

Vorwort 7

Teil 1: Hintergrundwissen 10
    Guter Rat ist teuer 10
    Der Apfel fällt nicht weit vom Stamm 11
    Was nicht passt, wird passend gemacht 15
    Sichere Bindung 18
    Eine Schwalbe macht noch keinen Sommer 24

Teil 2: Kinderprobleme und Lösungsideen 25
    Aggression 26
    Albträume 39
    Beißen 44
    Bettnässen 47
    Essen 53
    Grenzen und Regeln 68
    Haareausreißen 75
    Herausfordernde Gefühle 80
    Lügen 137
    Medienkonsum 141
    Mobbing 149
    Nägelkauen 159
    Nicht verlieren können 162
    Pflichten im Haushalt 166
    Psychosomatische Symptome 169
    Richtig streiten 182
    Schlafen 188

Schulabsentismus	200
Selbstwert	208
Stören oder Rückzug bei Aufmerksamkeitsdefizit	215
Trennung	223
Trotzen	241
Zähneputzen	247
Nachwort	**251**

Vorwort

Auf der Rückseite des Schweizer Elternmagazins vom April 2022 prangte in großen Lettern ein Zitat von Philipp Ramming, Kinder- und Jugendpsychiater aus Bern, und zwar: »Erziehung ist der schwierigste Job, den es gibt. Denn der Arbeitgeber ist unberechenbar.« Ich dachte eine Weile über diese Aussage nach und kam zu folgendem: Durchaus, die Anforderungen, die der größentechnisch knapp bemessene Arbeitgeber an uns stellt, sind mitunter unberechenbar. Denn wer kennt es nicht? Das eigene Kind tut so gar nicht, wie und was es soll. Es erwacht jede Nacht aus einem Albtraum, zappelt herum, zankt sich mit anderen oder weigert sich, Zähne zu putzen oder in die Schule zu gehen. Es ist ungehorsam, will nicht ins Bett oder hilft nicht im Haushalt mit. Es ist hundeelendtraurig, fuchsteufelswild oder haushochenttäuscht. Kurz: Irgendwie ist der Wurm drin und den Eltern, so gut sie es meinen, fehlen Strategien, dem Apfel diesen Wurm zu ziehen. Die Eltern überkommt ein Gefühl von Hilflosigkeit, Ohnmacht, Ärger oder dergleichen. Zweifel kommen auf: Bin ich eine schlechte Mutter, ein ungeeigneter Vater?

Kein Elternteil auf dieser Welt war je perfekt und keines wird es jemals sein. Gut genug genügt. Die meisten Eltern sind bemüht und alleine die Bereitschaft, sich selbst in Frage zu stellen und zu reflektieren, zeigt, dass man so schlecht nicht sein kann. Was allerdings vielen Eltern helfen könnte, ist eine Art Werkzeugkoffer, den sie bei Herausforderungen im Familienleben hervornehmen und mittels welchem sie die Bedürfnisse des Kindes angehen können. Ein solcher Werkzeugkoffer hat den Wert von Gold, entmachtet er doch die von Herrn Ramming benannte Unberechenbarkeit. Denn auch wenn die Aktionen unserer Kleinen mitunter unberechenbar erscheinen, können wir berechnet darauf reagieren.

Dieser Eltern-Ratgeber trachtet genau danach: Ihnen ein Arsenal an Möglichkeiten an die Hand zu geben, mit denen Sie Ihrem Kind in herausfordernden Situationen begegnen können. Für jede hier behandelte Schwierigkeit werden mehrere Lösungsvorschläge geboten. Probieren Sie aus, testen Sie, begeben Sie sich auf neues Terrain, seien Sie bei der Erprobung sowohl hartnäckig wie auch flexibel. Nur, weil etwas nicht sofort klappt, heißt es nicht, dass es das Falsche ist. Und dass etwas hier vorgestellt wird, bedeutet nicht, dass es das Richtige für Sie und Ihre Familie ist. Bitte zweckentfremden Sie gezeigte Techniken bei Bedarf: Vielleicht finden Sie das, was bei Albträumen gezeigt wird, ideal für Ihr beißendes Kind und umgekehrt. Dann soll es so sein! Denn am Ende des Tages (und zu jeder anderen Tageszeit ebenso) sind Sie die Expertin oder der Experte für Ihr Kind. Finden Sie heraus, was für Ihr Kind und Ihre Familie am besten passt. Insofern lautet meine Empfehlung, nicht nur einzelne Kapitel aus dem Ratgeber zu lesen, sondern alle – sodass Sie in den Genuss anderer, weiterer Techniken gelangen.

Durch die Problemlösemöglichkeiten hilft Ihnen dieses Buch im besten Fall, vielleicht aber auch nicht. Eventuell ist es wie für Sie geschrieben, oder es gehört in Ihrem Fall leider in einen Abfalleimer. Es kann nicht der Anspruch sein, dass ein einzelnes Buch für alle passt. Legen Sie es weg, wenn Sie merken, dass es nichts für Sie ist. Wenn dem so ist und/oder die Probleme anhalten, ist der Kontakt mit einem sowohl gut ausgebildeten wie auch sympathischen Psychotherapeuten zu empfehlen. Dieser kann passgenauer auf Ihre Familie, Ihr Kind und dessen Situation eingehen, als es ein für die Allgemeinheit geschriebenes Buch vermag. Dabei ist es oft besser, früh eine Fachperson zu kontaktieren, ehe sich bestimmte Probleme verfestigen. In der Schweiz finden Sie zum Beispiel online über den Fachverband Schweizer Psychologen[1] eine geeignete Fachperson, in Österreich über den Österreichischen Bundesverband Psychotherapie[2] und in Deutschland bspw. über die Bundespsychotherapeutenkammer[3].

Schon vor der Corona-Pandemie gab es Engpässe punkto Verfügbarkeit von Kinder- und Jugendpsychotherapeuten, aktuell erscheint diese Situa-

---

1 www.psychologie.ch
2 www.psychotherapie.at/patientinnen/psychotherapeutinnen-suche
3 www.bptk.de/service/therapeutensuche

tion weiter verschärft. Mir sind viele Eltern bekannt, die einen Psychotherapieplatz für ihr Kind suchen, doch über Monate hinweg vertröstet werden, zumal Wartelisten derzeit ellenlang sind oder gar nicht erst geführt werden. Je nach Problem ist das Warten der einzige Weg, doch manchmal reichen kleine Tipps und Anregungen, wie es in diesem Ratgeber erfolgt, sodass schon Großes erreicht werden kann.

Sicherlich sind die hier vorgestellten Techniken potenziell hilfreich, denn es sind allesamt in der Praxis bewährte Lösungsversuche. Doch mehr noch wird es Ihre Zuwendung zum Kind sein, das ihm den Halt gibt, Probleme zu überwinden. Die sichere und stabile Bindung zwischen Ihnen und Ihrem Kind bringt Sie beide durch jede noch so aufgeraute See hindurch. Wirklich falsch werden Sie keine der gezeigten Techniken anwenden, auch wenn Sie es kreuzfalsch machen – denn das Wichtigste für Ihr Kind wird sein, dass Sie sich ihm annehmen, sich ihm zu wenden, sich für es interessieren, und so der sichere Hafen sind, den es auf turbulenter See dringend braucht.

Übrigens verwende ich in diesem Buch abwechselnd die feminine und die männliche Schreibweise, manchmal auch beide. Es ist mir eine Herzensangelegenheit, fair abzuwechseln, doch habe ich nicht nachgezählt. Bitte sehen Sie mir ein eventuelles Ungleichgewicht nach.

Davos, im Sommer 2023
Dr. phil. Sandy Krammer, LL.M.

Teil 1: Hintergrundwissen

Guter Rat ist teuer

Als frischgebackene Mama verschlang ich die Bücher des Familientherapeuten Jesper Juul. Seine Werke waren und sind mir orientierende und wegweisende Landkarten durch den oft verwirrenden Dschungel der Erziehung. Und er ist es, an den ich mich anlehne, wenn ich schreibe, dass es leider keine Glücksformel für ein harmonisches Familienleben gibt. Dieser eine Lösungsweg zum happy family life gibt es nicht, sondern viele Wege führen nach Rom. Keine seriöse Psychotherapeutin wird Ihnen und Ihrer Familie eine konkrete Anleitung in die Hand drücken können, wie das gelingt – das ist unmöglich. Denn jede Familie ist durch sie selbst konstruiert und hat ihre eigene Bauweise, die niemand von außen einsehen kann. Die Baupläne sind im besten Fall der Familie selbst zugänglich. Nur die Familie und ihre Mitglieder können letzten Endes wissen oder zumindest herausfinden, was sie brauchen, was in ihr Weltgefüge passt und was nicht. Ein guter Psychotherapeut kann dabei unterstützen, dieses Wissen, das bereits da ist, aber schlummert, zugänglich zu machen und die Familie auf dem Weg zur Problemlösungsfindung begleiten. Aber von außen kann er immer nur erahnen, welche Richtung sinnvoll ist. Und so sind letzten Endes immer Sie selbst die Expertin, der Experte für sich und Ihre Familie.

Was auf dem Weg zu einem gelingenden Miteinander ausgiebig helfen kann, ist, über gutes Wissen zu verfügen. Sich ein Stück weit über Eckpunkte aus der Psychologie und Pädagogik zu informieren, gibt eine Grundlage, auf die gebaut werden kann. Ist es nicht spannend, dass viele von uns im Rahmen der Berufsausbildung das eine oder andere Buch über das jeweilige Metier gelesen haben, um den Beruf anständig auszuüben zu können, doch nur wenige hatten je ein Buch über die Basics im Bereich der Kindesentwicklung und -erziehung in der Hand, ehe wir als Papa oder Mama tätig geworden sind? Ich möchte dazu anregen, bevor Sie sich im zweiten Teil dem Herzstück dieses Ratgebers zuwenden und sich für eine Vielzahl an Kinderproblemen Lösungsmöglichkeiten aneignen, sich den ersten Teil anzusehen. In aller Kürze und bar jeglichen Anspruchs auf Ausführlichkeit wird eine Reihe wichtiger Themen umrissen. Da es in diesem Ratgeber aber in der Hauptsache um konkrete Strategien geht, ist der erste, theoretisch ausgerichtete Teil, mit Absicht kurzgehalten. Ich verweise auf andere Autoren, denn guter Rat muss nicht teuer sein, manchmal muss man sich lediglich in die nächste Bibliothek begeben. Um sich weiteres pädagogisches Wissen anzueignen, sei zum Beispiel auf die folgenden Werke verwiesen:

Jesper Juul (2022) 5 Grundsteine für die Familie. Wie Erziehung funktioniert. Penguin: München.
Jesper Juul (2009) Grenzen, Nähe, Respekt: Auf dem Weg zur kompetenten Eltern-Kind-Beziehung. 18. Auflage. Rowohlt: Hamburg.
Jesper Juul (2014) Nein aus Liebe: Klare Eltern – starke Kinder. Beltz: Weinheim.
Remo H. Largo (2019) Babyjahre. Entwicklung und Erziehung in den ersten vier Jahren. 6. Auflage. Piper: München.
Haim Omer, Philip Streit (2016) Neue Autorität: Das Geheimnis starker Eltern. Vandenhoeck & Ruprecht: Göttingen.
Wilhelm Rotthaus (2010) Wozu erziehen? Entwurf einer systemischen Erziehung. Carl Auer: Heidelberg.

Der Apfel fällt nicht weit vom Stamm

Neulich erreichte mich die Anmeldung zur Psychotherapie für ein vierjähriges Mädchen. Dieses leide seit drei Monaten aus »unerklärlichen Gründen« an einem schweren Husten. Aus ärztlicher Sicht sei alles abgeklärt, es sei keine organmedizinische Verursachung gefunden worden.

Meiner Intuition folgend lud ich die Eltern des Mädchens zum Erstgespräch ein, nicht das Mädchen selbst. Die Eltern kamen, wenn auch deutlich irritiert, schließlich habe die Tochter ein Problem, nicht die Eltern. Ich erhob diverse Informationen und erkundigte mich auch nach bedeutsamen Ereignissen zum Zeitpunkt des Symptombeginns. Ich erfuhr, dass es kurz vor Beginn des Hustens zu einem handgreiflichen Streit zwischen den Eltern gekommen sei. Meine Spiderman-Spinnensensoren meldeten sich und ich vertiefte das Thema der elterlichen Beziehung. Ich brachte in Erfahrung, dass die Eltern seit der Schwangerschaft ihres einzigen Kindes regelmäßig heftig stritten. Obwohl mich die Eltern weiterhin drängten, das kranke Kind in Psychotherapie zu nehmen, lud ich es nicht ein, sondern arbeitete mit den Eltern weiter. Ich folgte der Hypothese, dass der ständige Konflikt der Eltern beängstigend gewesen sein muss für das Mädchen und es verunsichert hat. Jedes Kind braucht Eltern, die ihm Sicherheit und Schutz bieten. Die sichere Bindung zu den Eltern ist in diesem Altersabschnitt notwendig für eine gesunde Entwicklung. Dieses Mädchen nun wächst seit Geburt mit sich streitenden Eltern auf, die sich mal anschreien, mal schlagen, mal trennen, ausziehen, wieder zusammenkommen, wieder einziehen, alles unter den Teppich kehren und dann beginnt der zerstörerische Zyklus von vorne. Wahrscheinlich hatte es den Husten gebraucht, um seinen Spannungen oder Ängsten auf diese Weise ein Ventil zu geben, und vielleicht auch, um auf seine Notlage hinzuweisen. Dass es auf Husten zurückgegriffen hat, kann mit einer persönlichen Schwachstelle zusammenhängen, denn es hatte einige Zeit zuvor eine Bronchitis durchgestanden. Im Laufe der psychotherapeutischen Arbeit erkannten die Eltern ihre Verantwortung für die familiäre und dann auch für die gesundheitliche Situation des Kindes und begaben sich in Paartherapie. Tatsächlich habe ich das Kind nie persönlich kennengelernt – zurecht, denn das hätte es unnötigerweise pathologisiert. Es wäre ein falsches Signal gewesen, ein gesundes Kind psychotherapeutisch zu behandeln. Das Mädchen hätte meinen können, dass an ihm etwas nicht stimme, hätte ich meinen Fokus auf es gerichtet. Stattdessen bearbeiteten die Eltern ihre jahrelangen Probleme und der Husten des Mädchens packte kurze Zeit danach seine Koffer.

Lassen Sie mich ein zweites Beispiel zum Thema Apfel und Stamm anfügen. Ein Junge zu Beginn der Pubertät wurde zur psychotherapeutischen Therapie überwiesen. Er erzählte, dass er immer wieder Probleme habe, seine Gefühle in den Griff zu bekommen. Vermeintlich kleine Dinge könnten ihn massiv triggern, zum Beispiel ein feindseliger Blick seiner Freunde. So käme es fortlaufend zu impulsiven Durchbrüchen, bei denen er Dinge kaputt mache, sich mit anderen schwer streite, sich gelegentlich selbst mit Schnitten verletze. Zunächst erarbeitete ich mit ihm Notfallstrategien, sodass er seine Gefühle im Akutfall auf nicht schädliche Weise regulieren konnte. Das ist wichtig, um ihn aus der Ohnmacht zu holen und in die Kontrolle zu bringen. Da der Umgang mit Gefühlen wesentlich im Familiensetting erlernt wird, lohnt sich ein Blick auf die Familie meist. Also erkundigte ich mich nach seiner familiären Situation: wo (oder besser: von wem) hatte er gelernt, so mit Gefühlen umzugehen? Nach einigem loyalen Herumdrucksen sagte mir der Junge, dass seine Mama krank sei. Meine Spinnensensoren sprangen wieder an und ich hakte vorsichtig nach. Denn wenn es um die Eltern geht, muss man behutsam vorgehen, da die Kinder ihre Eltern nicht selten schützen wollen und lieber nichts Negatives über sie sagen möchten. Der Junge vertraute mir schließlich an, dass seine Mama an einer (diagnostizierten) emotional-instabilen Persönlichkeitsstörung leide und ihr Verhalten oft nicht vorhersehbar, sondern regelrecht unberechenbar sei. In einem Moment sei sie ein Herz auf zwei Beinen, im anderen raste sie völlig aus, woraufhin sie ihn wieder sehr liebhabe und ihr alles so leidtue. Ich lud die Mutter auch zu Gesprächen ein und arbeitete fortan mit beiden am Umgang mit Gefühlen, teilweise in gemeinsamen, teilweise in separaten Sitzungen. Im Laufe der Zeit verbesserten sich beide beachtlich, was beider Lebensqualität steigerte und das tägliche Miteinander deutlich entlastete. Dass der Stamm Verantwortung für seinen Apfel übernommen und mit voller Kraft voraus im therapeutischen Prozess mitgewirkt hat, hatte das erfreuliche Ergebnis sicherlich mitverursacht.

Diese Beispiele möchten veranschaulichen, dass keine Probleme aus heiterem Himmel fallen und diejenigen Probleme von Kindern doppelt nicht. Ein weiter Blick, der die Familienmitglieder wie auch die jeweilige Situation, in der sich die Familie befindet, erfassen kann, ist nicht nur wertvoll, sondern unumgänglich. Das Kind lernt und entwickelt sich nicht in einem sozialen Vakuum, sondern es ist von seinen Bezugspersonen umgeben und lernt von diesen. Zum einen werden dem Kind direkt bestimmte, konkrete Bewältigungsmechanismen für diverse Probleme vermittelt. Beispielsweise sagt die Mutter dem Kind, dass es nun, wo es den Turm des Sandkastenkumpels vernichtet hat, sich zu entschuldigen und den Schaden wiedergutzumachen hat. Zum anderen beobachtet das Kind seine Umwelt und lernt am Modell. Zum Beispiel beobachtet das Kind die Mutter, wie diese im Haus eines Freundes eine Vase umstößt, sich sofort entschuldigt und die Vase ersetzt. Was aber lernt das Kind, wenn die Mutter ganz anders reagiert und sie just in dem Moment, in dem die Vase in 1.001 Scherben auf dem Boden liegt, den Freund wütend beschimpft, warum er denn die blöde Vase ausgerechnet dahin stellt, wo man nicht anders kann, als sie umzustoßen?

Was brauchen also Kinder angesichts von Problemen? Im Prinzip benötigen Kinder zweierlei: Sie brauchen zum einen konkretes Handwerkzeug, um Probleme zu lösen, und sie brauchen zum anderen Erwachsene, die ihnen als positive Rollenmodelle dienen.

Weil Ihr Äpfelchen ganz nah bei Ihnen liegt, dürfen Sie von ihm kein Verhalten erwarten, das Sie selbst nicht zumindest ansatzweise umsetzen können. Seien Sie mit Ihrem Kind nicht strenger als mit sich selbst. Verantwortung für das Verhalten eines Kindes zu übernehmen, heißt, auch Verantwortung für das eigene Verhalten zu übernehmen. Fragen Sie sich: Wie habe ich allenfalls zu den Schwierigkeiten meines Kindes beigetragen? Ist es möglich, dass durch eine Veränderung meines eigenen Verhaltens der Veränderungsprozess meines Kindes begünstigt wird? Geben Sie Ihrem Kind möglichst wenig Grund, eines Tages auf der Couch einer Psychotherapeutin von Ihrem Fehlverhalten zu erzählen und erklären Sie somit die Worte von Friedrich Nietzsche für nur bedingt gültig: »Welches Kind hätte nicht Grund, über seine Eltern zu heulen?«

Auch wenn man sein Kind nicht nicht beeinflussen kann, ist es natürlich möglich, dass Sie als Eltern nicht zu den Schwierigkeiten Ihres Kindes beigetragen haben (und das schreibe ich nicht nur, um zu verhindern, dass Sie das Buch nun in den Mülleimer werfen und eine vernichtende Rezension schreiben). Wir Eltern haben vieles, aber nicht alles in der Hand und selbstverständlich gibt es jede Menge weiterer Einflüsse. Auch wenn Sie nicht zum Problem beigetragen haben, möchten Sie doch sicherlich zur Lösung beitragen, richtig? So lautet die Gretchenfrage also: Wie können Sie Ihr Kind förderlich beeinflussen?

Was nicht passt, wird passend gemacht

Jedes Kind ist anders und bringt einen anderen Strauß an Bedürfnissen mit. Es führt kein Weg daran vorbei, jedem Kind individuell zu begegnen. Eine individuelle Herangehensweise ist eine zwingende Grundvoraussetzung, denn ein- und derselbe Schuh passt nicht jedem Kind. Dass Schuhe gut passen, ist wichtig, und um den Begriff der Passung geht es nun.

Auf die Passung zwischen Kind und primären Bezugspersonen fokussiert das Zürcher Fit-Modell von Remo Largo und Oskar Jenni. Die Autoren sagen, dass viele Probleme im täglichen Familienleben daraus entstünden, dass die Vorstellungen und Erwartungen der Eltern nicht mit den Bedürfnissen, Fähigkeiten und Eigenheiten eines Kindes zusammenpassten. Will heißen: Manchmal passt der Schlüssel nicht ins Schloss. Nur, wenn der Schlüssel passt, öffnet sich das Schloss und das Kind kann sich ideal entwickeln, was das Risiko für die Entstehung von Problemen senkt oder den Umgang mit Problemen verbessert. Und wann passt nun ein Schlüssel ins Schloss? Largo und Jenni schreiben, dass sich ein Kind dann ideal entwickelt, wenn die folgenden drei Bedürfnisse möglichst erfüllt sind:

- Kinder brauchen Geborgenheit.
- Sie benötigen soziale Anerkennung.
- Sie sind auf Lernerfahrungen angewiesen, um zu gedeihen.

Ich erkläre Ihnen, was unter diesen drei Bedürfnissen im Wesentlichen zu verstehen ist und beginne mit der Geborgenheit, da diese besonders bedeutsam für Kinder ist. Denn sich geborgen, aufgehoben, nahe und sicher zu fühlen, sind unersetzbare Grundvoraussetzungen für das eigene Wohlbefinden und einen gesunden Entwicklungsprozess, etwas, das den Stellenwert in unserem Leben übrigens nicht mit unserer Kindheit verliert (siehe den Abschnitt über Bindung).

In diesem Zusammenhang gefällt mir das Bild vom Schiff und dem Hafen, das ich zuvor schon skizziert hatte. Die Eltern sind der sichere Hafen, von dem aus das kindliche Schiff auslaufen und neue Erfahrungen machen, zu dem es gleichzeitig jederzeit zurückkehren kann, wenn die See zu stürmisch ist und es sich unsicher fühlt. Die Eltern sind der Rückhalt und die Rückversicherung, was die Basis für kindliche Weltendeckungsreisen alias gesunde Entwicklung ist.

Die Funktion eines Hafens üben jene Eltern gut aus, die sowohl körperlich wie emotional ausreichend präsent sind. Guten Gründen oder Absichten zum Trotz: Wer stets unterwegs und abwesend ist, wer ständig ins Handy und in den Laptop schaut oder wer vielleicht depressiv und somit emotional nicht greifbar ist, vermittelt vermindert Geborgenheit. Dabei gibt es keine Faustregel, was ausreichende Präsenz betrifft: das eine Kind braucht mehr, das andere weniger, was eine Frage der Passung ist – schließlich gibt es eine Unmenge an verschiedenen Schlössern und Schlüsseln. Aber grundsätzlich braucht jedes Kind präsente Eltern. Eltern, die genügend da sind, können die Bedürfnisse des Kindes wahrnehmen und angemessen darauf reagieren. Wer nicht genügend da ist, kann das reduziert oder gar nicht. Oder um ins Bild zurückzukehren: Macht der Hafen immer mal wieder die Schotten dicht, kann das Kind bei Bedarf nicht einlaufen und bekommt nicht, was es braucht – sei es Schutz, Ruhe oder etwas anderes. Schiffe brauchen einen Hafen, der geöffnet hat.

Schauen wir uns den nächsten Begriff an: Soziale Anerkennung bezieht sich auf die Einbettung in das familiäre System, zu den weiteren Verwandten, in einen Freundeskreis, zu weiteren Bezugspersonen bspw. Schullehrer oder Sporttrainerin. Zu anderen dazu zu gehören und akzeptiert zu werden, ist eine weitere Grundvoraussetzung für einen gelingenden Entwicklungsprozess. Die allerwenigsten Menschen leben alleine auf einer Insel. Wir alle sind Teil eines Systems und die Natur des Menschen ist auf Gemeinschaft ausgelegt. Wir brauchen andere und andere brauchen uns. Dazu gehört, dass wir von wichtigen Anderen Aufmerksamkeit geschenkt bekommen. Es ist problematisch, wenn Kinder primär über Leistung ihr normales Bedürfnis nach Aufmerksamkeit stillen, oder nur dann in den Fokus der Eltern geraten, wenn sie krank sind, Scherereien anstellen oder sonst wie auffallen. Dabei sollte Aufmerksamkeit stets der Person an sich gelten und nicht abhängig sein von einer Leistung oder Fähigkeit. »Ich bin stolz auf dich, weil du du bist!« sollte eine fortwährende Botschaft sein, schon auch verbal, aber noch mehr im elterlichen Verhalten.

Wenden wir uns dem dritten Begriff zu: Lernerfahrungen. Während Entwicklung und Lernen über die gesamte Lebensspanne hinweg stattfinden, sind diese Prozesse besonders in der Kindheit im Vordergrund. Es ist das Zeitfenster, wo das Fundament des späteren, sich im Bau befindenden Hauses gegossen wird. Dabei muss das Kind nicht zu Entwicklung motiviert werden, denn das Kind will und wird sich von sich aus entwickeln, lässt man es. Das Kind will und soll eigenständige Lernerfahrungen machen. Lebenstüchtig wird das Kind dann, wenn es selbständig seine eigenen Interessen verfolgen und gemäß den eigenen Stärken handeln kann. Der Prozess selbst ist mindestens so wichtig wie das Ergebnis. Die Eltern haben die Rolle des Begleiters inne, des Unterstützers, dem Kind die Initiative überlassend. Sie bieten dem Kind die Fläche, auf die es bauen kann, bauen tut es eigenständig.

Immer wieder begegne ich Kindern, deren Woche durchgetaktet ist; oder ich begegne ehemaligen Kindern, heute Erwachsene, deren Stundenplan während der Kindheit keine Muße ließ. Sie frönen wöchentlich dem Geigenunterricht, der Leichtathletik, haben Nachhilfe, Kunststunde, gehen zu den Pfadfindern, ins Fußballtraining, zur Reitstunde und zudem noch die übliche Schule. Das ist zu viel. Wem keine Zeit gelassen wird, sich selbst zu beschäftigen, lernt nicht, sich selbst zu beschäftigen. Diese Kinder sind oft wenig innovativ, spüren nur reduziert, was sie selbst eigentlich brauchen, wofür ihr Herz schlägt. Sie entwickeln häufig kein gutes Gespür für die eigenen Interessen und was sie im Leben wahrhaftig wollen. Möglich, dass sich dadurch ein Vakuum bildet (aber nicht muss), das im Laufe der Pubertät und dann im Erwachsenenalter mit Essen, Drogen, Sexualität oder anderem gefüllt wird. Auch möglich, dass sie sich an andere Menschen klammern, die ihnen sagen, was sie zu tun haben, es anderen immer recht machen wollen und niemals sich selbst. Dass sie als Erwachsene diffus wütend sind ab den Grenzverletzungen, die sie durch die Überförderung erlitten haben, doch die Wut nicht zuordnen können. Oder auch, dass sie ein Leben leben, das an den eigenen Bedürfnissen vorbeigeht. Selbstverständlich ist auch vom Gegenteil abzuraten, keinerlei Förderung und komplettes Sich-selbst-überlassen grenzt nicht nur an Vernachlässigung, sondern ist es, und ist prinzipiell ein No-Go. Kinder dürfen und sollen Hobbies haben und das eine oder andere ausprobieren. Die goldene

Mitte ist anzupeilen. Es gilt, das richtige Gleichgewicht zwischen Förderung und Leerlauf zu finden.

Dadurch, dass das Modell von Largo und Jenni die richtige Passung zwischen den Eltern und dem Kind ins Zentrum stellt, aber nicht die Eltern oder das Kind an sich, unterstreicht es, dass es bei einem nicht gelingenden Familienleben in der Regel nicht an den involvierten Personen liegt, sondern an etwas zwischen ihnen. Es ist keine Kritik an den Familienmitgliedern, wenn das Familienleben gerade nicht rund läuft, sondern es ist eine Frage der Beziehung und der Kommunikation zwischen den Familienmitgliedern. Der Gedanke, dass es nicht der Fehler des Kindes oder eines Elternteils ist, sondern dass es an der Passung liegen könnte, ist entlastend. Dies auch, weil an der Passung gearbeitet werden kann. Und oft braucht es wenig, um viel zu bewirken: Handys können weggelegt, Arbeitsstunden reduziert, Anforderungen gedrosselt, übervolle Terminkalender entrümpelt, oder Anerkennung für die Person anstatt für deren Leistung kann geschaffen werden.

Ein Mosaikbild offenbart nur eine bizarre Ansammlung an Steinen, steht man zu dicht davor. Einige Schritte zurück offenbart sich das Zusammenwirken der Steine und ein übergeordnetes Bild entsteht. Reflektieren Sie, machen Sie innerlich einige Schritte retour, fragen Sie sich: Wie ist unsere innerfamiliäre Passung? Ist das Bedürfnis meiner Kinder nach Geborgenheit, Anerkennung und Lernerfahrungen gestillt?

Sichere Bindung

Die Erfüllung der Grundbedürfnisse ist elementar für die Lebenszufriedenheit und Lebensqualität von uns allen. Insgesamt gibt es vier menschliche Grundbedürfnisse, nämlich:

- Bindung (Nähe und Schutz durch konstante Bezugspersonen)
- Orientierung/Kontrolle (die Welt ist verständlich und beeinflussbar)

- Selbstwerterhöhung (man empfindet sich selbst als wertvoll und gut)
- Lustgewinn/Unlustvermeidung (man strebt angenehme Erlebnisse an und will unangenehme Erlebnisse vermeiden)

Die Nicht-Befriedigung dieser zentralen Grundbedürfnisse führt zu einem Mangelzustand. Aus diesem heraus resultiert ein Verhalten, das danach trachtet, den Mangel zu beheben und den Zustand zu verbessern. Gelingt dies: Bedürfnis befriedigt, Thema erledigt, life goes on. Gelingt dies nicht, werden entweder dysfunktionale und wenig gesunde Strategien eingesetzt, um den Mangel wenigstens ansatz- oder auch ersatzweise zu beheben, wobei die Kosten-Nutzen-Analyse suboptimal ausfällt, oder aber der Mangel wird ausgehalten und ignoriert. Beides kann zu einem eingeschränkten Wohlbefinden und zu Folgeproblemen führen, zum Beispiel zu psychischen Problemen.

In der Befriedigung der Grundbedürfnisse sind Kinder in höherem Ausmaß als Erwachsene von ihren Bezugspersonen abhängig. Kinder brauchen die Unterstützung der sie umgebenden Erwachsenen, es geht noch nicht alleine. Die Erfüllung der drei anderen Grundbedürfnisse ist von unterstützenden Personen abhängig. Deshalb nimmt das Bindungsbedürfnis im Kindesalter eine vordergründige Position ein, es ist wichtiger als die anderen drei Grundbedürfnisse – was diese aber keinesfalls unwichtig macht. Bindung ist für Kinder Grundbedürfnis und Voraussetzung zur Befriedigung der anderen Grundbedürfnisse zugleich.

Weil jedes Kind von seinen primären Bezugspersonen abhängig ist, ist seine Bindung zu ebendiesen von immenser Wichtigkeit, was die Nichtstillung dieses Grundbedürfnisses im Kindesalter besonders verheerend macht. Um die Nichtstillung zu verhindern, sind Kinder fortlaufend darauf aus, Bindung zu ihren Bezugspersonen herzustellen, was anhand von Bindungsverhalten erfolgt. Dieses Bindungsverhalten erfolgt anhand ganz unterschiedlicher Strategien, manche sind gesünder, manche weniger. Und gelingt eine gute Bindung nicht mit gesunden Strategien, werden weniger gesunde Strategien angewandt: Das Kind weint, klammert, entfernt sich, zeigt sich aggressiv oder entwickelt Kopfschmerzen, um einige wenige Möglichkeiten zu nennen. Alles ist möglich, solange es die Bezugsperson näherbringt und das Kind bindet. Ungünstiges Bindungsverhalten erzielt aber nicht immer das gewünschte Ergebnis und zieht nicht selten negative Konsequenzen oder Nebeneffekte nach sich.

> In diesem Zusammenhang fällt mir Noemi ein. Noemi ist eine zehnjährige Schülerin mit einer Angststörung. Das bedeutet, dass sie an Ängsten vor Liften, Treppen, Gondeln und ähnlichem leidet. In solchen Situationen entwickelt sie Panikattacken, also ein Erleben intensiver Angst mit einhergehenden körperlichen Symptomen wie Atemnot, Herzrasen und Schwitzen. Jedes Mal dann, wenn sie eine Panikattacke erleidet, ruft sie ihre Mutter an, und zwar mit dem Handy, das ihr die Mutter eigens hierfür gekauft hat. Die Mutter ist voll berufstätig und Noemi wird vor und nach der Schule stets fremdbetreut. Wenn Noemi inmitten einer Panikattacke ihre Mutter anruft, nimmt sich diese Zeit, und spricht liebevoll mit ihrer Tochter. Die Mutter bleibt so lange am Apparat, bis die Panikattacke abgeklungen ist. Das hört sich im Grunde genommen schön an, nur: Dadurch »belohnt« die Mutter die Panikattacke mit ihrer Zuwendung und – nicht zu verachten für eine Zehnjährige! – mit einem Handy. Leider steht dies der Überwindung der Panikattacken eher im Weg. Wir veränderten dieses Verhaltensmuster dergestalt, als dass ich Noemi in unseren psychotherapeutischen Sitzungen beibrachte, selbst mit diesen intensiven Gefühlen umzugehen und die Mutter nur noch zu kontaktieren, wenn keine Panikattacke zugegen war. Diese hingegen räumte mehr und mehr Zeit für ihre Tochter ein, und zwar außerhalb von Panikattacken. Mutter und Tochter erlebten qualitative Zeit miteinander. Die Paniktattacken waren nicht mehr nötig zur Erstellung von Bindung.

Noemis Beispiel veranschaulicht, wie gut gemeintes elterliches Verhalten mehrere Kilometer am Ziel vorbeischießen kann. Und dafür gibt es viele Beispiele. Häufig erlebe ich auch Schmerz geplagte Kinder, die »dank« ihrer Schmerzattacken von ihren Eltern das Fürsorgeverhalten erhalten, das sie brauchen. So werden die Schmerzen beibehalten, denn sie sind der geringere Kostenpunkt als ein Mangel an Bindung, obgleich sich dadurch auch Defizite hinsichtlich Schulkarriere, Freizeitbeschäftigungen, Freundeskreis etc. einstellen können. Und schließlich kann elterliches Bindungsverhalten, das nur dann aufkeimt, wenn es mit Schmerzen erkauft wurde, aber nicht sowieso gezeigt wird, die Sehnsucht nach der kindlichen elementaren Bindung nicht beheben.

Bleiben wir noch etwas bei der Bindung. Wahrscheinlich ist Ihnen der Begriff des Bindungsstils schon einmal begegnet? Basierend auf immer wieder gleichartig ablaufenden Bindungserfahrungen bildet sich bei uns allen ein bestimmter Bindungsstil heraus. Es gibt vier davon:

- Sichere Bindung: Kinder mit sicherer Bindung haben in ihrem Leben die Erfahrung gemacht, dass Bezugspersonen verlässlich sind. Wenn sie Bedürfnisse zum Ausdruck gebracht haben, wurde sich darum gekümmert. Diese Kinder fühlen sich geborgen und sicher, sodass sie die Welt entdecken können. Sicher gebundene Kinder entwickeln sich meist gut, sind langfristig zufriedener, haben einen guten Freundeskreis, zeigen einen stabilen Selbstwert, günstiges Problemlöseverhalten usw.
- Unsicher-vermeidende Bindung: Kinder mit dieser Bindung haben die Erfahrung gemacht, dass sie sich selbst zu helfen haben und dass Bindungsverhalten bestraft wird. So kommt es, dass sich diese Kinder nicht an ihre Bezugspersonen wenden, wenn sie diese eigentlich nötig hätten. Diese Kinder werden in zukünftigen Beziehungen oft misstrauisch sein, sich manchmal gar nicht erst auf Beziehungen einlassen oder sich möglichst nicht auf jemanden festlegen.
- Unsicher-ambivalente Bindung: Diese Kinder haben die Erfahrung gemacht, dass sie sich nicht darauf verlassen können, von den Eltern geschützt zu werden. In der Folge zeigen sie Verhalten, das wirkt, als ob sie um die Zuwendung und Aufmerksamkeit der Eltern kämpfen würden. Sie wirken verzweifelt, wenn sie von den Eltern getrennt werden – sie weinen, toben, klammern oder ähnliches, um die Nähe wieder zurückzuerlangen. Im späteren Verlauf entwickeln sich daraus oft abhängige Persönlichkeiten, die eher angepasstes Verhalten zeigen, wenig explorieren und gerne die Nähe von Erwachsenen suchen.
- Unsicher-desorganisierte Bindung: Desorganisiert gebundene Kinder zeigen in herausfordernden Situationen ein unklares, manchmal bizarres Verhalten. Es ist möglich, dass diese Kinder durch Bestrafung oder Misshandlung gelernt haben, dass sie vor ihren Bezugspersonen Angst haben müssen. Diese Angst überlagert in der Folge die Bindung. Das

bizarre Verhalten könnte daraus folgen, dass die Kinder in Stresssituationen zwar Bindung brauchen, die Nähe also suchen, diese dann aber aus Angst davor nicht annehmen können.

Ich freue mich sehr, Ihnen mitteilen zu dürfen, dass der Bindungsstil nicht in Stein gemeißelt ist. So ist es bspw. möglich, mit einem ungünstigen Bindungsstil ins Leben zu starten, diesen aber durch korrigierende, wiederholt günstige Bindungserfahrungen zu verändern, wenn auch meist nur langsam. Gute Bezugspersonen können unsicher gebundenen Kindern korrigierende Lernerfahrungen bieten, die im Laufe der Zeit zunehmend zum Gefühl von Sicherheit und Geborgenheit beitragen können. Das passt zur Beobachtung aus meiner psychotherapeutischen Praxis, dass diejenigen Personen, die zwar schwierige Erlebnisse zu verbuchen hatten, in deren Leben es jedoch Personen gab, die Halt gaben und es gut mit ihnen meinten, meist besser mit dem schwierigen Erlebnis zurechtkommen, als wenn die Geschichte anders ausschaut, sprich keine ihnen wohlgesinnte Person da war.

Für die Entwicklung eines möglichst sicheren Bindungsstil kommt den primären Bezugspersonen folglich ein besonderes Gewicht zuteil. Doch wie wird man zum sicheren Hafen, an den sich das Kind sicher binden kann? Das Zauberwort lautet: Feinfühligkeit. Die elterliche Feinfühligkeit ist eine liebevolle Grundhaltung dem eigenen Kind gegenüber. Dadurch fühlt sich das Kind gesehen, wertgeschätzt, respektiert. Mit Feinfühligkeit gelingt es, die Bedürfnisse der Kinder wahrzunehmen, richtig zu deuten und prompt darauf einzugehen. Das setzt voraus, dass die Eltern emotional und körperlich verfügbar und präsent sind.

Die Feinfühligkeit wird durch eigene Bindungslernerfahrungen mitbestimmt. Stellen Sie sich doch die folgenden Situationen vor und denken darüber nach, wie Ihre Eltern oder Sie auf diese reagiert hätten:

- Wenn ich als Kind ängstlich war, reagierte meine Mutter/mein Vater so: Wenn mein Kind heute ängstlich ist, dann reagiere ich so:
- Wenn ich als Kind traurig war, reagierte meine Mutter/mein Vater so: Wenn mein Kind heute traurig ist, dann reagiere ich so:

- Wenn ich als Kind wütend war, reagierte meine Mutter/mein Vater so:
  Wenn mein Kind heute wütend ist, dann reagiere ich so:
- Wenn ich mich als Kind schämte, reagierte meine Mutter/mein Vater so:
  Wenn mein Kind sich heute schämt, dann reagiere ich so:
- Wenn ich als Kind hilflos war, reagierte meine Mutter/mein Vater so:
  Wenn mein Kind heute hilflos ist, dann reagiere ich so:
- Wenn ich als Kind müde und erschöpft war, reagierte meine Mutter/mein Vater so:
  Wenn mein Kind heute müde und erschöpft ist, dann reagiere ich so:
- Wenn ich als Kind angespannt und gereizt war, reagierte meine Mutter/mein Vater so:
  Wenn mein Kind heute angespannt und gereizt ist, dann reagiere ich so:
- Wenn ich als Kind enttäuscht war, reagierte meine Mutter/mein Vater so:
  Wenn mein Kind heute enttäuscht ist, dann reagiere ich so:
- Wenn ich als Kind überfordert war, reagierte meine Mutter/mein Vater so:
  Wenn mein Kind heute überfordert ist, dann reagiere ich so:

Die ehrliche Reflektion des eigenen Bindungsverhaltens ist ein guter, erster Schritt dahin, die eigene Feinfühligkeit zu verbessern, wovon das eigene Kind profitiert. Was Sie auch tun können, ist Folgendes: Sicherlich hat Ihr Kind bereits die eine oder andere herausfordernde Situation erlebt. Sei es im Supermarkt, bei den Großeltern, im Kindergarten. Versetzen Sie sich als nächstes in eine dieser vergangenen Situationen, die für Ihr Kind herausfordernd gewesen war. Machen Sie im Geiste eine Zeitreise. Es hilft meist, schließt man hierfür die Augen. Fragen Sie sich dann:

- Welches Bedürfnis hatte mein Kind und inwiefern bin ich darauf eingegangen?
- Inwiefern hängt das mit meinen eigenen Bindungserfahrungen zusammen?
- Welche Erwartungen hatte ich in dieser Situation meinem Kind gegenüber?
- Wie hätte ich mir den Verlauf dieser Situation gewünscht?

- Was werde ich das nächste Mal anders machen, damit die Bedürfnisse meines Kindes in einer solchen Situation besser erfüllt sind?

Eine Schwalbe macht noch keinen Sommer ...

... und eine Krähe keinen Winter. Hopfen und Malz sind keineswegs verloren, wenn Ihr Kind problematisches Verhalten zeigt. Das Ende der Welt naht nicht. Zeigt Ihr Kind problematisches Verhalten, ist das meist noch keine Tragödie in hundert Akten. Kein Kind kommt backfertig auf die Welt, wir alle durchlaufen einen lebenslangen Lernprozess. Stört etwas, beeinträchtigt es, dauert es an, dann gehen Sie es halt an. Sperren Sie die Krähe in einen Käfig und verhindern Sie den Winter!

Drücken Sie nicht immer alle Augen zu, reagieren Sie, seien Sie aktiv. Doch nicht immer und nicht immer sofort. Denn: Probleme, Frustrationserfahrungen, Konflikte, Überforderung und Langeweile gehören zum Leben dazu und dürfen dem Kind nicht vorenthalten werden. Im Gegenteil: Sie sind wichtige Lernerfahrungen und tragen mitunter zu Widerstandsfähigkeit, Entwicklung eigener Interessen und Konfliktfähigkeit bei. Helikopter zu fliegen ist in etwa so schädlich wie Vernachlässigung. Tatsächlich zeigt die Forschung, dass ein wenig Stress in der Kindheit zu widerstandsfähigeren Erwachsenen führt, als wenn Kinder keinen oder zu viel Stress erlitten hatten. Stress und Frust sollen dem Kind nicht erspart werden – doch sollen Kinder dabei begleitet werden. Eltern helfen dem kindlichen Schiff, Kursänderungen vorzunehmen, wenn vonnöten, da die Navigationskünste noch nicht ausgereift sind. Drücken Sie also auch einmal ein Auge zu, reagieren nicht, sind nicht aktiv!

Sehen Sie es doch einmal so: Kinderprobleme sind nichts anderes als noch nicht gefundene Lösungen. Wer suchet, der findet.

Als nächstes folgt der zweite Teil dieses Ratgebers, der von zentralen Problemen und möglichen Lösungen handelt und in dem es um eben diese Kursänderungen geht.

Teil 2: Kinderprobleme und Lösungsideen

Ehe Sie den zweiten Teil des Ratgebers lesen, bedenken Sie, dass kinderpsychotherapeutische Tipps und Tricks in Buchform niemals ein vollwertiger Ersatz für einen Kinderpsychotherapeuten mit Haut und Haaren sind. Wenn die Probleme Ihres Kindes anhalten und dieses sowie die Familie daran leiden und dadurch beeinträchtigt sind, suchen Sie sich einen echten Kinderpsychotherapeuten. Ein solcher ist in der Lage, individueller und personenzentrierter auf Sie und Ihre Familie einzugehen, als es ein Buch in der Lage ist.

Viele Lösungsideen für die hier gezeigten Probleme können auch bei anderen Problemen Verwendung finden. Viele lassen sich problemlos auf eine andere Schieflage ummünzen. Ich schlage vor, möglichst alle Kapitel zu lesen.

Und viele der hier gezeigten Kniffe lassen sich problemlos auch als erwachsen gewordenes Kind anwenden. Das Alter ist weniger entscheidend als die individuelle Passung. Probieren Sie doch auch selbst das eine oder andere aus.

Machen Sie sich keine Gedanken, wenn Sie die Lösungsideen nicht exakt nach den Vorgaben umsetzen. Sie haben eine eigene Idee? Bestens. Machen Sie es auf Ihre eigene Weise, sofern es unter dem Strich noch in dieselbe Rubrik fällt.

Doch was, wenn das Kind nicht mitmachen will? Vor Trotz strotzt? Jesper Juul schreibt, dass Kinder immer mit ihren Eltern kooperieren wollen und nennt vier Gründe, warum es zu gegenteiligem Verhalten kommen kann. Weil es sein kann, dass auch bei Ihrem Kind einer dieser vier Gründe vorliegt, wenn es nicht mitmachen und kooperieren will, liste ich sie hier:

- Die Eltern freuen sich nicht mehr und fokussieren zu sehr auf die Probleme.
- Die Kinder kooperieren schon maximal und können nicht noch mehr kooperieren.
- Die Kinder verstehen nicht, was die Eltern von ihnen wollen.
- Die Erwachsenen behindern das Kind unbewusst, auch wenn sie das nicht beabsichtigen.

Behalten Sie diese vier Gründe im Hinterkopf für den Fall, dass sich Ihr Kind bei den Lösungsideen (vermeintlich) sperrt. Tut es das, hat es wahrscheinlich gute Gründe dafür. Seien Sie nicht wütend, das trübt nur Ihren Blick, sondern finden Sie heraus, was los ist.

In meinen Augen darf Psychotherapie Spaß machen. In meinem Praxisraum wird viel gelacht, es geht immer mal wieder sehr fröhlich zu und her. Denn wer einigermaßen entspannt ist und Freude hat an dem, was er tut, profitiert meist mehr. Setzen Sie die hier beschriebenen Lösungsideen nicht stur und verbissen um, wahrscheinlich würde das Ihr Kind nur irritieren. Zeigen Sie Humor, lachen Sie, finden Sie einen Weg, gemeinsam Spaß bei der Ausübung dieser Lösungsversuche zu haben. Mein Sohn pflegt mir immer mal wieder zu sagen: »Nimm's locker, Mami!« Mit diesen Worten und in diesem Sinne wünsche ich Ihnen nun viel Spaß mit dem handwerklichen Teil dieses Buches.

Aggression

Aggression ist normal. Die Evolution hat uns nicht aus purem Sadismus mit ihr ausgerüstet. Aggression kann als eine Art von Motor verstanden werden, der das eigene Vorwärtskommen und Überleben sichert, und zwar dann, wenn wir herausgefordert werden oder irgendeine Form von Gefahr droht. Zum Beispiel trägt sie an der Arbeitsstelle dazu bei, sich in kniffligen Situationen durchzusetzen, für die eigenen Ziele einzustehen und voranzukommen.

Das gilt für Erwachsene genauso wie für Kinder. Auch Kinder dürfen aggressiv sein, denn die Aggression ist auch ihnen ein motivierender Begleiter für die Umsetzung von Bedürfnissen und Zielen. Aggression darf sein!

Wenn ich sage, dass aggressives Verhalten sein dürfe, bedeutet das nicht, dass Eltern sie uneingeschränkt zulassen sollen. Das Gegenteil ist der Fall: Eltern sind in der Pflicht, das Kind bei der Kanalisierung seiner Aggressionen zu unterstützen. Das Kind hat zu lernen, die Aggression weder zu unterdrücken noch unkontrolliert herauszulassen, sondern auf eine konstruktive Art zu nutzen – ohne sich oder anderen zu schaden. Wer seine Aggressivität angemessen nutzt, dem ist sie zum Vorteil, doch wem dies nicht gelingt, benachteiligt sich dadurch selbst.

Ist das eigene Kind aggressiv, kommen schnell Ängste auf, dass sich das eigene Kind zum Raufbold der Nachbarschaft mausert, es einen Ruf als Schläger bekommt und in einigen Jahren nicht mehr zu halten sein wird (und dass mit dem Finger auf die versagenden Eltern gezeigt wird). Grundsätzlich ist es in Ordnung, ein wenig Angst und Sorge zu haben. Angst ist vergleichbar mit einem Warnlämpchen im Auto, das auf einen drohenden Schaden hinweist. Das Lämpchen (bzw. die Angst) führt vor Augen, dass das Auto nun einen Mechaniker benötigt bzw. das Kind in eine Situation geraten ist, in der es die Eltern braucht. Wem dieses Lämpchen aufleuchtet, der hat zu intervenieren. Bloß, wie? Nicht, in dem die jetzt benötigten Eltern in eine ganzheitliche Schockstarre verfallen, sondern in dem die Eltern entspannt und besonnen bleiben. Wie geht das?

Gewalt

Zunächst tätigen wir eine begriffliche Abgrenzung: Aggression ist nicht mit Gewalt gleichzusetzen. Aggression ist der Motor dafür, sich in bestimmten Situationen durchzusetzen. Gewalt hingegen zielt darauf ab, jemandem zu schaden, entweder psychisch, körperlich oder sexuell. Jede Form von Gewalt ist selbstverständlich ein No-Go. Wenn ein Kind gegenüber einem anderen Kind gewalttätig wird, ist das auf jeden Fall zu unterbinden.

Doch Gewalt darf niemals mit Gewalt unterbunden werden. Feuer wird nicht mit Feuer bekämpft, dadurch würde es größer. Natürlich ist jede Form der Gewaltanwendung am Kind ein No-Go, sprich absolut verboten. Kein Kind darf eingesperrt, geschlagen, getreten, angeschrien, beschimpft oder sonst wie gewaltsam angegangen werden. Drakonische Strafen unterbinden das Verhalten vielleicht vorläufig, doch der dabei am Kind entstandene Schaden wiegt zu schwer. Damit sind einerseits direkte Schäden gemeint, zum Beispiel eine körperliche Wunde, jedoch auch (und meist noch mehr) indirekte, zum Beispiel die Verschlechterung der Beziehung zwischen Ihnen und Ihrem Kind. Und Schäden in dieser elementar wichtigen Beziehung, die bei Gewaltanwendung immer erfolgen, sind besonders schlimm.

Die deutsche Punkband »Die Ärzte« sang in den 90ern in ihrem »Schunder-Song«: »Gewalt erzeugt Gegengewalt« und genau das hat die Forschung gezeigt – Gewalt beantwortet Gewalt beantwortet Gewalt beantwortet Gewalt. Dies wird Gewaltkreislauf genannt. Gewalt startet einen Gewaltkreislauf, aus dem schwer auszusteigen ist (▶ Abb. 1). Wenn Eltern mit Gewalt auf die Gewalt ihrer Kinder reagieren, ist weitere Gewalt beinahe vorprogrammiert, denn der Schüler lernt von seinem Lehrer. Wer in der Kindheit Gewalt erfahren hat, wendet sowohl als Kind als auch als späterer Erwachsener mit erhöhter Wahrscheinlichkeit Gewalt gegenüber anderen an oder lässt sich Gewalt anhaben.

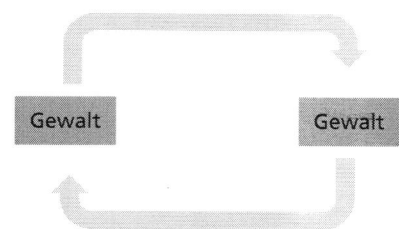

Abb. 1: Gewaltkreislauf: Gewalt beantwortet Gewalt

Dabei gibt es einen »einfachen« Weg aus der Gewalt. Der Ausweg aus dem Gewaltkreislauf heißt: Keine Gewalt (▶ Abb. 2). Die einzig kluge Reaktion auf Gewalt ist besonnenes Verhalten und die Suche nach einer neuen Lösung, nach einer adäquaten Reaktion. Das heißt: nicht zurückschlagen, nicht zurückschreien, nicht zurückschubsen, nicht zurück ignorieren, nicht zurück beleidigen, nicht zurück bloßstellen. Es gilt, Ruhe zu bewahren, den Impulsen nicht nachzugeben, sich stattdessen sozial verträglich abzureagieren und ein gewaltfreies Verhalten einzustudieren. So lässt sich der Gewaltkreislauf durchbrechen.

Abb. 2: Ende des Gewaltkreislaufes

Was können Eltern tun, um das Kind darin zu unterstützen, zu bekommen, was es braucht, ohne dass es auf Gewaltanwendung zurückgreift oder übermäßig aggressiv auftritt?

Erste Hilfe

Wenn Sie sich in einer Situation befinden, in der sich Ihr Kind akut aggressiv verhält, sind die folgenden aufeinander aufbauenden Schritte im Sinne von erster Hilfe zu tätigen:

1. Keine Verletzungen: Stellen Sie zuerst sicher, dass sich niemand verletzt. Alle Beteiligten müssen sich in Sicherheit befinden. Dazu gehört, dass Sie zum einen andere vor Ihrem Kind schützen, zum anderen auch Ihr Kind vor sich selbst schützen, sprich Selbstverletzungen sind zu verhindern. Fassen Sie sich ein Herz, gehen Sie dazwischen und trennen Sie die Betroffenen. Beenden Sie die Situation.
2. Time-Out: Schicken Sie die an der Situation Beteiligten in verschiedene Räume, wie zwei Boxer, wo jeder in seine Ecke geht. Hierfür eignet sich der Begriff des Time-Outs mit der damit einhergehenden Handgeste (wie beim Sport). Bei Überhitzung ist es immer das Beste, zunächst abzukühlen, als erhitzt nach Lösungen zu suchen und sich dabei im Streit zu verlieren. Ein heißer Kopf findet selten schlaue Lösungen. Erst nachdem alle Beteiligten die Gelegenheit hatten herunterzufahren – und oft dauert das nur wenige Minuten –, wird der Konflikt anständig geklärt (siehe dazu Punkt 4)

3. Ventil: Ihr Kind braucht ein Ventil. Aggression ist pure Energie und diese ist sozial verträglich abzulassen. Helfen Sie Ihrem Kind dabei, herunterzufahren, indem es die Energie freilassen kann. Überlegen Sie mit Ihrem Kind in einer ruhigen, entspannten Minute, was es tun kann, um sich zu entspannen, wenn es überhitzt – bereiten Sie die Situation vor. Es ist einfacher, in einer Notsituation nach einem vordefinierten Notplan zu handeln, als diesen in einer Notsituation erst erfinden zu müssen. Mein Favorit: Rausgehen und eine Runde drehen. Bewegung an der frischen Luft in grüner Umgebung gehört zu den besten Mitteln, um sich bei Stress zu beruhigen. Alternativen gibt es viele: Igelbälle kneten oder an die Wand werfen, in ein Kissen schlagen, Nägel in ein Brett hämmern, Boxsack bearbeiten, Wuttanz aufführen, auf einem Kissen herumhüpfen, rennen, Trampolin (siehe auch den Abschnitt unten über Skills). Es ist egal, wie die überschüssige Energie abgelassen wird, vorausgesetzt, dass sich niemand verletzt.

4. Lösung suchen: In einer emotional überladenen Situation ist man so angespannt, dass vernünftiges Denken und Sprechen nicht mehr geht – ergo ist das nicht der Zeitpunkt, in dem zu diskutieren ist. Für die Lösungsfindung braucht es Entspannung. Erst, wenn diese gegeben ist, ist der Moment da, eine Lösung zu suchen. Sie werden merken, wenn die aggressive Energie genügend abgelassen ist. Das Kind ist ruhiger, entspannter, der Muskeltonus reduziert, die Tränen versiegt, die Stimme auf üblicher Stimmlage, es spricht klarer und vernünftiger. Manchmal ist ein tiefes Durchatmen zu beobachten, seufzen, gähnen, locker hängende Schultern und so weiter. Sprechen Sie mit Ihrem Kind darüber, was es braucht, damit es die Gewalt nicht mehr braucht. Die nachfolgenden Abschnitte sollen Ihnen dabei Hand bieten.

Lassen Sie keinen dieser Schritte aus. Ich beobachte oft, dass Schritt 4 nicht erfolgt. Das Problem dabei ist, dass keine aktive Auseinandersetzung mit dem Konflikt erfolgt und es zu keiner »lesson learned« kommt. Das erhöht das Risiko, dass in Bälde ein ähnlich gelagerter Konflikt aufflammt.

Frustration und Kränkung – Teil 1

Zunächst ist es wichtig zu verstehen, worum es dem Kind geht. In den allerallermeisten Fällen ist kein Mensch und schon gar kein Kind von Grund auf böse, sondern wir alle haben meist gute Gründe, warum wir uns auf eine bestimmte Art und Weise verhalten. Wenn Sie verstehen, worum es sich bei Ihrem Kind handelt, können Sie ihm zielgerichteter helfen, aus der Aggression auszusteigen.

So kann Aggression eine Folge von Frustration sein. Dem zugrunde liegt häufig, dass das Kind (oder auch der Erwachsene …) noch nicht gelernt hat, die eigenen Bedürfnisse sowohl wahrzunehmen als auch umzusetzen. Weiter kann die Aggression eine Folge von Kränkungserlebnissen sein. In diesem Fall zeigt die Aggression auf einen geringen Selbstwert. Möglich, dass das Kind das Gefühl hat, zu kurz zu kommen und nicht zu bekommen, was ihm zustände.

Überlegen Sie: Könnte es sich bei Ihrem Kind um Frustration oder Kränkung handeln? Ich stelle Ihnen nachfolgend mehrere Strategien hierfür vor, mit denen Sie diesen Problemen begegnen könnten. Ehe ich Ihnen diese zeige, möchte ich über äußere Umstände sprechen.

Äußere Umstände

Was passiert, wenn Sie ein Mosaikbild aus der Nähe betrachten? Sie sehen nur wenige Steine und das Gesamtbild bleibt verborgen. Fokussieren Sie auch bei aggressivem Verhalten nicht nur auf das Verhalten an sich, sondern weiten Sie Ihren Blick. Versuchen Sie, eine Vogelperspektive einzunehmen und das große Ganze zu betrachten. Treten Sie bei der Reflektion von aggressivem Verhalten innerlich zehn Schritte zurück. Fragen Sie sich: Gibt es äußere Umstände, die die Aggressivität schüren, das Feuer entfachen? Ich schildere Ihnen ein Beispiel.

> Die sechsjährige Tochter einer Freundin, Louisa, fiel plötzlich durch aggressives Verhalten auf. Wir setzten uns zusammen und befanden, dass sich in den letzten Wochen und Monaten nichts Gravierendes verändert hatte – mit Ausnahme dessen, dass meine Freundin in

jüngster Vergangenheit oft krank gewesen war. Zunächst war sie geboostert worden, wonach sie eine Woche krank war, dann hatte sie eine schwere Erkältung, die sie zwei Wochen niederstreckte, schließlich erkrankte sie an Covid-19, wonach sie nochmals zwei Wochen krank im Bett lag. Normalerweise verbringen sie und ihre Tochter viel Zeit gemeinsam draußen, bewegen sich, gehen wandern, fahren Ski, langlaufen, biken, klettern, schwimmen und so weiter, und das täglich und bei jedem Wetter. Mutter und Tochter sind leibhaftige Duracell-Hasen und benötigen das hohe Maß an Bewegung im Sinne eines Ventils. Bewegung ist für beide eine zentrale Ressource. Die viele Bewegung und die gemeinsamen Abenteuer waren aufgrund der Erkrankungen vorübergehend weggefallen. Der Tochter fehlte womöglich das Ventil für allerlei. Als meine Freundin wieder fitter war, steigerte sie das Aktivitätslevel auf das übliche Maß. Dies verringerte die Aggressivität ihrer Tochter im Nu. Darüber hinaus wandte sie das unten beschriebene Theaterspielen an, da das Mädchen Theater sehr mag. Es empfiehlt sich, psychotherapeutische Interventionen an schon Vorhandenes anzudocken. Das Beispiel von Louisa veranschaulicht, dass äußere Umstände die Aggression sehr wahrscheinlich entfacht hatten.

Es ist noch kein Meister vom Himmel gefallen. Wir alle müssen gewisse Dinge erst lernen, dazu gehört auch der Umgang mit Aggression. Wir Eltern gehen unseren Kindern in nahezu allen Dingen des Lebens voran und stehen ihnen dabei immer, so oder so, Modell. Doch das Modell ist nicht passiv, denn wir sind auch diejenigen, die ihnen Hilfestellungen bieten können.

Lernprozesse erfolgen nicht von heute auf morgen, sie sind hoch individuell und nicht immer linear. Das ist in Ordnung, jedes Tempo eines jeden Kindes ist das für es richtige Tempo. Vielleicht ist Aggressivität beim Kind meiner Freundin nie mehr ein Thema, vielleicht flammt sie zu einem späteren Zeitpunkt wieder auf. Dann arbeitet man halt nochmals dran.

Frustration und Kränkung – Teil 2

Frustration ist häufig eine Folge davon, dass die eigenen Bedürfnisse nicht wahrgenommen und umgesetzt worden sind. Doch wie lernt ein Kind, die eigenen Bedürfnisse wahrzunehmen und zu äußern? Zum einen, in dem wir ihm helfen, die eigenen Bedürfnisse zu erkennen und es ersatzweise für es benennen, zum anderen durch Vorleben.

Kleine Kinder haben noch keine Sprache für die inneren Zustände. Wir Eltern bringen ihnen eine entsprechende Sprache bei, indem wir die inneren Zustände der Kinder erkennen und benennen. Zum Beispiel erkennen wir bei unserem Kind, dass es müde ist, weil es sich an den Augen reibt, die Augen zufallen, es gähnt. Wir fragen: »Könnte es sein, dass du dich müde fühlst?« Wir benennen den Zustand und so erhält das Kind ein Wort für seinen aktuellen Zustand. Es denkt vielleicht: »Aha, was ich fühle, nennt sich Müdigkeit.« Der innere Zustand wird mit einem passenden Wort verknüpft. Genauso verhält es sich mit anderen Gefühlen. Zum Beispiel beobachten wir, dass unser Kind einen hochroten Kopf hat, mit einem Bein stampft, heftig atmet und laut schreit. Ergo stellen wir fest, dass es wahrscheinlich wütend ist. Dann sagen wir: »Ich denke, du fühlst dich wütend, kann das sein?« So lernt das Kind, dass dieser innere Zustand also Wut ist.

Nicht nur erlernt das Kind die Sprache für seine inneren Zustände und kann folglich innere Zustände verbal mitteilen, es fühlt sich durch diese Herangehensweise auch abgeholt. Wenn wir uns in einem unangenehmen inneren Zustand befinden, ist es schön, darin gesehen zu werden. Es gibt Halt, wenn andere sehen und verstehen, wie es uns geht. Dadurch, dass wir unserem Kind rückmelden, was wir glauben, wie es sich fühlt, fühlt es sich gesehen.

Anstelle dieses Vorgehens ist aber ein anderes viel verbreiteter: Ablenkung und Ignoranz. So tendieren viele Eltern dazu, das Kind bei unangenehmen Gefühlen abzulenken. Doch stellen Sie sich mal das Folgende vor: Sie selbst fühlen gerade ein intensives Gefühl, zum Beispiel ist gerade eine nahestehende Person gestorben und sie sind immens traurig. Sie wenden sich an eine gute Freundin. Doch diese geht nicht auf Ihr Gefühl ein, sondern sagt stattdessen: »Oh, schau mal nach links, da fährt gerade ein Porsche an uns vorbei. Wie der glänzt und so schön tönt! Hast du den tollen Motor gehört?« Wie würden Sie sich fühlen? Würden Sie sich ernst genommen fühlen? Wahrscheinlich nicht. Was hätten Sie stattdessen gebraucht? Wahrscheinlich eine Freundin, die Sie nicht ablenkt, sondern eine, die sich auf Ihre besondere Gefühlssituation einlässt. Eine Freundin, die Sie mittels eines Porsches oder ähnlichem abzulenken versucht, würden Sie bei Problemen niemals mehr konsultieren. Warum sollte es sich bei einem Kind anders verhalten als bei einem Erwachsenen? Auch ein Kind möchte ernstgenommen werden. Es braucht keine Ablenkung, sondern Zuwendung und Anteilnahme. Und daher bietet sich auch Ignoranz nicht an. Ansonsten laufen wir Eltern Gefahr, dass sich das Kind in herausfordernden Situationen entweder nicht mehr an uns wendet, sich abwendet. So verschenken wir die Chance, unser Kind in schwierigen Situationen zu unterstützen, was selten zu positiven Konsequenzen führt, denn unser Kind braucht unseren Support. Oder aber es wendet sich an uns via unerwünschter Strategien.

Achten Sie beim Benennen des inneren Zustands darauf, dass Sie zwar benennen, aber nicht urteilen. Sagen Sie nicht: »Du bist mal wieder viel zu wütend!« Wir Menschen haben die lästige Angewohnheit, immer gleich zu urteilen, anstatt einfach nur zu beobachten. Damit geben wir mehr Wertigkeit in eine Situation als nötig. In Urteilen stecken oft Vorwürfe und diese sind in emotional herausfordernden Situationen selten förderlich, meist verschlimmern sie die Lage. Achten Sie auf eine wertneutrale Sprache und Sie werden in vielen Fällen feststellen, dass allein das dazu beiträgt, dass sich Ihr Kind beruhigt. Beobachten, benennen, nicht urteilen, nicht werten!

Eventuell ist Ihnen aufgefallen, dass ich in den obigen Beispielen jeweils eine Frage formuliert habe. Ich schrieb: »Könnte es sein, dass du dich müde fühlst?« und nicht: »Du bist müde.« Die Sache ist die: Sie wissen ja nicht, was sich in Ihrem Kind abspielt. Jeder Mensch ist für jeden anderen Menschen eine Black Box und zuweilen ist man das auch für sich selbst. Niemanden sieht in einen anderen Menschen hinein und Sie auch nicht in Ihr Kind. Sie können im Sinne eines »best guess« immer nur vermuten, was sich in Ihrem Kind abspielt. Nie können Sie es ausschließen, dass Sie falsch liegen. Nur Ihr Kind kann wissen, was in ihm passiert. Jede Person ist Expertin oder Experte für sich selbst, wenn auch im Falle von Kindern einer in Kindesschuhen. Um die Expertise Ihres Kindes anzukurbeln, fragen Sie – stellen Sie nicht fest. So motivieren Sie zur Selbstreflektion, eine wunderbare Fähigkeit, von der wir alle eine gute Portion verinnerlicht haben sollten.

Darüber hinaus lege ich Ihnen nahe, vorbildhaft immer wieder die eigenen Bedürfnisse kundzutun. Sagen Sie zum Beispiel Ihrem Kind, wenn Sie müde sind: »Jetzt fühle ich mich aber müde. Ich lege mich deshalb kurz hin.« Wenn Sie hungrig sind: »Ich spüre, dass ich Hunger habe. Ich esse einen Apfel.« Oder wenn Sie angespannt sind: »Ich fühle mich angespannt und ein wenig gestresst. Ich mache eine 10-minütige Meditation und will währenddessen meine Ruhe haben.« Das hört sich banal an, aber ist sehr wichtig. Das Kind hört: Meine Mama hat ein Bedürfnis und gibt sich in der Folge das, was sie braucht. Das Kind sieht den Bedürfnisausdruck und koppelt ihn mit den dazu passenden Worten. Dem Subtext entnimmt das Kind, dass die Mama eigene Bedürfnisse hat, die nichts mit dem Kind zu tun haben, und auch, dass sie sich Raum für ihre Bedürfnisse nimmt. Das sind wichtige Botschaften und Lernerfahrungen.

Comic zeichnen

Viele belletristische Werke mit gesellschaftskritischem Inhalt sind von der Gegenwart in eine andere Zeitepoche versetzt worden, oder anstatt über Menschen zu schreiben, schrieb der Autor bspw. über Tiere. Der Mensch lässt sich nämlich nicht gerne direkt etwas unter die Nase halten, diese Medizin schmeckt ihm zu bitter. Für eine indirekte Kritik ist er jedoch meist zugänglich.

Ein Stück weit folgt das Malen von Problemsituationen bspw. in Form von Comics dieser Logik. Verwenden Sie hierfür eine unlängst erfolgte Situation, in der das Kind aggressiv war. Die Hauptpersonen im Comic ähneln Ihrem Kind und den anderen Personen, die in der Situation vorgekommen waren. Doch sie ähneln ihm nur, Ihr Kind an sich taucht nicht im Comic auf. Entwerfen Sie nun in *einfachen Worten* eine Geschichte, die von der aggressiven Situation zu den möglichen Gründen für das aggressive Verhalten zu den daraus resultierenden negativen Folgen und schließlich zu einem alternativen, sozial erwünschten Ende führt. Jede Sequenz erhält ein separates Blatt. Ein Beispiel:

- Auf dem ersten Blatt erzählen Sie die Situation: Jaden kratzt Mia, nachdem diese ihm gesagt hat, dass sie nicht mit ihm, sondern mit Leon zum Mittagstisch laufen wolle.
- Auf dem zweiten Blatt führen Sie mögliche Gründe auf, wobei sich ein Mindmap zur Darstellung bewährt hat: Jaden ist müde, Jaden ist in Mia verliebt, Jadens Eltern haben morgens gestritten, Jaden mag Leon nicht, usw.
- Auf dem dritten Blatt listen Sie negative Folgen auf: Niemand will mit Jaden spielen, Jaden verbringt die Pausen alleine auf dem Pausenplatz, Jaden hat keine Freunde mehr, Jaden ist traurig und einsam.
- Auf dem vierten Blatt beschreiben Sie eine neue Lösung: Jaden geht zu Mia und entschuldigt sich. Er kratzt keine Kinder mehr.
- Auf das fünfte und letzte Blatt fügen Sie das Finale ein: Die anderen Kinder spielen wieder mit Jaden, und nun, wo er nicht mehr kratzt, hat er wieder Freunde. Er fühlt sich zufrieden.

Schreiben Sie die Geschichte Ihres Kindes auf, und zwar im Stil eines Kinderbuchs – ich bin mir sicher, Sie haben schon viele Kinderbücher gelesen und haben ein ungefähres Bild davon, wie eine richtig gute Kindergeschichte ausschaut. Lassen Sie Ihr Kind nun die Szenen *zeichnen*. Am Ende erstellen Sie ein Titelblatt und heften die Blätter zusammen. Lassen Sie Ihr Kind den Titel des Buches aussuchen. Lesen Sie die Geschichte immer mal wieder abends als Gutenachtgeschichte vor.

Das Erfinden von Geschichten rund um konkrete, problematische Situationen mit leicht verfremdeten Protagonisten ist ein sanfter und gleichzeitig sehr wirksamer Zugang. Es ist ein Wink mit dem Zaunpfahl, der in Zuckerwatte eingepackt ist. Das Besondere ist, dass es den Selbstwert des Kindes schont, da die Geschichte schon irgendwie mit ihm zu tun hat, aber es geht ja um andere. So kann es lernen, ohne sich angegriffen zu fühlen.

Theater spielen

»Theater spielen« ist eine tolle Variante der eben vorgestellten Methode »Comic zeichnen«. Doch dieses Mal schwingen Sie keinen Stift, sondern sich selbst (oder zumindest irgendwelche Figuren). Vielleicht verfügen Sie über ein richtiges Puppentheater, alternativ bringen Sie einen großen Karton in Bühnenform.

Ich schlage folgendes Prozedere vor: Zunächst nimmt das Kind als Zuschauer Platz und Sie spielen die Geschichte (analog zu »Comic malen«). Danach wechseln Sie die Plätze und das Kind spielt die Geschichte, die Sie ihm gerade vorgespielt haben, nach. So können Sie überprüfen, ob Ihr Kind die Botschaft verstanden hat. Ansonsten wechseln Sie die Plätze spielerisch nochmals und spielen abermals eine Runde. Es dauert so lange, wie es dauert. Rom wurde nicht an einem Tag er- und Aggressivität nicht in einem Tag abgebaut.

Halten Sie es spielerisch – das gilt für alle anderen Interventionen in diesem Buch ebenfalls. Beim Erlernen von neuem Verhalten geht es nicht um Leben und Tod, sondern um Optimierung. Machen Sie keine toternste Sache draus, sondern spielen Sie und haben Sie Spaß. Wenn das Flair für Theaterspielen fehlt, macht das nichts. Viele Wege führen zum eben schon erwähnten Rom. Machen Sie stattdessen etwas anderes, vielleicht das nachfolgend Beschriebene.

Anreize schaffen

Mittels eines Belohnungssystems lassen sich Anreize schaffen, um gewünschtes Verhalten anzulocken. Meine weiter oben beschriebene Freundin hatte in dieser Hinsicht eine grandiose Idee. Sie schlug der Tochter, die neuerdings zu aggressivem Verhalten geneigt hatte, vor, dass sie mit ihr nach einer Woche ohne erneutes aggressives Verhalten im Wohnzimmer campieren würde. Das hatte sich die Tochter nämlich schon lange gewünscht. Die Mutter hatte intuitiv gespürt, wie wichtig es ist, einen Anreiz zu schaffen, welcher der Tochter entspricht und auch die Beziehung zwischen Mutter und Tochter fördert.

Sponsern Sie kein neues Spielzeug und bezahlen Sie nicht mit Geld, sondern finden Sie etwas, das Sie gemeinsam tun und erleben können. Das ist viel wertvoller als alles, was mit Geld bezahlbar ist. Qualitative Zeit, die Ihr Kind mit Ihnen verbringen darf, ist der größte Schatz für es. Es muss keine Übernachtung im Wohnzimmer mit Popcorn und Matratzen auf dem Boden sein wie bei meiner Freundin, sondern finden Sie eigene Highlights, die zu Ihrer Familie passen, Hauptsache, es ist eine gemeinsame Aktivität und macht allen ein wenig Spaß.

Zusammenarbeit

Generell, aber besonders bei aggressivem Verhalten braucht es eine gute Zusammenarbeit mit den involvierten weiteren Bezugspersonen. Die beste Erziehung erfolgt durch ein ganzes Dorf. Schließen Sie sich kurz mit den Kindergärtnerinnen oder Lehrern, mit der Mittagstischbetreuung, dem Sporttrainer oder mit anderen Eltern. Heutzutage erziehen viele alleine, verbinden sich nicht mehr mit anderen. Verbünden Sie sich mit anderen Personen und stimmen Sie gemeinsam ab, wie sie auf aggressives Verhalten reagieren wollen. Es tut so gut, sich mit anderen auszusprechen und zu spüren, dass andere Boote neben einem herfahren, auch wenn man allein in dem eigenen sitzt. Schämen Sie sich nicht, Hilfe für sich und Ihr Kind zu holen. Schämen Sie sich, wenn Sie Hilfe bräuchten, sich aber keine holen. Schließlich sang Pink Floyd: »Together we stand, divided we fall.«

Flüstern

Ehe wir das Kapitel schließen, ein letzter Tipp an diejenigen Eltern, die dazu tendieren, dem Kind gegenüber laut zu werden. Dem Kind gegenüber laut zu werden, schadet der Beziehung und ängstigt das Kind. Auch kann es dazu führen, dass es mehr und mehr auf Durchzug schalten wird und nicht mehr hört. Oder aber es schreit irgendwann schlichtweg lauter als Sie. Das ist eine ungute Entwicklung. Was nun?

Sofern das bei Ihnen ein Thema ist, probieren Sie doch mal, genau das Gegenteil zu sein, nämlich leise. Ersetzen Sie Schreien durch Flüstern. Also immer dann, wenn Sie gerne schreien würden, flüstern Sie. Ehe Sie die Idee für albern halten und sie verwerfen, probieren Sie sie aus. Anstatt auf Durchzug zu schalten, spitzt das Kind nun die Ohren, um Sie zu hören. Und weil es irgendwie albern ist, das zu tun, vermag diese Strategie mitunter arg festgefahrene Situationen zu entschärfen.

Albträume

Wir allen haben Sie von Zeit zu Zeit und wahrscheinlich wissen wir aus eigener Erfahrung, wie unangenehm Albträume sein können. Auch ich bin schon mitten in der Nacht erwacht und kriegte mich kaum mehr ein – war der Albtraum doch so furchtbar und allzu real. Wenn es schon gestandene Erwachsene belasten kann, die wir einen Albtraum doch als solchen erkennen und den Realitätsgehalt bei 0 % einzuschätzen wissen, wie geht es erst einem kleinen Kind, das noch nicht über dieses rational-erwachsene Wissen verfügt? Denn den meisten Kindern gelingt es nicht, Traum von Realität zu unterscheiden, wie es der Erwachsene (eigentlich) kann. Fantasiewelt und Realität verschmelzen oft und verunsichern das betroffene Kind. Das Kind fragt sich: Was ist wahr, was nicht? Hausen wirklich immer alle Gespenster nur in meinem Kopf oder gibt es doch welche, die real sind? Und der Erwachsene hat zu fragen: Wie gehe ich mit meinem von Albträumen geplagten Kind um?

Es ist aller Wahrscheinlichkeit nach nicht neu für Sie, dass Träume an sich grundsätzlich nichts Schlimmes sind. Man geht davon aus, dass sie der Verarbeitung der eigenen Erlebnisse dienen und somit einen wichtigen Zweck haben. Auch Albträume dienen eigentlich diesem Zweck der Verarbeitung und haben keinen Krankheitswert, doch sind sie sehr unangenehm. Wenn Albträume häufiger auftreten, sodass Ihr Kind darunter leidet und tagsüber übermüdet ist, oder entwickelt es Ängste vor dem Zubettgehen, weil dann die Albträume wieder kommen könnten, lohnt es sich, etwas zu unternehmen. Vielleicht können die folgenden Strategien versucht werden.

In der Situation selbst

Meistens ist es so, dass plötzlich ein dringender Kinderruf durch die nächtliche Stille hallt, der die Eltern ans Kinderbett dirigiert. Natürlich sollte das Kind als Erstes in den Arm genommen und beruhigt werden. Streicheln Sie ihm den Rücken, halten Sie seine Hände, stellen Sie Körperkontakt her. Allein schon Ihre Anwesenheit und Ihre Nähe beruhigen das Kind. Durch den Albtraum ist es verängstigt und ein verängstigtes Kind braucht als allererstes das Gefühl von Schutz und Sicherheit, was Sie ihm durch Ihre bloße Nähe geben.

Sagen Sie Ihrem Kind, dass Sie da sind. Auch wenn es selbsterklärend ist (denn offensichtlich könnten Sie ihm die Worte nicht übermitteln, wären Sie nicht »da«), es sind dennoch Worte, die schön sind, in diesem Moment gesagt zu bekommen. Sagen Sie Ihrem Kind aber auf keinen Fall, dass es »keine Angst haben« soll. Auch wenn Sie die Emotionalität Ihres Kindes vielleicht nicht nachempfinden können und Sie selbst anders fühlen – das ist irrelevant, es geht gerade nicht um Sie. Es geht um das emotionale Erleben des Kindes und dieses Kind fühlt Angst. Und warum auch nicht? Schließlich ist Angst eine natürliche und adäquate Reaktion auf einen Albtraum und dem Kind diese normale Reaktion abzusprechen, wäre falsch. Sprechen Sie stattdessen das Gefühl der Angst an, sagen Sie: »Ich sehe, dass du dich ängstlich fühlst, ist dem so? Es ist in Ordnung, Angst zu haben. Was brauchst du jetzt? Was können wir machen, damit die Angst weggeht?« Mit diesen Worten fühlt sich das Kind verstanden und abgeholt, das ist wichtig, denn Sie können niemanden abholen, wenn Sie nicht dahin gehen, wo die Person gerade ist. Zudem sprechen Sie mit diesen Worten Ihre Handlungsabsicht an. Denn im Gefühl der Angst steckt das Bedürfnis nach Schutz und Sicherheit und es ist essenziell herauszufinden, durch welche Handlung sich das Kind geschützt und sicher fühlt, so dass es die Angst nicht mehr braucht. Was schlägt Ihr Kind vor? Vielleicht möchte es überall nach dem Monster aus dem Traum suchen. Dann machen Sie das mit ihm. Nehmen Sie es ernst und begeben Sie sich auf Monsterjagd. Oder es möchte, dass Sie dableiben, bis es wieder eingeschlafen ist. Dann machen Sie auch das. Suchen Sie zusammen mit Ihrem Kind eine Lösung. Der wunderbare Nebeneffekt ist, dass Ihr Kind diese Vorgehensweise verinnerlicht und sich dadurch, dass Sie sich den Ängsten des Kindes immer in vergleichbarer Weise annehmen, ein Arbeitsmodell über den Umgang mit Ängsten formiert, das lautet: Ich nehme meine Ängste ernst und suche nach einer Lösung.

Wenn Sie bislang mit den Ängsten Ihres Kindes anders umgegangen sind, dann befinden Sie sich in guter Gesellschaft. Das Negieren von Ängsten, also zu sagen »Nein, du musst keine Angst haben«, ist allgegenwärtig. Auch ich bin so aufgewachsen und manchmal entdecke ich genau diese Worte im Umgang mit meinem Kind auf meiner Zunge, verkneife sie mir dann aber. Prägungen können sehr stark sein. Doch was lernt das Kind, wenn wir ihm seine Ängste nicht zugestehen? Es lernt, dass dieses Gefühl, das es deutlich spürt, und eigentlich Angst ist, doch keine Angst sein soll. Aber was ist es dann? Entweder wird es abgespalten und ist für das weitere Leben nicht mehr zugänglich, was schlecht ist, denn Angst ist ein zentrales und für das Überleben notwendiges Gefühl. Oder das Kind lernt einen suboptimalen Umgang mit seiner Angst, was zum Beispiel auch in Angststörungen münden kann. Gönnen Sie Ihrem Kind Angst, die Angst ist etwas Gutes, reden Sie sie ihm nicht aus. Grämen Sie sich nicht, wenn Sie in der Vergangenheit anders damit umgegangen sind. Ändern Sie Ihr diesbezügliches Verhalten heute.

Abendritual

Von immer gleich ablaufenden Abendritualen profitieren alle Kinder, doch vielleicht noch ein Quäntchen mehr diejenigen, die zu Albträumen neigen. Durch einen strukturierten und damit vorhersehbaren Abend erhält das verängstigte Kind den Halt, den es auf die Nacht hin braucht. Die Welt wird durchschaubarer, vorhersehbarer und ein Gefühl von Kontrolle stellt sich ein.

> Ein Beispiel: Mirko ist fast sechs Jahre alt und leidet seit Beginn des Kindergartens an wiederkehrenden Albträumen, deretwegen mich seine Mutter kontaktierte. Ich stellte fest, dass es in Mirkos Familie keine klaren Abläufe gab, abends geschah alles irgendwann. Hier setzte ich an. Wir erarbeiten folgendes Abendritual: Mirko isst um 6:00 Uhr zusammen mit seinen Eltern zu Abend. Danach wird gemeinsam die Küche gemacht, ehe er das Sandmännchen sehen darf. Anschließend putzt er mit seinem Vater die Zähne, dann lesen ihm die Eltern eine Geschichte vor. Im Anschluss erzählt jeder der drei vom vergangenen Tag, der Tag wird also vor dem zu Bett gehen noch einmal Revue passiert. Dieses Vorgehen hilft bereits der Verarbeitung und Einsortierung des tagsüber Erlebten, wodurch sich die Wahrscheinlichkeit verringert, dass sich Unverarbeitetes in Form von Albträumen wieder zeigt. Schließlich wird

gemeinsam ein Schlaflied gesungen und alle erhalten reihum einen Gutenachtkuss, in der Folge verlassen die Eltern das Kinderzimmer. Neben Mirkos Bett ist neu ein Schlaflicht aufgestellt, das Sterne an die Zimmerdecke projiziert. Dieses prototypische Abendritual hat dazu beigetragen, Mirkos Albträume zu verringern. Jedoch nicht von heute auf morgen – ein Ritual wird erst zu einem Ritual, wenn es über einen längeren Zeitraum beibehalten wird. Es ringt einem also eine mittlere Portion Durchhaltevermögen ab.

Zeichnung

Eine weitere, oft sinnvolle Strategie bei Albträumen, die auch bei Mirko zum Einsatz gekommen ist, ist das Zeichnen einer Bildergeschichte über den Albtraum. Dabei hilft, dass Kinder oft sehr detaillierte Erinnerungen an ihr Traumgeschehen haben. Nehmen Sie sich gleich am Tag nach einem Albtraum Zeit für diese Aufgabe, die Zeitspanne zwischen Albtraum und Zeichnung soll nicht zu lange sein. Lassen Sie Ihr Kind die folgenden sechs aufeinanderfolgenden Zeichnungen auf je einem A4-Blatt erstellen:

1. Ihr Kind soll zeichnen, was ihm besonders Angst gemacht hat. Im Falle von Mirko war es so, dass er das Monster zeichnete, das ihn im Traum auffressen wollte. Er gab ihm einen Namen: »die Gruselige«. Sobald die Zeichnung fertig war, beschrieb die Mutter die Situation direkt auf dem Blatt in wenigen Worten. Hier: »Die Gruselige wollte Mirko packen und in den Ofen schieben. Sie wollte Mirko essen.«
2. Auf dem nächsten Blatt soll Ihr Kind eine Helferfigur zeichnen. Mirko wählte seine Mutter. Die Mutter beschrieb auch hier die Situation in wenigen Worten: »Das ist Mirkos Retter-Mami. Sie kommt immer, wenn Mirko sie braucht. Sie würde nie zulassen, dass Mirko etwas passiert.«
3. Auf das dritte Blatt soll Ihr Kind aufzeichnen, was das Monster braucht, um wieder zu verschwinden. Die Mutter fragte: »Mirko, was braucht die Gruselige, damit sie wieder geht?« Mirko antwortete, dass sie Hunger habe. Also zeichnete er Essen und die Mutter beschrieb: »Die Gruselige

hat Hunger, darum schenken wir ihr Essen. Sie bekommt Fleisch, Pommes, Gurken und ein Glas Wasser.«
4. Auf das vierte Blatt zeichnet Ihr Kind, wie die Helferfigur dem Monster das bringt, was es braucht. Im Beispiel von Mirko zeichnete dieser, wie die Retter-Mami mit dem Essen zur Gruseligen geht. Die Mutter beschrieb: »Retter-Mami bringt der gruseligen Frau das Essen.«
5. Auf das fünfte Blatt zeichnet Ihr Kind, was mit dem Monster passiert, nachdem es bekommen hat, was es braucht. Im Falle von Mirko verwandelte sich das Monster dadurch. Mirko zeichnete eine Prinzessin und die Mutter beschrieb: »Nach dem Essen verwandelte sich die hungrige Gruselige in eine wunderschöne Prinzessin, die sie eigentlich ist.«
6. Schließlich erfolgt die sechste und letzte Zeichnung. Hier soll Ihr Kind zeichnen, wie es ihm selbst geht, jetzt, wo das Monster bekommen hat, was es braucht. Mirko zeichnete sich und seine Mutter händchenhaltend und die Mutter schrieb: »Mirko wurde nicht gefressen und er und seine Mama lebten glücklich und zufrieden.«

Lesen Sie die Bildergeschichte abends zusätzlich zur oder als Gutenachtgeschichte vor, denn so ist die Geschichte mit dem schönen Happy End zuvorderst in den Gedanken Ihres Kindes, wenn es schlafen geht und sich dem Land der Träume hingibt.

Im Wesentlichen folgt dieses Vorgehen der typischen Behandlung von Ängsten. Bei Ängsten ist Konfrontation fundamental, was durch die Bildergeschichte erfolgt. Zudem auch, dass weitergedacht und nicht am schlimmsten Punkt der Angst verhaftet und ausgestiegen wird. So bleibt man quasi im schlimmsten Moment stecken. Der Grusel-Bestsellerautor Stephen King nutzt die Technik des im schlimmsten-Moment-Bleibens immer mal wieder, bspw. in der Kurzgeschichte »Der Nebel«, welche unguterweise kein Ende findet – der Leser erfährt niemals, wie es ausgeht, es hört mittendrin auf. Weil kein Ende existiert, bleibt das Angstniveau ein Stück weit bestehen. Entsprechender- und penetranterweise frage ich meine Angstpatienten oft: »Und dann? Und dann?« Dies tue ich, weil ich will, dass der Faden weitergesponnen wird. Wie verläuft die Geschichte weiter? Was passiert als Nächstes? Spinnt man den Faden weiter, realisiert man, dass die Angst für gewöhnlich irgendwann vergeht, dass man nach der befürchteten Situation seinem üblichen Tagesablauf nachgeht. Die Geschichte weiterzudenken, beruhigt. Genau diesen Effekt bezweckt das Zeichnen einer Bildergeschichte.

Nachtschreck

Von Albträumen abzugrenzen ist der Nachtschreck. Hierbei kommt es während des Schlafens wie aus dem Nichts zu einem Panikzustand. Das Kind wird oft aufrecht sitzend und mit weit aufgerissen Augen im Bett vorgefunden. Es ist aber nicht wach. Eine solche Episode dauert meist nicht mehr als wenige Minuten und erst dann wacht das Kind üblicherweise auf. Versuchen Sie nicht, es in dieser Phase zu wecken, sondern setzen Sie sich neben es und reden leise und beruhigend mit ihm. Gehen Sie so mit ihm um, dann schläft es nach kurzem Erwachen meist gleich wieder ein und erinnert sich tags darauf an kaum etwas. Bleibende Schäden sind beim Nachtschreck nicht bekannt. Meist ist es für die sich hilflos fühlenden Eltern schlimmer als für die Kinder selbst.

Beißen

Beißen ist meist bei noch jüngeren Kindern oder bei Kindern mit einer intellektuellen Beeinträchtigung ein Thema. Es ist grundsätzlich als normales Verhalten in diesem jungen Altersabschnitt bzw. der Entwicklungsstufe zu werten. Eltern sind dennoch meist irritiert und wünschen sich zeitnah eine Handhabung. Tatsächlich ist »zeitnahes« Handeln sehr bedeutsam, damit die meist noch jüngeren Kinder einen Bezug zwischen dem Beißen und Ihrer Reaktion herstellen können. Dass eine Reaktion, die das Beißen stoppt, selbstverständlich vonnöten ist, liegt auf der Hand, stellt Beißen doch einen Grenzüberschritt jemand anderem gegenüber dar. Wir Erwachsenen haben die Pflicht, dem beißenden Kind dabei zu helfen, das eigene Verhalten in die richtigen, sozial verträglichen Bahnen zu lenken. Die Frage ist also nicht ob, sondern wie.

Gründe finden

Zunächst ist es wichtig, die Gründe für das Beißen zu verstehen. Dabei sind waggonweise Gründe denkbar. Es kann sein, dass das Beißen zum oralen Erkundigungsverhalten des noch jungen Kindes gehört. Kleine Kinder erkunden ihre Welt oral, also mit dem Mund. Nicht umsonst sind kleine Gegenstände in nächster Umgebung von kleinen Kindern unvereinbar, da erstere von letzteren verschluckt werden könnten. Im Einklang mit der Erkundungstour kann es sein, dass das kleine Kind beißt. Entsprechend ist das Beißen kein negativer Akt, sondern normal und tritt entwicklungsbedingt auf. Seien Sie in diesem Fall nicht wütend auf ein kleines Kind, wenn es tut, was kleine Kinder halt tun. Das bedeutet jedoch nicht, dass die Beißerei gutgeheißen werden sollte. Auch hier ist es mit geeigneten Maßnahmen zu beenden. Durch Ihr freundliches, aber bestimmtes Einschreiten bietet sich dem kleinen Kind eine Lernerfahrung, nämlich die vom Zusammenhang zwischen Ursache und Wirkung. Sein Beißen ist die Ursache, die Reaktion seiner Bezugspersonen ist die Wirkung. Insofern sollte nicht nicht reagiert und ignoriert werden. Im Gegenteil: Bitte reagieren und zeigen Sie, dass es dem Gebissenen weh macht und sagen Sie ruhig und klar, dass man nicht beißt.

Weiter kann das Beißen Ausdruck von hoher Anspannung und Stress sein. Vielleicht hat das Kind übermäßig viele Sinneseindrücke, wird durch zu viele Spielsachen überstimuliert, fühlt sich unsicher, hat nicht genügend Rückzugsmöglichkeiten, lebt in einem hektischen Alltag. Oder aber das Kind hat Hunger oder Durst, ist müde oder frustriert. Kindern mit noch wenigen Lenzen gelingt es meist noch nicht, sich mit Worten Gehör für die eigenen Anliegen zu verschaffen (und manch Erwachsenem gelingt dies auch mit vielen Lenzen noch nicht). Stattdessen greift es auf das zurück, was es schon kann, um seinen Stress zu bekunden, wie eben bspw. Beißen. So betrachtet ist das Beißen ein Mittel der Kommunikation. Für Sie bedeutet das, dass die Wurzel des Beißens wegleitend für das weitere Vorgehen ist. Wenn es zum Beispiel mit einer Überreizung des Kindes zu tun hat, dann schaffen Sie dem Kind eine Umgebung, in der es weniger Reizen ausgesetzt ist. Vielleicht nützt eine zusätzliche halbe Stunde Mittagsschlaf, vielleicht geht es darum, dass es zwei Stunden eher aus der Kindertagesstätte geholt wird, oder eventuell, dass es weniger Spielsachen zu Verfügung hat. Überreizung ist in etwa so schädlich wie Reizarmut.

Um es kurz zu machen: Es geht darum, dem Kind zu helfen, zu bekommen, was es braucht und zudem, ihm neue Kommunikationswege beizubringen, so dass es nicht mehr auf Beißen zurückgreifen muss.

Nichtsdestotrotz ist es wichtig, wie bereits angemerkt, dass zeitnah auf das Verhalten reagiert wird. Das Kind ist unmittelbar mit ernster Stimme anzusprechen und es sollte »Nein« gesagt werden. Danach ist dem Kind die Situation zu erklären, bspw.: »Du hast Maximilian mit deinem Beißen weh getan. Ich habe schon gesehen, dass er dein Stofftier angefasst hat und ich weiß, dass du das nicht möchtest. Es ist dein Stofftier und du entscheidest darüber, wer es anfasst und wer nicht. Aber anstatt zu beißen, kannst du sagen: »Nein, das will ich nicht.« »Reagieren Sie zurückhaltend, werden Sie nicht laut. Bleiben Sie ruhig und seien Sie durch Ihr umsichtiges Verhalten ein Vorbild für Konfliktsituationen und Konfliktmanagement.

Ampelkarten

Ampelkarten sind eine wunderbare Möglichkeit, dem Kind »Do's and Don'ts« zu vermitteln. Erstellen Sie drei Karten, und zwar eine grün-, eine gelb- und eine rotfarbene Karte. Erklären Sie Ihrem Kind, dass die grüne Karte bedeutet, dass es ihm gut geht, dass es sich wohl und zufrieden fühlt. Die gelbe Karte bedeutet, dass es sich nicht mehr so wohl fühlt, dass es ein wenig gestresst ist, dass es derzeit nicht ganz für es stimmt. Die rote Karte signalisiert, dass es ihm zu viel ist, dass es müde ist, nicht mehr mag, unzufrieden ist. Verwenden Sie diese Karten im Familienalltag, indem bspw. alle Familienmitglieder mindestens einmal täglich eine der Karten hochhalten und damit den anderen kommunizieren, wie es ihnen gerade geht. Bei gelben und selbstverständlich spätestens bei roten Karten wird die Anschlussfrage gestellt: »Was brauchst du, damit es wieder grün wird?« So können Bedürfnisse zeitnah erkannt und gestillt werden. Für viele Kinder ist es schwierig, den eigenen Zustand in Worte zu fassen, und viel einfacher, ihn mittels dreier farbcodierter Karten zu deklarieren. So lernt das Kind Tag für Tag, zum einen mehr auf sein Innenleben zu achten und zum anderen, dass es sein Innenleben den anderen mitteilen darf. Diese Methode funktioniert am besten, wenn die ganze Familie mitmacht.

Es gibt übrigens viele Alternativen zu den Ampelkarten. Zum Beispiel könnten Sie auch fünf Smilies verwenden, wobei jedes ein anderes Gefühl darstellt. Genial ist auch das Buch von Mies von Hout »Heute bin ich«, in dem verschiedene Gefühle mittels Fischen abgebildet werden. Oder aber Sie finden einen ganz eigenen Weg.

Bettnässen

Machen Kinder nachts ins Bett, ist das für viele Eltern ein Anlass zur Beunruhigung. Doch gelegentliches Bettnässen ist nichts, worüber man sich Sorgen machen sollte. Viele Kinder nässen nachts manchmal ein. Das Trockenwerden braucht seine Zeit und den meisten Kindern gelingt es von allein. Oder wie viele Teenager kennen Sie, die nachts eine Windel tragen?

Ab wann sollte interveniert werden? Stellen sich negative Folgen ein, bspw. ist das Kind belastet und gestresst, schämt es sich arg, werden Übernachtungen bei Freunden oder mehrtägige Schullager vermieden, dann ist die gesunde Entwicklung des Kindes gefährdet und der Zeitpunkt, um zu handeln, ist gekommen.

Wenn Ihr Kind dazu neigt einzunässen, konsultieren Sie zunächst den Kinderarzt, der abklärt, ob eine körperliche Ursache vorliegt. Meist liegt keine solche vor, manchmal aber schon. Liegt keine vor, ist Eigeninitiative gefragt zum Beispiel mit den nachfolgend beschriebenen Herangehensweisen. Hilft nichts, hilft vielleicht der Gang zum Kinderpsychotherapeuten in Mensch- anstatt in Buchform.

Zwei Varianten

Es werden zwei Varianten von Einnässen (auch Enuresis genannt) unterschieden: Das primäre Einnässen und das sekundäre Einnässen.

Beim primären Einnässen haben die Kinder noch nicht gelernt, die volle Blase im Schlaf wahrzunehmen, sodass der nächtliche Blasengang schlichtweg verschlafen wird. Das kommt meist davon, dass die Verbindung zwischen voller Blase und Aufwachen noch nicht hergestellt wurde – das Kind kann es noch nicht.

Beim sekundären Einnässen spielt die Psyche eine Rolle. Meist nässt das Kind wieder ein, nachdem es bereits trocken gewesen war. Manchmal ist es so, dass die Kinder, die von dieser Form des Einnässens betroffen sind, eine intensive Phase durchmachen. Eine solche könnte darin bestehen, dass die Eltern gerade ihre Scheidung eingereicht haben, der Eintritt eines zu Ängsten neigenden Kindes in den Kindergarten bevorsteht oder in Bälde ein Umzug erfolgt oder schon erfolgt ist. Fragen Sie sich: Gibt es im Leben Ihres Kindes irgendein Ereignis, an dem es knabbert? Gründe für die Entwicklung einer sekundären Enuresis sind vielfältig – die Kindheit mit all ihren Entwicklungen und Herausforderungen bietet dafür genügend Zündstoff.

In diesem Zusammenhang kommt mir Alice in Erinnerung. Das damals zehnjährige Mädchen litt seit zwei Jahren unter nächtlichem Einnässen, und als Folge vermied sie Übernachtungen bei Freundinnen wie auch Schullager. Einen Blick auf die Familiensituation werfend, stellte ich fest, dass Alices Eltern sich kurz nach ihrer Geburt getrennt hatten und die Mutter mit Alice weggezogen war. Bis vor drei Jahren hatte kaum Kontakt zum getrenntlebenden Vater bestanden. Dann wurde dieser Kontakt wieder aufgegleist, wenig später kam es mehr und mehr zum nächtlichen Einnässen. Zufall? Jein. Meistens sind es mehrere Gründe, ein einzelner ist es selten, dafür ist der Mensch zu komplex. Aber es ist sehr gut möglich, dass dies zur Enuresis von Alice beigetragen hatte.

Keine Sache draus machen

Bettnässen ist für die betroffenen Kinder oft mit Scham besetzt. Die allerwenigsten Kinder möchten das Bett nässen und es ist ihnen unangenehm, wenn es passiert. Das Bett zu nässen, wird mit Babys in Verbindung gebracht und ein dem Babyalter entwachsenes Kind möchte in der Regel nicht auf diese Stufe zurückversetzt werden.

Doch was ist Scham überhaupt? Bei der Scham handelt es sich um ein durch und durch soziales Gefühl, das auftritt, wenn jemandem (vermeintlich) ein Fehler unterlaufen ist (vgl. Kapitel »Herausfordernde Gefühle«). In dem man sich dafür schämt, oftmals gut sichtbar durch die Gesichtsröte, Schwitzen und ähnliche körperliche Veränderungen, zeigen wir dem Gegenüber, dass wir uns des Fehltritts bewusst sind. Das Gegenüber sieht, dass der Fehler erkannt und bereut wird. Ist tatsächlich ein Fehler unterlaufen, trägt das Empfinden von Scham zum sozialen Frieden bei. Es hilft dabei, sich zu versöhnen. Ist aber kein wirklicher Fehler unterlaufen, kann die Scham das Selbstwertempfinden herabsetzen. Bettnässen ist kein Fehler des Kindes – es gibt sich Mühe, will es ja selbst nicht, doch es passiert ihm dennoch. Um eine Reduzierung des Selbstwerts und weiterem zu vermeiden, ist es wichtig, keine Sache draus zu machen.

Nicht nur, aber auch deswegen ist es wichtig, dass Eltern mit Ruhe und Verständnis auf Bettnässen reagieren, sodass sich das Kind nicht zusätzlich stresst und schämt. Ein erhöhter Stresspegel kann dazu beigetragen, dass das Bettnässen eher mehr als weniger wird. Wahrscheinlich war Stress auch ein Thema bei der zuvor vorgestellten Alice.

Wenn es passiert: Nehmen Sie das nasse Bett zur Kenntnis, lächeln Sie Ihr Kind aufmunternd an und sagen Sie zum Beispiel kurz und knapp: »Macht nichts.« Sie könnten Ihrem Kind erzählen (sofern es der Wahrheit entspricht), dass das Ihnen in der Kindheit auch mal passiert sei. Es hilft, zu wissen, dass man nicht alleine in diesem Boot sitzt, sondern dass die eigenen Idole (Sie!) auch eine solche Phase erlebt und überlebt haben. Wechseln Sie die Bettwäsche idealerweise dann, wenn sich das Kind in einem anderen Raum, im Kindergarten oder in der Schule aufhält. Dies ist vor allem dann wichtig, wenn Sie sich vor dem nassen Bettzeug ekeln sollten. Das Kind würde Ihren Ekel wahrnehmen und ihn möglicherweise persönlich nehmen. Es könnte denken, dass es selbst eklig ist, da Kinder dazu neigen, die Dinge allzu häufig auf sich zu beziehen. Das macht die Situation für das Kind noch schwieriger.

Tipp: Es lohnt sich auf jeden Fall, einen feuchtigkeitsabweisenden Matratzenschoner unter das Laken zu ziehen. Ein solcher kann in jedem größeren Supermarkt erworben werden.

Trinkmenge und Toilettenbesuch

Ihr Kind sollte spätnachmittags und abends weniger trinken als zur übrigen Tageszeit, damit die Blase in der Nacht weniger gefordert ist. Achten Sie auf harntreibende Flüssigkeiten, die abends vermieden werden sollten. Dazu gehören koffein- und alkoholhaltige Getränke, doch das ist hoffentlich selbstverständlich und irrelevant. Weiter werden kohlensäure- und zuckerhaltige Getränke dazugezählt, ebenfalls verschiedene Teesorten (unter anderem grüner und schwarzer Tee, Brennnessel, Birke und Mate). Rooibostee ist übrigens nicht nur unbedenklich, sondern sogar supergesund.

Übrigens gibt es auch harntreibendes Essen. Scharfe Gerichte sowie säurehaltige Gemüsesorten wie zum Beispiel Tomaten regen die Nierentätigkeit an. Dagegen fördert Joghurt die Blasengesundheit. Fügen Sie dem Joghurt doch ein paar Beeren hinzu, diese sind blasenschonend – Orangen oder Grapefruits hingegen reizen die Blase. Für gewöhnlich bin ich zurückhaltend in Bezug auf Dr. Google, doch dieses eine Mal schlage ich vor, die eigene Abendküche mittels Google zu hinterfragen. Achten Sie dabei darauf, nur Websites zu konsultieren, die fachlich und qualitativ Niveau haben. Manchmal helfen auch ein oder zwei Stunden bei einer Ernährungsberaterin weiter.

Achten Sie darauf, dass Ihr Kind unmittelbar vor dem Zubettgehen nochmals die Toilette aufsucht und die Blase entlädt. Im Übrigen kann auch Verstopfung dazu beitragen, dass es zu nächtlichem Einnässen kommt: zu viel Stuhl im Enddarm verringert die Kapazität der Blase, die sich folglich eher leeren muss.

Tagebuch

Sie könnten ein Tagebuch über das Bettnässen führen. Wenn Sie mögen, tun Sie das gemeinsam mit dem betroffenen Kind, damit es sieht, dass Sie sich kümmern und sich dem Thema annehmen. Machen Sie aber keine große Sache draus, mehr als drei Minuten sollten dafür täglich nicht aufgewendet werden. Räumen Sie dem Thema nur so viel Zeit ein, wie unbedingt erforderlich. Es sollte, wenn, dann eher etwas sein, dass nebenbei erledigt wird. Dabei listen Sie auf, was tagsüber im Leben des Kindes los war, ob es vielleicht einen Streit gab oder der Regen die Ausflugspläne zunichte gemacht hatte, was getrunken und was gegessen wurde, und dann auch, ob es zu Einnässen gekommen ist. Durch Buchführen und Beobachten der Begleitumstände finden Sie möglicherweise Hinweise darauf, wann es vermehrt zu Einnässen kommt. Zeichnet sich ein Muster ab, zeigt dieses die Möglichkeit auf, was am Tagesablauf zu verändern ist.

Vorhersagekalender

Bei Patienten, die mich wegen nächtlichen Bettnässens aufsuchen, setze ich häufig den Vorhersagekalender ein. Es ist eine wunderbare Methode, um sich dem Thema spielerisch und mit Spaß zu nähern. Die Methode trägt zur Entspannung bei und weniger Stress beeinflusst Bettnässen für gewöhnlich in erwünschter Richtung.

Wie kommts? Nun, zum einen lenkt das Vorhersagen vom Problem ab und findet einen humoristischen Ansatz; zum anderen löst es den unangenehmen Druck, den das Bettnässen mit sich bringt. Bei diesem Kalender kann man nie verlieren, denn entweder stimmen die Vorhersagen oder das Problem ist weniger geworden oder man hat zumindest ein wenig Spaß beim gemeinsamen Rätseln – sowieso ein Gewinn.

Und das funktioniert so: Erstellen Sie einen Kalender, auf dem pro Blatt ein Monat abgebildet ist. Abends sollen Kind und Eltern raten, ob es in der Nacht einnässen wird oder nicht und diese Vorhersage in den Kalender eintragen. Man könnte einen Regentropfen für Einnässen zeichnen und eine Sonne für Trockenheit. Morgens wird überprüft, ob wer richtig gelegen hat. Dies erfolgt für mehrere Wochen, noch besser direkt für ein paar

Monate. Jeweils nach einer Woche wird ausgewertet und überprüft, was häufiger war: die Anzahl richtiger Vorhersagen oder die Anzahl trockener Nächte. Und auch, wer am öftesten richtig gelegen hat. Entsprechend kann ein Zertifikat ausgestellt oder ein Preis überreicht werden.

Wichtig für die Anwendung des Vorhersagekalenders ist, dass das Kind versteht, was eine Vorhersage ist. Zudem sollte das Kind nicht jede Nacht einnässen, sondern es sollte Ausnahmen geben. Erklären Sie den Kalender kurz und knapp, bleiben Sie geheimnisvoll und verkaufen es als ein Spiel, das Sie mit ihm machen wollen.

Meistens ist es so, dass das Kind nach einer Weile tatsächlich weniger einnässt. Ehrlicherweise muss ich gestehen, dass ich mir nicht ganz sicher bin, warum dem so ist; vielleicht, weil sich ein Gefühl der Kontrolle einstellt? Oder weil der Spass den Druck rausnimmt? Oder vielleicht auch, weil die Methode an sich zwar nichts bewirkt, die Zuwendung, die das Kind durch das gemeinsame Rätselspiel bekommt, aber schon? Wie auch immer: Grämen Sie sich nicht, sollte dem nicht so sein. Jedes Kind hat sein eigenes Tempo und grundsätzlich ist jedes Tempo gut. Manche Kinder sind Düsenjets, was bestimmte Themen anbelangt, andere reisen mit der Schneckenpost – ankommen tut im Endeffekt so gut wie jedes Kind.

Bitte nicht

Es gibt einige Reaktionen auf Einnässen, die wenig nützlich oder sogar schädlich sind. Dazu gehören die Folgenden:

- Nächtliches Abhalten: Damit ist gemeint, dass das Kind einmal oder mehrfach in der Nacht geweckt und zur Toilette geschickt wird. Diese Methode, die üblicherweise mehrere Wochen lang ausgeübt wird, ist meistens für alle Beteiligten unangenehm: innerhalb kürzester Zeit sind alle übermüdet und erschöpft. Und das hilft nicht.
- Windeln: Ziehen Sie Ihrem Kind lieber keine Windeln an, denn es weiß, dass es eigentlich zu alt für Windeln ist und schämt sich (es sei denn, es handelt sich noch um ein sehr junges Kind, das problemlos noch Windeln tragen kann). Achten Sie die Würde Ihres Kindes.

- Schimpfen: Schimpfen ist unnütz, verzichten Sie im Zusammenhang mit Bettnässen darauf.
- Tabus: Tabuisieren Sie das Thema nicht. Sprechen Sie mit Ihrem Kind darüber, sagen Sie, dass das vielen Kindern passiert und es keine Rolle spielt. Achten Sie auf eine freundliche Sprache, die möglichst wenig Scham oder Schuldgefühle im Kind aufkommen lässt. Reden Sie aber nicht stundenlang darüber, es soll eine Nebensache sein.

Essen

Wahrscheinlich wissen Sie schon, wofür Essen gut ist. Natürlich erhalten wir so unser Körpersystem am Leben. Mir gefällt das Bild eines Hauses, das kontinuierlich Baustoffe braucht, um instandgehalten zu werden. Doch Essen ist für den Menschen weit mehr als bloße Lebenserhaltung. Auf die Frage, was der Weg zum Glück sei, antwortete der Dalai Lama, dass es nebst gutem Schlaf auch gutes Essen sei. Für viele ist gutes Essen ein Teil der Lebensqualität. Essen ist Nahrung und Lifestyle zugleich.

Übrigens, Essen an sich hat natürlich nichts mit der Psyche zu tun, das Essverhalten aber schon, denn die Psyche lenkt das diesbezügliche Verhalten. Dies ist der Grund, warum das Essen bzw. das Essverhalten durchaus Daseinsberechtigung in einem psychologisch angehauchten Buch hat.

Kann Essen ungesund sein?

Ja klar, es gibt ungesundes Essen. Doch denken Sie nun bitte nicht an Chips, Mayonnaise, Cookies und Co. Denn diese Lebensmittel sind an und für sich nicht ungesund. Die Sache ist die: ungesund ist Essen dann, wenn es ungenießbar, verdorben oder giftig ist, wie bspw. verschimmeltes Brot oder ein Fliegenpilz, oder wenn es eine allergische Reaktion auslöst. Ansonsten ist jedes Nahrungsmittel per se gesund. Was aber ungesund sein kann, ist das Essverhalten. Wird zu wenig oder zu viel von bestimmten Lebensmitteln gegessen, stimmt das Maß nicht, ist keine Ausgewogenheit gewährleistet, dann ist das Essverhalten ungesund.

Ich persönlich halte mich an den ehemaligen britischen Premierminister Winston Churchill, der gesagt hat: »Man soll dem Leib etwas Gutes bieten, damit die Seele Lust hat, darin zu wohnen.« Doch was ist gut? Gehen wir einige Schritte zurück und sehen uns den Zusammenhang zwischen Essen und Bindung an.

Essen und Bindung

Die erste Begegnung mit der Materie Essen erfolgt vorgeburtlich. Während der Zeit im Mutterleib geschieht die Versorgung mit Nahrung über die Nabelschnur. Diese verbindet den Mutterkuchen (Plazenta) mit dem Kind. Die Nabelschnur ist lebenswichtig, sie versorgt das Ungeborene mit Nährstoffen und Sauerstoff und leitet Abfallstoffe weg. Im Anschluss an die Geburt wird der neue Mensch entweder an der Brust oder mit der Flasche gestillt. Das erfolgt zunächst etwa alle zwei Stunden, da das Neugeborene einen kleinen Magen hat und daher häufige und kleine Mahlzeiten benötigt. Das Stillen hat für den Säugling viele Vorteile; Muttermilch ist sowohl fettreich wie auch wasserhaltig und versorgt das Baby passgenau, sie gibt ihm genau das, was es braucht. Über die Fütterung hinaus passiert bei diesem Prozess etwas Zentrales: Während das Un- und später Neugeborene ernährt wird, baut sich Bindung auf. Mit viel Nähe zunächst in und an der Mama und später auch zum Papa erhält das Kleine Nahrung. Das Menschlein bindet sich an seine Eltern, die es halten, nähren, versorgen. Aus diesem Grund sind Essen und Bindung eng miteinander verknüpft. Der Volksmund bringt dies mit »Liebe geht durch den Magen« zum Ausdruck.

Affenstudie

In diesem Zusammenhang möchte ich Ihnen vom Psychologen Harry Harlow berichten. Dieser machte in den 1950er Jahren Studien über Bindung, in einer Zeit, in der man glaubte, dass Kinder abgehärtet und nicht liebevoll umsorgt werden dürften. Harlow sah das damals schon anders. Er experimentierte mit Affenbabys, wobei er diese in einen Käfig gab, in dem zwei künstliche »Mütter« auf sie warteten. Die eine war komplett aus Draht (die Drahtmutter), hielt aber eine volle Milchflasche, die andere war kuschelig und weich (die Stoffmutter) und hatte keine Milchflasche. Harlow beobachtete, dass die Äffchen immer bei der Stoffmutter lebten und lieber auf die Nahrung aus der Milchflasche verzichteten, als die Nähe zur Stoffmutter aufzugeben. Die Nähe zur flauschigen Mutter war für die Affenbabys wichtiger als die Nahrung, was Harlow derart interpretierte, als dass Bindung das noch zentralere Bedürfnis als Essen ist. Besser aber ist selbstverständlich, wenn beide Bedürfnisse befriedigt sind, und sind sie es, sind sie in der Regel gekoppelt.

Enttäuschte Köche

Gerade weil das Essen mehr als Essen ist, wird auf diese Weise häufig auch Liebe zum Ausdruck gebracht. Die Eltern stehen abends in der Küche und geben sich Mühe, für die Kinder etwas Gutes zu zaubern. Doch kann es vorkommen, dass das Kind das Gekochte nicht mag, gerade keinen Appetit hat, es am Esstisch immer wieder zu Konflikten kommt oder sonst etwas vermiest das gemeinsame Mahl. Man hat sich Mühe gegeben – und dann sowas! Sind Sie manchmal ein enttäuschter Koch? Die folgenden fünf Absätze widmen sich den möglichen Gründen hierfür.

Geschmäcker sind »verschiedentlich«

»Geschmäcker sind verschiedentlich« sagte mein Sohn, als er sechs Jahre alt war. Der kleine Dreikäsehoch hat recht, denn nicht jeder hat alles gern, so ist das Leben. Die einen mögen dieses, die anderen jenes. Daran gibt es nichts auszusetzen, denn diese Vielseitigkeit bringt Abwechslung ins Leben bzw. auf den Teller. Gestehen Sie Ihrem Kind einen eigenen Geschmack zu. Und wundern Sie sich nicht, wenn es monatelang Broccoli liebt, um ihn dann urplötzlich komplett zu verschmähen und auf Tomaten umsteigt. Geschmäcker sind nämlich nicht nur »verschiedentlich«, sondern auch wechselhaft, besonders im Kindesalter. Zwingen Sie niemanden etwas zu essen, was dieser partout nicht mag, auch wenn es noch so ausgewogen wäre. Ihr Kind soll lernen, dass seine Meinung zählt und es eine eigene Meinung haben darf. Auch soll das Kind lernen, dass es selbst Herr oder Herrin über den eigenen Körper ist. Mithin ist es ein Balanceakt zwischen Förderung der Selbstbestimmung des Kindes und sinnvoller Ernährung – aber ein Balanceakt zwischen allem Möglichen ist Erziehung im Grund genommen immer.

Picky Eaters

Manche Kinder essen nur eine begrenzte Auswahl an Essen, man nennt sie »Picky Eaters«. Das kann ungesund sein, da dieses Essverhalten unausgewogen und einseitig ist. Ein gesundes Essverhalten hingegen ist breit aufgestellt und ausgewogen, verschiedene Nahrungsmittel sind Teil des täglichen Speiseplans und ergänzen sich.

Picky Eating hat nicht unbedingt nur mit Geschmack zu tun. Oft steht im Hintergrund des Picky Eaters ein geschwächtes Elternsystem. Das Kind dominiert, die Eltern haben wenig Mitspracherecht. Die Eltern haben gelernt, dem Picky Eater zu entsprechen, wobei es sich oft um Verwöhnung und Konfliktvermeidung handelt – doch beides hat kurze Beine. Verwöhnung ist nicht mit Liebe gleichzusetzen. Sich dem Kind zuliebe auf Dinge einzulassen, die nicht gut für es sind, erhöht vordergründig die Harmonie im eigenen Haushalt, doch zu lieben heißt auch, Grenzen zu setzen, sich auf das Kind einzulassen, den Konflikt nicht zu scheuen. Alles andere ist Konfliktvermeidung, was dem Wohl des Kindes abträglich ist, denn: weder bekommt es, was es wirklich braucht, nämlich Grenzen (und im vorliegenden Fall: ausgewogenes Essen), was wiederum mit echter Beziehung zu tun hat, noch lernt es, Konflikte proaktiv anzugehen.

Haben Sie manchmal die Befürchtung, durch Erziehung die Liebe Ihrer Kinder zu verlieren? Ich möchte Sie versichern, dass das kaum passieren wird. Ihr Kind wird Sie sehr wahrscheinlich immer lieben. Lieben heißt, zu erziehen, und zu erziehen heißt auch, sich auf Konflikte einzulassen. Das schwächt die Liebe nicht, im Gegenteil, das stärkt sie. Und sowieso: unsere Kinder sind nicht dazu da, uns zu lieben. Sie tun es sowieso, aber das ist nicht ihre Rolle auf dieser Welt. Wenn Sie jemanden brauchen, der Sie liebt, dann lieben Sie sich selbst oder besorgen Sie sich einen Hund.

Was nun tun mit Picky Eaters? Geben Sie dem Picker eine Auswahl vor, die gut für es ist. Zum Beispiel darf es gerne zwischen drei Sorten Frühstücksflocken wählen. Aber nicht mehr. Oder es darf morgens aussuchen zwischen (einer Sorte) Frühstücksflocken, einer Scheibe Brot oder einer Banane. Aber mehr Möglichkeiten gibt es nicht. Geben Sie den Rahmen vor, innerhalb dessen das Kind ein eigenes Bild erstellen kann.

Nicht zu viel des Guten

Dies schließt an den vorigen Absatz an. Tischen Sie Ihrem Kind nicht zwölf verschiedene Frühstückszerealien auf in der verzweifelten Hoffnung, dass es vielleicht eins davon isst. Setzen Sie ihm nie mehr als drei vor und fertig. Selbstverständlich sind Geschmäcker verschieden. Mein Sohn mag zum Beispiel Brot nicht bzw. nur, wenn es mit Salami belegt oder mit Nutella bestrichen ist. Also muss er es auch nicht blank oder mit anderer Belegung essen. Würde ich ihn dazu zwingen, erziehe ich einen späteren Erwachsenen, der entweder immer unreflektiert macht, was andere ihm sagen, egal ob es gut für ihn ist oder nicht, oder einen späteren Erwachsenen, der niemals je wieder das macht, was andere ihm sagen, egal ob es gut für ihn ist oder nicht. Entweder das eine Extrem oder das andere. Stattdessen soll er lernen, dass seine Meinung zählt und dass er diese vertreten darf. Gleichzeitig soll er lernen, dass die Welt kein Schlaraffenland ist und viele Situationen Kooperation und Kompromissbereitschaft erfordern.

Unzeitiger Appetit

Kinder sind Meister darin, um 18:00 Uhr nichts herunterzubringen, dafür aber eine Stunde später um 19:00 Uhr einen Bärenhunger zu haben. Mich dünkt das nachvollziehbar, denn auf die Minute Appetit zu entwickeln, ist eine Herausforderung, die uns selbst manchmal ebenfalls nicht gelingt, obwohl wir Erwachsene darin wesentlich trainierter sind. Seien Sie nicht zu streng, zwingen Sie niemanden zu essen. Das Kind läuft sonst Gefahr, den Zugang zu den eigenen Hungergefühlen zu verlieren. Es soll seine

Gefühle fühlen und spüren, was es braucht und *wann* es das Jeweilige braucht.

Gleichzeitig soll das Kind schon nicht regelmäßig morgens um 1 und nochmals um 4:00 Uhr essen wollen. Auch hier gilt: Geben Sie einen Rahmen, innerhalb dessen sich das Kind bewegen kann. Wie wäre es mit Abendessen dann, wenn die Mannschaft Hunger hat, irgendwo im Bereich zwischen 18:00 und 19:00 Uhr?

Konflikte beim Essen

Wenn Sie feststellen, dass Konflikte meistens am Esstisch entfesselt werden, fragen Sie sich: Könnte es daran liegen, dass diesen Konflikten sonst kein Raum gewährt wird? Denn gibt es Unstimmigkeiten, egal ob zwischen den Eltern, zwischen den Eltern und den Kindern oder unter den Geschwistern, werden sie sich entladen, und zwar dann, wenn es möglich ist. Eine Gewitterwolke lässt sich nicht aufhalten und irgendwann muss es stürmen und regnen. Gerade in Fällen, in denen das gemeinsame Essen die einzig gemeinsam verbrachte Zeit ist, bietet sich dieser Zeitraum für Starkregen an. Könnte das in Ihrer Familie der Fall sein?

Eine Möglichkeit, dem entgegenzuwirken, ist, dem Konflikt bewusst Raum zu geben. Geben Sie der Gewitterwolke ein Gefäß, in das sie sich entladen kann. Zum Beispiel immer mittwochs und samstags von 17:00 bis 18:00 Uhr setzen sich alle Familienmitglieder zusammen und dann (und nur dann) werden Konflikte ausgetragen. Oft hilft es, Konflikte zu kanalisieren, sodass sie zum einen fließen können, zum anderen dann, wenn wir wollen (und nicht dann, wenn wir nicht wollen, nämlich während des Familienessens).

Oder könnten die Konflikte am Esstisch mit der Situation zusammenhängen? Manchmal liegen eingeschliffene Verhaltensmuster vor, in denen das eine immer zum anderen führt.

Ich gebe Ihnen ein Beispiel.

Der zehnjährige Mario isst kein Frühstück und auch kein Pausenbrot. Wenn er mittags von der Schule kommt, ist er ausgehungert. Die Mutter stellt Topf und Pfanne auf den Tisch und Mario darf sich selbst schöpfen. Mit maximalem Kohldampf alleine am Tisch sitzend mit niemandem, bei dem er seinen morgendlichen Schulfrust abladen kann, schaufelt er in sich rein und füllt seine Leere. Bei Frust zu essen, hat sich zu einem regelmäßigen Verhaltensmuster entwickelt, mittlerweile ist Mario adipös.

Die Reduktion seines Übergewichts gelang durch die Veränderung seiner eingefahrenen Muster. Wir veränderten die Situation folgendermaßen: Mario aß sowohl vor der Schule ein Frühstück wie auch während der Schule ein (kleines) Pausenbrot. So kam er nicht mit Bärenhunger heim. Am Mittagstisch schöpfte er sich nicht mehr selbst, sondern die Mutter machte Tellerservice in der Küche. Schließlich setzte sich die Mutter fortan mit an den Tisch und an manchen Tagen kam sein Vater von der Arbeit heim, um gemeinsam Mittag zu essen. So hatte Mario Gesprächspartner, mit denen er über seine morgendlichen Erlebnisse in der Schule sprechen und den aufgestauten Frust zeitnah abladen konnte.

Wie sieht es in Ihrer Familie aus – haben sich Muster eingeschliffen? In diesen Fällen hilft häufig eine kleine Veränderung, bspw. verschieben Sie das Essen für eine Woche vom Esstisch auf den Balkontisch. Oder wenn Sie bislang stets Tellerservice gemacht haben, errichten sie stattdessen ein Büffet, von welchem sich jeder selbst schöpfen darf. Oder wechseln Sie die Sitzplätze: wenn Ihr Kind bislang an der kurzen Seite des Tisches saß, platzieren Sie es auf der Längsseite. Die Unterbrechung von Mustern kann Wunder bewirken (manchmal aber auch nicht).

Verbesserungsvorschläge

Probieren Sie doch einmal die folgenden Vorschläge bei auffälligem Essverhalten aus:

- Ausnahmen: Beobachten Sie die Essenssituationen. Wann läuft es besser, wann läuft es schlechter? Wenn Sie wissen, welche Bedingungen vorliegen, wenn es besser läuft, können sie diese, sofern angebracht, herstellen. Isst Ihr Kind bspw. ruhiger, wenn keine Musik im Hintergrund läuft? Stellen Sie die Musik ab. Oder laufen die Mahlzeiten besser, wenn diese an der Bar anstatt am Esstisch stattfinden? Warum nicht ab und an an der Bar essen. Vielleicht haben Sie Glück und das unproblematische Essverhalten an der Bar generalisiert sich auf den Esstisch, aber zumindest haben Sie hie und da ein ruhiges Essen miteinander.

- Musterunterbrechung: Wenn immer dasselbe getan wird, muss man sich nicht wundern, wenn immer dasselbe dabei herauskommt. Zum Beispiel: Das Kind will nicht am Tisch essen, Sie aber schon, es gibt Streit, Sie setzen sich lautstark durch, die Stimmung ist angespannt, der Appetit vergangen. Und täglich grüßt das Murmeltier. Das ist wahrscheinlich nicht, was Sie anpeilen. Eine Alternative könnte sein: das Muster zu unterbrechen. Sie könnten bspw. vereinbaren, dass das Kind einmal pro Woche da essen darf, wo es will, wenn es dafür sonst während der übrigen Zeit brav am Tisch isst.
- Design: Malen Sie mit Ihrem Kind eine gemeinsame Zeichnung über die Essenssituation. Wie möchten Sie beide das Bild zeichnen? Wie stimmt es für Sie beide? Entwerfen Sie, einigen Sie sich, skizzieren Sie. Hängen Sie das Bild beim Esstisch auf, sodass die bevorzugte Art und Weise des gemeinsamen Essens allen stets vor Augen geführt ist. Wenn es nicht klappt, dann entwerfen Sie gemeinsam mit dem Nachwuchs ein neues Bild, stimmen Sie sich fortlaufend ab, designen Sie.
- Regel der Woche: Jeweils am Ende einer Woche wird gemeinsam bestimmt, welche Regel alle während der kommenden Woche befolgen. Legen Sie nur eine Regel fest, aber diese ganz bestimmt. Zum Beispiel: Alle bleiben sitzen, bis alle aufgegessen haben, jeder räumt seinen Teller selbst ab, alle helfen beim Aufräumen der Küche, jeder isst täglich mindestens einmal Gemüse und einmal Obst. Wenn es schwierig ist, sich auf eine Regel zu einigen, dann machen Sie eine Regel-Tombola. Die zur Auswahl stehenden Regeln werden jeweils auf einen eigenen Zettel geschrieben und in eine Schale geworfen. Jede Woche darf jemand anders einen Zettel ziehen. Das Los entscheidet, welche Regel in der nächsten Woche von allen gelebt wird. Selbstverständlich lässt sich diese Regel problemlos auf den ganzen Haushalt übertragen, dies ist nicht nur auf die Mahlzeiten zu beschränken.

Atmosphäre

In Beziehungen kommt es im Normalfall meist weniger darauf an, was wir tun, sondern eher, wie wir es tun. Oder in anderen Worten: die Art und Weise verleiht den Wert. Ob ein Paar campen, wandern, wellnessen oder Ponyreiten geht, ist im Grund genommen nebensächlich, die Frage ist, wie sie dabei miteinander umgehen, wie sie die gemeinsam verbrachte Zeit erleben. Und so kann sich die beste Mahlzeit auf dieser Welt wertlos anfühlen, wenn sie lieblos hergerichtet wurde – nicht umsonst sagt man, dass das Auge mitisst. Wie is(s)t das bei Ihnen: Richten Sie die Mahlzeiten immer mal wieder hübsch her? Wie sieht Ihr Esszimmer aus? Ist es gemütlich und wohnlich? Mag man sich darin aufhalten, verweilen und essen? Übertreiben Sie es nicht, aber schaffen Sie eine schöne Atmosphäre sowohl auf dem Teller, am Esstisch als auch generell in Ihrem Daheim, sodass man Lust hat, da zu sein.

Das braucht Zeit und in der heutigen, schnelllebigen Welt ist Zeit vermeintlich ein Luxusgut (nur vermeintlich, denn schließlich sind wir es, die die Welt schnelllebig kreieren und rennen, anstatt gemütlich zu schlendern). So sind es letztlich doch (fast) immer nur Sie, die entscheiden, ob Sie Zeit haben und diese für dieses oder jenes wie eben die Optimierung Ihrer Umgebung und Atmosphäre aufwenden möchten oder nicht.

Was wirklich zählt

Sind Sie eine Akrobatin, die einen Spagat zwischen Arbeit und Familie macht? Alles, was man halb macht, macht man meist halbherzig. Wenn Sie die Balance verloren haben und nicht wissen, auf welches Pferd Sie setzen sollen, hilft eventuell folgende Übung.

> Stellen Sie sich selbst als 100-jährige Person vor, die auf Ihrer Veranda sitzt. Sie haben es sich auf einer schon leicht maroden, hölzernen Bank bequem gemacht. Sehen Sie nach links und rechts: Wer sitzt vor Ihrem geistigen Auge neben Ihnen? Ihre Arbeit? Ihr Vorgesetzter? Ihr Hobby? Ihr Auto? Ihr Hund? Ihre Yacht? Oder Ihre Familie? Wer wird und wer soll neben Ihnen sitzen? Worum es sich handelt, obliegt Ihnen. Relevant

ist: Leben Sie Ihr Leben so, dass die Chancen gutstehen, dass dem eines Tages so sein wird. Leider gibt es hierfür keine Garantie, doch wenigstens eine erhöhte Wahrscheinlichkeit, wenn Sie das Jeweilige zumindest anstreben. Wenn sich Ihre Familie neben Ihnen in der schwindenden Abendsonne räkeln soll, dann fangen Sie spätestens hier und heute damit an, das zu machen, was in Ihrer Macht steht, auf dass sich dieser Wunsch erfüllt. Wenn es nicht Ihre Familie sein soll, dann ist das nicht verwerflich: Sie treffen Ihre eigenen Entscheidungen. Dann seien Sie konsequent und gleisen Ihr Leben so auf, dass das jeweilige eines Tages neben Ihnen sitzt, was auch immer das ist.

Mit Personen, die sich bezüglich der eigenen Werte verunsichert fühlen, führe ich manchmal die Weihnachtsbaumkugel-Übung durch.

Zeichnen Sie einen Weihnachtsbaum auf ein Blatt Papier und vergessen Sie dabei dessen Kugeln nicht. Weil der Baum nach oben hin spitz zuläuft, hängt nur eine Kugel zuoberst. Umso weiter Sie nach unten kommen, umso mehr Kugeln hängen. Beschriften Sie nun die Kugeln mit Ihren Werten: Oben am Baum hängen diejenigen Werte, die für Sie am wichtigsten sind, weiter unten hängen diejenigen Werte mit geringerer Priorität. Was hängt zuoberst? Ist der Baum samt Kugeln fertig gezeichnet, überprüfen Sie: Leben Sie Ihr Leben gemäß Ihrer Werteorientierung? Wenn ja: Bravo! Wenn nein: Was können Sie ändern, damit Ihr Leben Ihrer Orientierung mehr entspricht?

Zwei wichtige Phasen

Besonderheiten im Essverhalten fallen selten aus heiterem Himmel. Oftmals beginnen Essprobleme in der Kindheit und der Jugend. Von besonderer Bedeutung für die Entwicklung von ungesundem Essverhalten sind zwei Phasen:

- Die Phase, in welcher der Säugling bzw. das Kleinkind gefüttert wird. In dieser Phase wird Essen mit Bindung verknüpft und Essmuster werden

entwickelt. Wird das Kleine bedürfnisgerecht gefüttert und erfährt es die notwendige Zuwendung, ist üblicherweise keine Gefahr im Verzug.
- Die Phase, in der die Autonomieentwicklung stattfindet. Kinder und Jugendliche rebellieren ab einem bestimmten Zeitpunkt gegen ihre Eltern. Dieses Teenagerverhalten ist auf der einen Seite für den Erwachsenen eine Herausforderung (für den Teenager auch), auf der anderen Seite von zentraler Wichtigkeit (solange es nicht überbordet). Durch die Rebellion grenzt sich der Nachwuchs von seinen Eltern ab und entwickelt Autonomie. Kann die oder der Heranwachsende das nicht, wird ihm die Rebellion nicht gestattet, kann die Rebellion auf das Essen verlagert werden. Das Essen wird als etwas erlebt, das kontrolliert werden kann. Die einst (auch) mittels Nahrung entstandene Bindung zu den Eltern wird gekappt.

Unter- oder Übergewicht

Körper kommen in unterschiedlichen Größen, Füllen, Farben, Formen und weiteren Charakteristika daher. Und egal, wie ein Körper beschaffen ist: Jeder Körper ist grundsätzlich in Ordnung, und zwar genau so, wie er ist. Zwar verfügt Ihr Kinderarzt über Normwerte, mit denen er Vergleiche anstellt, an denen eine Orientierung möglich ist. Doch dennoch gibt es keine wirkliche Norm, wenn es um den menschlichen Körper geht, stattdessen Spielraum für Unterschiede. Wie langweilig und eintönig wäre unsere Welt ohne Varietät. Selbstverständlich gilt dies auch für unsere Kinder und deren Körperfülle. Nur, weil ein Kind ein wenig feiner oder ein wenig fester ist, muss kein Notfallplan aufgezogen werden. Behalten Sie das Gewicht Ihres Kindes im Auge, üben Sie jedoch keinen Druck aus. Druck führt häufig nicht zu dem, was man sich wünscht. Handeln Sie erst auf professionelle Empfehlung und in Absprache mit Ihrer Kinderärztin, sprich wenn auch diese der Ansicht ist, dass das Gewicht einen gesundheitlich kritischen Schwellenwert überschritten hat.

Ob ein solcher Wert überschritten ist, kann zum Beispiel mittels des Body-Mass-Index (BMI) eingeschätzt werden. Dieser ermöglicht die Einschätzung von Unter-, Normal- oder Übergewicht. Die Formel dafür lautet: Körpergewicht in Kilogramm geteilt durch Körpergröße in Meter mal

Körpergröße in Meter. Die Weltgesundheitsorganisation (WHO) sagt, dass ein BMI-Wert von 18,5 bis 24,9 Normalgewicht bedeutet. Ein BMI-Wert von 25,0 bis 29,9 bedeutet beginnendes Übergewicht, ein BMI-Wert ab 30 weist auf Übergewicht (Adipositas) hin. Ein BMI-Wert von 17,0 bis 18,4 bedeutet leichtes Untergewicht, einer unter 17,5 wird als anorektisches Gewicht interpretiert. Ein BMI-Wert von etwa 12,0 und weniger bedeutet akute Lebensgefahr. Aber Achtung: Für Kinder und Erwachsene sollten nicht dieselben Werte herangezogen werden, da für Erstere andere Referenzwerte vorliegen. Werte hin oder her, am Ende des Tages geht es in puncto Gewicht, wie so oft, einfach um den gesunden Menschenverstand: Sehen Sie sich Ihr Kind an, ist das Gewicht okay oder nicht?

Wenn Ihre Kinderärztin und Sie sich Sorgen machen, erweitern Sie für einen Augenblick Ihre Perspektive, in dem Sie sich die folgenden Fragen stellen:

- Bei einem übergewichtigen Kind:
  - Welche über die eigentliche Ernährung hinausgehende Funktion könnte das Essen für Ihr Kind haben?
  - Warum wird es nicht recht satt?
  - Wird eine (eventuell seelische) Leere gefüllt und durch was ist diese entstanden?
  - Bindet Ihr Kind Essen an sich, da es ihm nicht möglich war, eine ausreichende Bindung zu jemand anderem herzustellen?
- Bei einem untergewichtigen Kind:
  - Welche Funktion könnte das kontrollierte und restriktive Essen für Ihr Kind haben?
  - Von was grenzt sich Ihr Kind ab?
  - Kontrolliert es das Essen stellvertretend dafür, dass vieles andere in seinem Leben unkontrollierbar ist?
  - Rebelliert es gegen Kontrolle von außen und/oder für Selbstbestimmung?
  - Vor was hat Ihr Kind Angst?
- Bei unter- oder bei übergewichtigen Kindern:
  - Wie geht es mit intensiven Gefühlen um?
  - Welche Entwicklungsschritte stehen gerade an?

– Wie läuft es derzeit in Ihrer Familie?
– Kommt Ihr Kind mit Gleichaltrigen gut klar?
– Wird Ihr Kind gemobbt?
– Ist Ihr Kind auf irgendeine andere Weise belastet?

Keimen gerade Ideen in Bezug auf die Gründe für das Essverhalten Ihres Kindes auf? Wenn ja: werden Sie aktiv! Eventuell keimt nichts, also jäten wir weiter.

Manchmal hat das Essverhalten vom Spross einen Zusammenhang mit etwas, das sich auf der Elternebene oder im Familiensystem abspielt; vielleicht leidet ein Elternteil seit Jahren an einer Depression, vielleicht sind beide Elternteile im Vollzeitpensum berufstätig und selten zu Hause, vielleicht wird das Kinderherz durch einen Umzug geplagt, das Geschwisterchen ist schon lange krank oder etwas anderes ist im Gange. Wenn Sie einen Zusammenhang feststellen, fühlen Sie sich bitte nicht angegriffen. Es geht nur vor Gericht und auf dem Finanzamt darum, jemanden zu beschuldigen. Im Bereich der Psychologie geht es eher darum, einen Missstand als Chance zu begreifen, Ungutes zu erkennen und in Besseres zu verwandeln. Immer wieder bewirken in einem Familiensystem auch kleine Veränderungen Großes.

Wenn das Essverhalten des Kindes ein Thema ist und es Alter und Reife des Kindes erlauben, dann sprechen Sie es auf das Thema an, warten Sie nicht, bis es von alleine kommt. Sprechen Sie enttabuisierend und offen mit Ihrem Kind. Eine gute Kommunikationsbasis kann Wunder bewirken oder legt zumindest den Boden für gute Entwicklungen. Schildern Sie Ihre Sorgen und Ängste in kindgerechter und feinfühliger Sprache. Sagen Sie nicht: »Du bist krankhaft dünn. Du musst jetzt essen.« Sondern: »Ich habe Angst und mache mir Sorgen, was dein Gewicht anbelangt. In meinen Augen bist du sehr dünn, das beschäftigt mich.« Bleiben Sie im »Ich« und schildern Sie Ihre Gefühle und Ihre Gedanken. Bei sich zu bleiben ist meist entwaffnend, ins »Du« zu gehen, wirkt häufig vorwurfsvoll.

Suchen Sie gemeinsam nach Lösungen. Vielleicht lässt sich so Manches durch ein lösungsorientiertes Gespräch klären. Vielleicht auch nicht und vielleicht ist so bald keine Lösung griffbereit. Das ist in Ordnung. Wäre der Lösungsweg leicht ersichtlich, hätten Sie ihn wohl ohnehin schon gesehen und längst beschritten. Allein die Tatsache, dass Sie mit Ihrem Kind im

Kontakt sind, mit ihm über das Thema Essen sprechen und Ihre Sorge vorwurfsfrei und ruhig äußern, ist die halbe Miete. Es wird sich gesehen und ernst genommen fühlen.

Lässt die Lösung allzu lange auf sich warten, könnten professionelle Dritte beigezogen werden – doch wann ist dafür der richtige Zeitpunkt? Es ist eine Gratwanderung: Wie lange soll man ohne professionelle Hilfe auskommen und wann ist der Punkt erreicht, dass es eben diese braucht? Ich halte wenig von der Pathologisierung von Kindern. Das heißt, dass ich lieber zurückhaltend bin, wenn es darum geht, neue Patienten aufzunehmen. Hierbei geht es mir vor allem auch um die Signalwirkung dessen, dass ein Kind zum »Psycho-Doktor« geschickt wird. Grundsätzlich sollte professionelle Hilfe aufgegleist werden, wenn das problembehaftete Verhalten Ihres Kindes andauert, es belastet ist, leidet und wichtige Entwicklungsschritte nicht gelingen. Sprechen Sie darüber mit Ihrem Kinderarzt, er unterstützt Sie dabei, den richtigen Moment möglichst nicht zu verpassen. Alternativ wenden Sie sich (zunächst vielleicht ohne Ihr Kind) an eine Kinder- und Jugendpsychotherapeutin, die dies ebenfalls einschätzen kann.

> Ich mag Ihnen von Agata berichten. Agata ist eine heute 48-jährige Frau, die seit ihrem zehnten Lebensjahr anorektisch ist. Anorexie bedeutet wörtlich Appetitverlust. Sie besteht dann, wenn der oben beschriebene BMI-Wert unter 17,5 fällt und das Körpergewicht mindestens 15 % unter dem zu erwartenden Gewicht liegt. Der Gewichtsverlust resultiert aus absichtlicher Verweigerung von Nahrungsaufnahme. Manchmal werden gegenregulierende Maßnahmen eingesetzt, bspw. übermäßige körperliche Aktivität oder Abführmittel. Betroffene können den eigenen Körper oft nicht realitätsgetreu einschätzen, was auch bei Agata der Fall war. Sie nimmt sich selbst als mollig wahr, was mit einem BMI-Wert von 15,2 nicht der Fall ist. Sie hat schütteres, graues Haar und eine ledrig-gelbe Haut. Ihre Kleider hängen lose an ihr herunter und auch im Sommer trägt sie lange Hosen und warme Pullover, weil ihr sonst kalt ist. Im Gespräch berichtet Agata, dass ihre Eltern ständig über sie als Kind hinweg entschieden hätten, man habe ihr kein Mitspracherecht eingeräumt. Wenn sie eine eigene Meinung vertreten habe, dann sei der Konflikt vorprogrammiert gewesen, in dessen Folge sie mitunter wo-

chenlang von der Mutter ignoriert und vom Vater geschlagen worden sei. Es wirkt, als ob sie mittels der Nahrungsverweigerung gegen das Familiensystem rebelliert hätte, und zwar in einer Art, die dem damals noch jungen Mädchen zu Verfügung stand: Hungern. Leider chronifizierte, d. h. verstetigte sich das restriktive Essverhalten im Laufe der Zeit. Die Konflikte von damals bestehen im heutigen Leben Agatas nicht mehr, sie ist längst erwachsen – die Anorexie jedoch ist geblieben.

Ich habe soeben ein Fallbeispiel einer erwachsenen Person vorgestellt. Warum erzähle ich Ihnen in einem Buch, in dem es um das Verstehen und Lösen von Kinderproblemen geht, von einer Erwachsenen? Wundern Sie sich darüber? Ich antworte Ihnen: Jeder Erwachsene ist nichts anderes als ein erwachsen gewordenes Kind. Und nicht wenige Schwierigkeiten im Erwachsenenalter nahmen ihren Anfang in der Kindheit. So hat auch die erwachsene Agata eine Daseinsberechtigung in einem auf die Kindheit ausgerichteten Ratgeber, zumal das kleine Mädchen Agata wohl weiterhin einen Teil der erwachsenen Agata darstellt. In der psychologischen Welt sprechen wir dabei von Teilearbeit. Die Idee ist, dass wir alle aus verschiedenen Teilen bestehen: Ich zum Beispiel bin bei querschnittlicher Betrachtung Psychotherapeutin, Autorin, Mutter, Partnerin, Tochter, Freundin, Alpinistin und weiteres, und im Längsschnitt bin ich zudem das, was ich früher war, nämlich die Tochter meiner Eltern, die Schwester meines Bruders, die Mitschülerin meiner Klassenkameraden, Schülerin meiner Lehrer, Reiterin im Reitverein und so weiter. Gibt es in einer erwachsenen Person Teile, zum Beispiel ein kleines Mädchen wie Agata, deren Bedürfnis nach Selbstbestimmung nicht befriedigt worden ist, können heutige Gefühle, Einstellungen sowie Verhalten dadurch beeinflusst werden. Das kann mitunter erklären, warum eigentlich rationale Menschen in gewissen Momenten zu irrationalem Verhalten neigen.

Zum Schluss

Wenn sich beim Essen Probleme auftun, muss es nicht, kann es jedoch Ausdruck von Problemen innerhalb des Familien- oder Peersystems sein. Kritisieren Sie daher nicht die Kinder, wenn diese nicht das gewünschte

Essverhalten zeigen, sondern suchen Sie nach Lösungen innerhalb des Familiensystems oder innerhalb des Freundeskreises. Geht es wirklich um die Nahrung an sich oder eher um etwas Anderes? Worum geht es wirklich? Was braucht es, damit die zugrundeliegenden Probleme behoben werden und die Probleme beim Essen daraus nicht mehr resultieren?

Grenzen und Regeln

Grenzen sind eine Linie zwischen dem, was man will und dem, was man nicht will, oder zwischen dem, was man gut findet und dem, was man schlecht findet. Grenzen trennen die Spreu vom Weizen und gut gelebt, tragen sie zum allgemeinen Wohlbefinden bei. Dabei ist es nicht immer falsch, die eigenen Grenzen zu überschreiten. Die Welt braucht Personen, die sich darüber hinwegsetzen, dass etwas nicht gehen soll und es stattdessen einfach tun. Grenzen zu überschreiten kann auch Entwicklung bedeuten, Grenzen stets zu wahren ein Verharren. Notabene bewundern wir Personen oft sehr, welche die Grenzen dessen sprengen, was für unmöglich gehalten wurde. Ich denke spontan an Reinhold Messner, der den Alpinismus seiner Zeit revolutionierte und durch seine Kühnheit und seinen Mut die Grenzen des für Machbargehaltenen verschob. In Anbetracht allerdings der großen Anzahl derer, die wie Herr Messner die Grenzen des Machbaren sprengen wollten und dies mit ihrem Leben bezahlten, wird klar, dass Grenzen grundsätzlich eine wichtige Funktion innehaben, nämlich die des Schutzes.

Aus diesen Überlegungen ergibt sich, dass die Maxime, Grenzen seien stets zu wahren, doch manchmal in Frage zu stellen und zu revidieren ist, um Entwicklung zu erlauben. Dies gilt auch für Grenzen, die innerhalb einer Familie gelten. Ich möchte diesen Punkt veranschaulichen: Meinem Sohn installierte ich, als er noch klein war, ein Gitter in seiner Zimmertüre, sodass er mir nicht entfliehen konnte, wenn ich duschte. Ich setzte ihm eine Grenze an seiner Zimmertür. Freiheitsliebend wie ich missfiel ihm das damals sehr. Heute ist er sechs Jahre alt und die räumliche Grenze ist das

Fußballfeld auf der anderen Seite der Straße, wo er zwar nach Absprache, dann aber selbständig hingehen darf. Bis dahin und (noch) nicht weiter. Die Grenze hat sich über die Zeit hinweg verschoben und das ist richtig so, denn auch wenn Grenzen klar zu sein haben, haben sie auch flexibel zu sein und dürfen nicht in Stein gemeißelt werden. Kinder entwickeln sich fortlaufend (wir Erwachsenen auch, aber es scheint uns weniger bewusst zu sein) und mit ihnen müssen sich Grenzen mitentwickeln. Das geht nur, wenn sich die sie umgebenden Erwachsenen mitentwickeln. Ein Kind kann sich nicht entwickeln, wenn sein Familiensystem rigide auf der Stelle verharrt. Mit der Entwicklung des Kindes geht die Entwicklung der Eltern inklusive der Grenzen einher.

Aus Grenzen leiten sich Regeln ab. Und in Abhängigkeit der individuellen Grenzen einzelner Familienmitglieder leiten sich die spezifischen Regeln ab, die in einer Familie gelten. Die individuelle Familie definiert Grenzen und Regeln und genau genommen gibt es nur eine einzige, die universell für jede Familie gültig ist. Diese eine Regel, die für jedermann und -frau gilt, zielt auf den Schutz des Kindeswohls ab – diese ist immer und in jeder Familie zu wahren. Doch abgesehen ebendieser ist es Sache jeder Einzelperson, ob sie alleine auf dem Klo sitzen möchte oder ob die Kinder einen dabei rege besuchen kommen und Kommentare abgeben dürfen. In der einen Familie passt das, in einer anderen nicht. Oder ob die Kinder beim Betreten des Daheims die Schuhe auszuziehen haben oder nicht, die Jacken ordentlich aufgehängt werden sollen oder auf dem Boden liegen dürfen, auch das sind Beispiele für familienindividuelle Grenzen.

Wichtig ist nicht, welche Grenzen in Ihrer Familie gezogen und welche Regeln folglich in Ihrer Familie gelebt werden – solange sich diese in einem vertretbaren und dem Wohl des Kindes auf keinen Fall abträglichen Rahmen bewegen. Wichtig ist, dass eine gewisse Klarheit wie auch Kontinuität besteht. Die Grenze von heute ist auch die Grenze von morgen und diejenige von übermorgen – doch nicht unbedingt diejenige im übernächsten Jahr. Ändern sich Regeln über die Zeit, ist das normal, so wie sich der Radius meines Sohnes über die Jahre hinweg allmählich bis zum Fußballfeld verschoben hat und nicht mehr lange, und er ist wer weiß wo auf dieser Welt. Doch Regeln sollten sich nicht sprunghaft ständig ändern. Regeln sollen etwas sein, an dem sich das Kind festhalten kann. Sie geben dem Kind Halt, und Halt ist eine unverzichtbare Grundlage für eine gesunde Entwicklung. So betrachtet sind Regeln eine Form von Struktur, welche gleichzeitig, zur rechten Zeit angepasst, Entwicklung zulässt.

Werden Sie sich somit als erstes darüber klar, wo Ihre persönlichen Grenzen liegen. Setzen Sie sich hin und erstellen Sie eine Aufzählung darüber, was Sie wollen und was nicht. Danach vergleichen Sie die Ihrige mit derjenigen des anderen Elternteils. Da, wo Einigkeit besteht, dürfte es wenig zu diskutieren geben. Da, wo nicht, etwas mehr. Die Sache ist die: Sie müssen sich nicht in allem mit dem anderen Elternteil einig sein, die Grenzen eines Elternpaares können durchaus unterschiedlich sein. Es ist einem Kind absolut zuzumuten, dass es bei einem Elternteil eine andere Grenze hat als beim anderen. Zum Beispiel, dass es die Mutter besuchen darf, wenn diese auf dem Klo sitzt, nicht aber den Vater. So wird es auch im Laufe des Lebens sein: Es wird verschiedenen Menschen mit unterschiedlichen Regeln begegnen und es tut gut daran, flexibel darauf reagieren zu können. Stellenweise ist es jedoch schwierig, wenn die Eltern allzu unterschiedliche Grenzen ziehen wollen, zum Beispiel wenn es darum geht, ob die Kinder morgens die Betten machen sollen oder nicht. Machen sie dies nun oder nicht? Manchmal ist eine Einigung vonnöten. Im Falle der ungemachten Betten und ähnlich gelagerten Situationen bringen Sie Ihr Kind sonst in eine Bredouille. Diskutieren Sie mit dem anderen Elternteil und finden Sie Lösungen für Pattsituationen. Die schlechteste Entscheidung ist immer die, die nicht getroffen wird. Entscheiden Sie sich notfalls mittels Münzwurfes für oder gegen eine Regel (solange das Wohl des Kindes in keinem Fall beeinträchtigt wird). Haben Sie Mut für Kompromisse. Auch hier: Welche wunderbare Lernerfahrung für Ihr Kind, wenn es miterlebt, dass seine Eltern dazu in der Lage sind, Kompromisse auszuhandeln.

Die Kunst, Grenzen zu setzen

Doch wie werden diese Grenzen bzw. Regeln dem Nachwuchs dergestalt vermittelt, dass dieser sich daran hält? Wenn Sie bislang den Eindruck hatten, dass es wahre Kunst sein muss, dass dies konfliktlos vonstattengeht, dann darf ich Sie gerne beruhigen: Sie haben recht, das ist es auch. Aber es ist gibt Mittel und Wege, wie das Kunststück besser gelingen mag.

Zunächst ein Blick zurück. Frühere Generationen setzten viel mehr auf Ein- und Unterordnung, Eltern waren Autoritäten und verlangten Gehorsam. Kinder waren quasi das Eigentum ihrer Eltern und hatten sich deren Willen zu beugen. So wurde auch mitunter auf das vermeintliche Recht der Gewaltanwendung zurückgegriffen, um sich durchzusetzen. Selbstverständlich ist jede Form von Gewalt ein definitives und nicht diskutables No-Go. Als Nächstes wurde das unterwerfende, autoritäre Denken umgestülpt und ins absolute Gegenteil verkehrt. Der Gegenentwurf hieß antiautoritäre Erziehung. Dabei sollen Kinder keine Regeln vorgesetzt bekommen und sich vorgabenlos frei und auf die eigene Art und Weise entfalten. Keine Regeln, keine Struktur. Doch Kinder sind keine kleinen Erwachsenen, sondern sich in Entwicklung befindende, spätere Erwachsene, jetzt aber noch Kinder, die unvollständig auf die Welt gekommen sind. Die Forschung liefert sogar Hinweise darauf, dass gewisse psychische Funktionen erst im frühen Erwachsenenalter vollständig ausgebildet sind. Kinder können noch nicht für sich entscheiden, sie benötigen Support. So geht man heutzutage von einem Denken in der Mitte aus: Es besteht weitgehender Konsens darüber, dass Kinder Erziehung brauchen, aber nicht eine, die ängstigt, sondern eine, die Neugierde und Entdeckungslust sowie Verantwortungsübernahme weckt. Die Eltern geben die Rahmenbedingungen vor, innerhalb derer sich die Kinder entfalten. Die Eltern sind Autoritäten, ohne autoritär zu walten. Es ist der erzieherische Ansatz der goldenen Mitte, manchen als demokratischer Erziehungsstil bekannt.

Zurück zur Kunst des Regeln Setzens. Sind die familieninternen Grenzen einmal definiert und daraus Regeln abgeleitet, gilt es, diese zu kommunizieren. Veranstalten Sie einen Runde-Tisch-Termin, an dem Eltern und Kinder teilnehmen. Verlesen Sie die Regeln, erklären Sie diese. Lassen Sie Ihre Kinder mitdiskutieren (demokratisch). Sicherlich gibt es Regeln, die sind, wie sie sind, und nicht diskutabel sind. Dann wiederum wahrscheinlich auch welche, bei denen es durchaus Spielraum gibt. Wenn sich Ihr Kind mit einer dieser Regeln partout nicht anfreunden mag, diskutieren Sie mit ihm. Im Gespräch lassen sich eventuell Gründe für die Ablehnung einer Regel erörtern, die als Folge behoben werden können, oder aber es finden sich passende Alternativen für die ursprüngliche Regel. Lassen Sie sich auf Kompromisse ein, wenn es für Sie stimmt und vertretbar ist. Verhandeln Sie. Der enge Miteinbezug des Kindes und die intensive Kommunikation fördert das Gefühl des Verbundenseins sowie der Akzeptanz gegenüber den Regeln. Wer mitentscheidet, geht häufiger mit. Mitunter lernt das Kind so, Verantwortung für die familieninternen Abläufe zu übernehmen. Sicherlich benötigt das manchmal eine gute Portion Geduld seitens der Eltern, doch oft ist es ein Gewinn für alle involvierten Familienmitglieder. Schreiben Sie anschließend die festgelegten Regeln auf ein großes Blatt und pinnen es für alle gut ersichtlich an den Kühlschrank. Verwenden Sie je nach Alter des Kindes wahlweise Worte oder Bilder für die Regeln, sodass jedes Kind versteht, welche Regeln aufgeführt sind. Wählen Sie einen passenden Zeitraum – vielleicht drei Monate? – nach welchem Sie sich erneut zusammensetzen und prüfen, ob Anpassungen nötig sind.

Was aber ist mit Regeln, die vom persönlichen Befinden und von der Tagesform abhängig sind? Ein Beispiel hierfür ist das Hören von Musik. Manchmal mag man die Kinderlieder gerne hören (oder erträgt sie zumindest besser), manchmal weniger. Darf man die Musik an einem Tag zulassen, am nächsten verbieten, usw.? Darf man seine Vorgabe wechseln? Ja, darf man. Wenn Sie die Kinderlieder gerade nicht hören können (sprich eine Ausnahme von der Regel benötigen), dann teilen Sie das mit. Sagen Sie Ihrem Kind, dass es zwar sonst hören darf, dass es Sie heute aber stört und Sie heute daher nicht wollen, dass die Kinderlieder ertönen. Das Kind soll lernen, dass es Regeln gibt, die immerwährend gültig sind, wie zum Beispiel, dass man nicht hauen darf, dass es Regeln gibt, die sich im Laufe der Zeit ändern, wie zum Beispiel die Zubettgehzeit, und dass es Regeln gibt, die dem Tagesbefinden angepasst werden. Verwenden Sie auch hier Ich-Botschaften, sagen Sie bspw.: »Ich will nicht, dass du jetzt Kinderlieder abspielst.« Vielleicht antwortet das Kind dann: »Aber gestern durfte ich doch hören!« Dann könnten Sie sagen: »Das stimmt, aber heute stört es mich und ich will heute nicht.«

Belohnungssystem

Wenn Sie mögen, führen Sie ein Belohnungssystem ein. Sicherlich sinnvoll ist es, dass Sie im Alltag ein kurzes Lob aussprechen, wenn das gewünschte Verhalten ausgeübt wird. Loben Sie dabei nicht jedes Mal überschwänglich, aber äußern Sie sich, anerkennen Sie die Leistung. Man kann auch zu viel loben (schlimmer ist jedoch, wenn man zu wenig lobt). Achten Sie darauf, das Verhalten und nicht die Person zu loben. Ebenfalls denkbar ist ein Tokensystem. Zum Beispiel, dass dann, wenn Ihr Kind im Laufe einer Woche alle Regeln befolgt hat, es als Belohnung aussuchen darf, was am Sonntagabend gegessen wird, oder welche Aktivität am Sonntag gemeinsam unternommen wird. Belohnen Sie das Kind mit etwas, das dem Familiensystem zugutekommt – gemeinsames Essen, gemeinsame Unternehmung, gemeinsames Spiel. Mit Geld zu belohnen, fördert und unterstützt das Familiensystem nicht.

Familienrat

Kennen Sie den Familienrat? Wenn nicht, installieren Sie ihn. Der Familienrat tagt einmal pro Woche, zum Beispiel immer am Sonntagabend um 19:00 Uhr. Er findet immer statt, auch wenn gerade niemand Lust dazu hat. Erst, wenn alle verstorben sind, tagt er nicht mehr. Der Familienrat ist eine fixe Größe in Ihrem Familienterminkalender. Hier setzen sich alle an den Tisch und die vergangene Woche wird Revue passiert. Wer hat was geleistet, was hat wo noch nicht geklappt, wem geht es wie und wer braucht was. Alle sollen etwa gleich oft und gleich lang zu Wort kommen – verwenden Sie notfalls eine Stoppuhr oder eine Strichliste. Auch die Klitzekleinsten setzen sich an den Tisch; sie sollen fühlen, dass auch sie Teil des Familiensystems sind. In diesem Rahmen kann auch die Achtung der Familienregeln thematisiert werden. Enden Sie den Familienrat nie, ohne dass jeder einem anderen mindestens etwas Gutes rückgemeldet hat. Idealerweise meldet man fünf gute Dinge rück und einen negativen Punkt, denn die Forschung hat gezeigt, dass man einen kritischen Hinweis am besten aufnehmen kann, wenn man zugleich fünf positive Rückmeldungen erhält.

Ich-Botschaften

Achten Sie bei der Kommunikation von Regeln darauf, es in Ich-Botschaften zu tun. Ich führe es Ihnen vor Augen: Was ist der Unterschied zwischen den folgenden beiden Sätzen:

1. Du darfst nicht vom Tisch aufstehen, ehe alle aufgegessen haben und fertig sind.
2. Ich will nicht, dass du vom Tisch aufstehst, ehe alle aufgegessen haben und fertig sind.

Es ist ein vermeintlich kleiner Unterschied mit großer Wirkung, vergleichbar mit dem Flügelschlag eines Schmetterlings auf einer Seite des Ozeans, der auf der anderen Seite des Ozeans einen Tornado auslösen kann. Besonders auch bei Paaren wird diese Technik gerne gelehrt. Konflikte, die im »du« ausgetragen werden, haben die Tendenz, destruktiv zu sein, während Konflikte, die im »ich« ablaufen, eher konstruktiv sind.

Ein Nebeneffekt hiervon ist, dass auch das Kind lernt, »Ich will nicht ...« oder »Ich mag nicht ...« zu sagen. Das ist ein hervorragender Lerneffekt, denn das bedeutet, dass dem Kind erfolgreich beigebracht wurde, eigene Grenzen zu erkennen und sie zu kommunizieren. Schließlich wollen wir spätere Erwachsene heranziehen, die in der Lage sind, zur rechten Zeit Grenzen zu ziehen – das ist Selbstschutz. Wenn nun Ihr Kind eine Grenze setzt, kommt es darauf an, wie darauf reagiert wird. Zerschlagen Sie die Leistung nicht sogleich wieder. Wenn das Kind bspw. sagt, dass es nicht Zähneputzen mag, wälzen Sie die von ihm geäußerte Grenze nicht sogleich mit dem Panzer nieder. Respektieren Sie die Grenzen Ihres Kinds, auch wenn Sie anderer Meinung sind (und sich beim Zähneputzen letzten Endes durchsetzen werden). Hören Sie es an, nehmen Sie es ernst und suchen Sie gemeinsam mit ihm nach einer Lösung. Erklären Sie ihm, worum es beim Zähneputzen geht, und fragen Sie es, was es braucht, damit es das doch tun würde. Vielleicht schmeckt die Zahnpasta einfach nicht? Das ist einfach behoben, Sie kaufen eine andere. In genau dieser Situation hatte ich mich einmal befunden und beim nächsten Einkauf alle Kinderzahnpasten gekauft, die ich finden konnte, mit dem Resultat, dass meinem Sohn mehrere schmeckten. Oder vielleicht fürchtet Ihr Kind, dass nach dem »langen« Zähneputzen keine Zeit für eine Gutenachtgeschichte bliebe? Auch das ist einfach behoben, versichern Sie es, dass dem nicht so sein wird. Nochmals: Unsere Gesellschaft braucht Erwachsene, die die eigenen Grenzen erkennen und wahren können, das fördert unter anderem die Gesundheit sowie das zwischenmenschliche Miteinander. Unterstützen Sie Ihr Kind bei der Ausbildung ebendieser Fähigkeit.

Grenzen testen

Schließlich ein Wort zum Testen der eigenen Grenzen. Nicht wenige Eltern, mit denen ich zusammengearbeitet habe, erzählten mir, dass der Junior dazu tendiere, die eigenen Grenzen auszuloten. Basierend auf diesem Denkansatz verwundert es wenig, dass man auf die Idee kommt, der Junior bräuchte mehr Regeln und mehr Strenge. Meiner Erfahrung nach ist das nicht unbedingt das, was es braucht. In der Regel suchen Kinder dann nach Grenzen, wenn unklar ist, wo diese verlaufen. Jesper Juul schreibt dazu: »Kinder, die angeblich ihre Grenzen austesten, suchen gewissermaßen nach der wahren Persönlichkeit ihrer Eltern. Sie wollen wissen, wer ihre Eltern eigentlich sind und wofür sie stehen.« Wenn die Eltern nicht recht wissen, wo die eigenen Grenzen verlaufen, kann von den Kindern nicht erwartet werden, dass sie sich regelkonform verhalten – denn die Regeln sind unklar. Das macht diese Eltern nicht zu schlechten Eltern, aber zu Eltern, die gut daran täten, mehr Selbstreflektion auszuüben. Oft ist es so, dass die Kinder durch das vermeintliche »Testen von Grenzen« den Eltern in Wahrheit einen Spiegel vorhalten. Ergo braucht es (eventuell) nicht mehr Regeln und Strenge, sondern mehr Klarheit.

Haareausreißen

Haareausreißen wird in der Fachwelt mit Trichotillomanie bezeichnet. Zum einen hat es ästhetische Gründe, warum dieses Verhalten unterbunden werden sollte. Zum anderen kann das Haareausreißen Ventil sein für tiefer liegende Gründe, die Leiden verursachen und von denen Ihr Kind zu befreien ist, und denen anders begegnet werden kann und sollte.

Beobachtung

Grundsätzlich gibt es nicht den einen Grund für Trichotillomanie, auch bei diesem Problembereich ist eine individuelle Betrachtung angezeigt. Deswegen sollte zunächst eine Beobachtung des Verhaltens erfolgen. Wann reißt sich Ihr Kind Haare aus und wann nicht? Eher morgens, eher abends? Eher allein oder eher in Gesellschaft des kleinen, aber nicht des großen Geschwisterchens? Vor dem Essen oder nach dem Essen? Vor der Schule oder gleich danach? Kurzum: Welche Situationen, welche Stimmungen, welche Personen und so weiter begünstigen oder verhindern dieses Verhalten? Solche Beobachtungsaufgaben können bei verschiedenen Verhaltensproblemen eine prächtige Goldgrube an Informationen sein. Vielleicht lässt sich ableiten, dass sich Ihr Kind die Haare vor allem in Stresssituationen ausreißt, wenn intensive Gefühle vorliegen, oder wenn der getrenntlebende Elternteil das Kind fürs Wochenende abholt. Beobachten Sie und versuchen Sie, Muster abzuleiten. Beobachtungen führen zu Wissen und Wissen ist Macht.

Halten Sie Ihre Beobachtungen schriftlich fest. Am besten nehmen Sie sich allabendlich ein paar Minuten Zeit, um das Gesehene zu notieren. Muster sind auf einem Blatt Papier besser erkennbar als im Kopf.

Gelingt es, Muster abzuleiten, dann ziehen Sie die entsprechenden Schlüsse. Reißt sich Ihr Kind vielleicht stets nachmittags nach der Schule an den Haaren, könnte es mit Geschehnissen im Rahmen des Schultags zusammenhängen. Gehen Sie der Fährte nach, fragen Sie bei den Lehrerinnen nach, holen Sie Ihr Kind mal ab und schauen, wie es mit den anderen Kindern klarkommt. Übertreffen Sie 007.

Gelingt es nicht, Muster abzuleiten, grämen Sie sich nicht – ein Versuch (besser mehrere) war's wert. Manchmal helfen Kindergärtnerinnen und Lehrer gerne bei solchen Beobachtungsaufgaben. Spannen Sie wenn möglich *nicht* die Geschwister ein, auch wenn diese schon etwas größer sein sollten – es könnte dazu führen, dass sich die hierarchischen Grenzen innerhalb Ihrer Familie vermischen, was zu Problemen führen könnte. Schließlich ist auch immer die Konsultation einer Fachperson möglich.

Problemfreier Raum

Eine leicht sonderbare, aber nicht selten wirksame Methode ist die Bestimmung eines problemfreien Raums. Zusammen als Familie legen Sie fest, in welchem Raum Haare ausgerissen werden dürfen und in welchem nicht. Zum Beispiel nicht im Wohnzimmer und nicht in der Küche, aber dafür im Kinder- und im Badezimmer.

Ihnen geht nun mit an Sicherheit grenzender Wahrscheinlichkeit durch den Kopf, dass das doch niemals funktionieren wird. Das Gegenteil ist der Fall: die Benennung problemfreier Räume klappt oft erstaunlich gut. Ich gestehe offen, dass ich unsicher bin, warum dem so ist. Eventuell, weil Ihr Kind ein Kontrollerlebnis hat. Es lernt, dass es das Haareausreißen ein Stück weit kontrollieren kann. Und dieses Gefühl, nämlich dass die Dinge ein Stück weit kontrollierbar sind, ist für uns alle ein immens wichtiges Gefühl, das den eigenen Selbstwert nährt. Es entsteht das gute Gefühl, dass man etwas kann. Und Sie wissen: Glaube versetzt Berge.

Umgesetzt werden kann dies zum Beispiel, in dem gemeinsam ein Grundriss der Wohnung oder des Hauses gezeichnet wird und dann manche Räume grün (kein Haareausreißen erlaubt) und andere rot (Haareausreißen erlaubt) angemalt werden. Verwenden Sie für das Gewünschte eine Farbe, die alle mögen, und für das Unerwünschte eine Farbe, die in Ihrer Familie nicht so gemocht wird. Sobald es eine Weile gut gelaufen ist – vielleicht zwei oder drei Wochen, aber bestimmen Sie! – erstellen Sie gemeinsam einen neuen Grundriss, in dem ein zusätzlicher Raum grün eingefärbt wird. Das Ziel ist, dass eines Tages der gesamte Grundriss grün ist. Das kann nicht von heute auf morgen erfolgen, lassen Sie sich bzw. Ihrem Kind Zeit. Es lohnt, nicht zu hetzen, und sowieso ist noch niemand wegen einer Glatze gestorben. »Probier's mal mit Gemütlichkeit!«, wusste schon Balu der Bär.

Analog zum problemfreien Raum lassen sich auch problemfreie Zonen oder Zeiten vereinbaren. Zum Beispiel alle Zimmer links vom Hauseingang sind verbotene Zonen, hier darf kein Haar gekrümmt werden, alle rechts davon sind erlaubte Zonen, hier darf gerissen werden. Oder von 14:00 bis 16:00 Uhr und wieder von 18:00 bis 20:00 Uhr ist es verboten, sich die Haare auszureißen, zu den anderen Zeiten nicht. Zugrundeliegend ist derselbe wohltuende Effekt in Bezug auf den eigenen Selbstwert und die Erfahrung: »Ich kanns ja doch!«

Stop-and-Go

Die Stop-and-Go-Methode eignet sich, um unerwünschtes Verhalten zu unterbinden. Vereinbaren Sie hierfür mit Ihrem Kind, dass es immer dann, wenn es beginnt, sich die Haare auszureißen, laut »Stop!« sagt, dabei in die Hände klatscht und im Anschluss auf eine zuvor definierte Verhaltensalternative ausweicht (»Go«). Die Eltern oder andere Bezugspersonen helfen, wenn es dem Kind (noch) nicht selbst gelingt, und rufen stellvertretend »Stop«, klatschen in die Hände oder auch auf die Oberschenkel und bieten danach ein alternatives Verhalten an.

Was sich gelegentlich harzig gestalten kann, ist, eine Verhaltensalternative zu finden. Experimentieren Sie gemeinsam und finden Sie mittels der Versuch-und-Irrtum-Strategie, was Ihrem individuellen Kind hilft. Jedes Kind ist anders und was bei welchem hilft, ist im Vorfeld oft wenig absehbar. Schließlich sind Experimente eine wunderbare Sache und haben die Menschheit weit gebracht, dasselbe gilt für Ihr Kind. Probieren Sie also verschiedene Verhaltensalternativen aus, tüfteln Sie, es gibt beinahe so viele Möglichkeiten wie Sand am Meer. Gehen Sie doch mal durch die im Kapitel über herausfordernde Gefühle beschriebenen Strategien. Weitere Möglichkeiten sind Zeichnen, Scherenschnitte Basteln, den Rasen Mähen, Duschen gehen usw. Es ist wichtig, dass es nichts ist, das Ihrem Kind in irgendeiner Weise schadet. Ungünstig ist auch alles, das belohnend wirkt. Will heißen, Gummibären-Essen, stundenlanges Kuscheln oder TV-Konsum sind keine empfehlenswerten Verhaltensalternativen, denn man läuft Gefahr, dass das Haareausreißen bald die Funktion innehat, Gummibären in exorbitanten Mengen spachteln zu dürfen.

Darüber hinaus ist die nachfolgend aufgeführte Übung 54321 empfehlenswert – eine wunderbare Alternative. Probieren Sie's doch mal!

> Das Kind benennt fünf Dinge, die es sieht und sagt ein bis zwei Sätze dazu. Zum Beispiel: »Ich sehe den großen Teppich auf unserem Wohnzimmerboden. Er ist beige und braun. Ich sehe den großen Ofen im Wohnzimmer. Er ist schwarz, ein dickes Rohr verläuft vom Ofen zur Wand und leitet den Rauch weg. Ich sehe die weißen Scherenschnitte in Form von Schneeflöckchen, die wir an unsere Wohnzimmerfenster geklebt haben, als es Weihnachten war. Ich sehe die graue Decke auf dem Sofa, unter die ich mich beim Filmeschauen immer kuschle. Und ich sehe den großen Legotruck, den ich zusammen mit Papa gebaut habe. Er funktioniert mit Fernsteuerung.« Danach zählt das Kind vier Dinge auf, die es hört. Zum Beispiel: »Ich höre draußen einen Vogel piepsen. Er sitzt auf einem Ast, der zu einer großen Blautanne gehört.« Dann drei Dinge, die es spürt, bspw.: »Ich spüre den Bund meiner Hose, sie sitzt mir ein wenig eng. Ich glaube, ich bin wieder gewachsen.« Dann zwei Dinge, die es riecht, bspw.: »Ich rieche, dass Mama gerade Zwiebeln anbrät, der Duft verbreitet sich immer im ganzen Haus.« Und schließlich etwas, das das Kind schmeckt, zum Beispiel: »Ich schmecke noch den Knoblauch, den wir heute unserem Käse-Fondue in großen Mengen hinzugefügt hatten.«

Die 54321-Übung bringt einen zurück ins Jetzt, denn nur, wer im Moment präsent ist, kann die Wahrnehmung der Sinne beschreiben. Im Jetzt zu sein, ist entspannend.

Die Stop-and-Go-Methode kann wahre Wunder bewirken (naja, fast!) und unerwünschtes Verhalten in eine erwünschte Richtung lenken. Aber leider nicht immer und nicht bei jedem. Manchmal klappt's nicht. Dann ist die Methode falsch, nicht Sie oder Ihr Kind.

Gefühle

Manchmal geht es beim Haareausreißen um das noch nicht vorhandene Vermögen, mit den eigenen Gefühle umzugehen. Dies ist eine wunderbare Überleitung zum nächsten Abschnitt, in dem es genau darum geht. Ich schlage vor, den nächsten Abschnitt über herausfordernde Gefühle ebenfalls zu lesen, er ist eine wichtige Erweiterung des Abschnitts zum Haareausreißen.

Herausfordernde Gefühle

Warum gibt es Gefühle? Warum hat uns die Evolution mit einem emotionalen Paket ausgerüstet? Für was ist das gut? Warum müssen wir leiden? Wäre es nicht feiner, Gefühle abzuschaffen? Panikattacken, Liebeskummer und Tobsuchtanfällen ein für alle Mal den Garaus zu machen?

> Ich möchte Ihnen von Thomas erzählen. Thomas ist ein 50-jähriger Investmentbanker, der sich bei mir für Psychotherapie einfand. In seinen ersten, an mich gewandten Sätzen betonte er, dass nicht er mich habe aufsuchen wollen, sondern es sowohl sein Hausarzt als auch seine Freundin von ihm verlangt hätten. Er selbst erachte Psychotherapie für eine sinnfreie Domäne. Er leide an Rückenschmerzen, zudem gebe es Beziehungsprobleme. Er möge keine Gefühle, und verdränge sie lieber, so, als ob es sie gar nicht gebe. Er wolle nur auf seinen Verstand hören. Nach seiner Kindheit befragt, berichtete mir Thomas, dass er eine perfekte Kindheit gehabt habe. Seine Eltern seien perfekt gewesen, es sei ihm perfekt ergangen, alles perfekt. Ein »lustiges« Erlebnis mit seinen Eltern sei wie folgt abgelaufen: Sein Vater habe ihn einmal während einer Wanderung, da sei er etwa sechs Jahre alt gewesen, in einen alten Bunker gehen lassen und just, als er drinnen gewesen sei, habe der Vater von außen die Türe zugezogen und verriegelt. Im Bunker sei es stockdunkel gewesen. Ich fragte, ob er nicht intensive Ängste erlebt habe, so allein im alten Bunker, doch Thomas verneinte strahlend, scheinbar stolz darauf, (vermeintlich) keine Angst gehabt zu haben. Die Situation sei lustig gewesen, habe ihm Spaß bereitet, raunte er. Nach ein paar Minuten hätten Vater und Mutter die Türe wieder geöffnet und zusammen habe man sich auf die Schenkel geklopft und laut gelacht.

Während der Schilderung der obigen Szene lief es mir eiskalt den Rücken herunter. Welch Ängste das Kind wahrscheinlich ausgestanden haben muss! Die Geschichte war ein Hinweis darauf, dass Thomas während seiner Kindheit eine Entwertung seiner Gefühle erlebt hat. In der Psychologie sprechen wir dabei von Devalidierung der Gefühle. Das heißt, dass Thomas' Gefühle nicht ernst genommen wurden, was dazu führen kann, dass man den Zugang zu ihnen verliert, insbesondere, wenn dies wiederholt vorkommt. Dies öffnet nicht selten psychosomatischen wie auch zwischenmenschlichen Problemen die Türen. Einen Zugang zu den eigenen Gefühlen zu haben hingegen bedeutet, mit den eigenen Bedürfnissen verbunden zu sein – womit wir beim Inhalt dieses Kapitels angekommen sind. Denn ein Kapitel über Gefühle ist letzten Endes eines über Bedürfnisse.

Übrigens, wenn mir jemand schildert, dass er oder sie eine »perfekte« Kindheit gehabt habe, frage ich immer nach. Denn gibt es das wirklich, eine perfekte Kindheit? Hat nicht jede Kindheit ihre Höhe- und ihre Tiefpunkte? In meinen Augen ist es normal, keine perfekte Kindheit gehabt zu haben. Wer nur das Licht sieht, blendet wahrscheinlich die Dunkelheit aus und umgekehrt. Es gibt nun mal beides – hell und dunkel, Tag und Nacht, Yin und Yang.

Gefühle sind ein Kompass

Warum sind Gefühle notwendig? Gefühle sind kein evolutionärer Scherz, sondern erfüllen eine wichtige Aufgabe. Stellen Sie sich Gefühle als eine Art Kompass vor. Ein Kompass, der die Richtung zu dem anzeigt, von dem wir mehr wollen und von dem weg weist, von dem wir weniger wollen. Wer die Angaben seines Kompasses beherzigt, bewegt sich selbstfürsorglich durch das Terrain der eigenen Bedürfnisse und Motive und fördert das eigene Wohlbefinden. Wer seinen Kompass nicht sehen kann oder ihn ignoriert, dem entgehen wichtige Informationen über sich selbst. Eine solche Person läuft Gefahr, an sich selbst »vorbeizuleben«, und eine Weile lang mag das gutgehen, so, wie es Thomas wahrscheinlich tat, bis ihm sein Rücken und seine Partnerin Grenzen aufzeigten.

Gefühle sind Informationen über die eigenen Bedürfnisse. Angenehme Gefühle zeigen auf, von was wir mehr möchten, was wir brauchen, und unangenehme Gefühle, was uns fehlt, was uns nicht guttut oder was wir nicht brauchen. Die eigenen Gefühle zu erkennen, zu verstehen, zu nutzen und auszuleben, bedeutet, im Einklang mit sich selbst zu sein. Wem dies gelingt, der verfügt über eine hohe emotionale Intelligenz (EQ). Wussten Sie, dass diese Form der Intelligenz die Zufriedenheit und den Erfolg im beruflichen und im sozialen Leben in der Regel besser vorhersagt als die »klassische« Intelligenz (IQ)? Sich und anderen das geben zu können, was gebraucht wird, darf gerne als eine Grundvoraussetzung für ein glückliches Leben interpretiert werden. Emotionen zeigen an, worum es sich dabei handelt.

Wer keinen guten Umgang mit den eigenen Gefühlen hat, das heißt, die eigenen Gefühle und die der Mitmenschen nicht wahrnimmt, unterdrückt, umgeht und vermeidet, läuft Gefahr, wichtige Informationen über sich und andere zu verpassen, und so nicht das zu bekommen oder zu geben, was gebraucht wird. Folge davon sind schlechtere Karten in der Schule, im Beruf, in Beziehungen, hinsichtlich Gesundheit und Wohlbefinden, im Familienleben, in der Erziehung der Kinder und so weiter. Schlimmer noch: Die schlechteren Karten werden oftmals an die nächste Generation weitergegeben – denn die Kinder lernen den Umgang mit Gefühlen wesentlich von den Eltern. Es ist nicht unwahrscheinlich, dass auch die Gefühle von Thomas' Vater in dessen Kindheit wenig ernst genommen worden waren.

Dass unsere Kinder einen guten Umgang mit ihren Gefühlen erlernen, ist essenziell. Beim Erwerb dieser emotionalen Fähigkeiten spielen nicht nur die Eltern eine Rolle, auch andere nahestehende Personen können das heranwachsende Kind beeinflussen. Aber die Eltern spielen für gewöhnlich eine sehr zentrale Rolle. Kinder beobachten ihre Eltern, denn sie wollen kooperieren und ihre Eltern zufriedenstellen. Sie schauen zu, wie die Eltern mit ihren Gefühlen umgehen und beobachten das Verhalten. Sie lernen, wie die Eltern wütend sind, trauern, Angst haben oder sich schämen und wie die Eltern dies verarbeiten. Sie wollen nichts mehr als die Liebe ihrer Eltern und zu diesem Zwecke kopieren sie, wenn immer möglich, das elterliche Verhalten, in der Annahme, dass sie dadurch das von den Eltern bekommen, was sie brauchen. Es ist auch denkbar, dass das

Kind das gegenteilige emotionale Verhalten an den Tag legt, sozusagen das Gegenteil der Kopie, zum Beispiel, dass das Kind selbst bei Wut verstummt und sich in sich kehrt, wenn die Eltern in ihrer Wut laut werden und Dinge umherwerfen. Damit passt sich das Kind an die Gefühlswelt der Eltern an, nimmt den emotionalen Raum ein, der da ist.

Können Sie Ihre Gefühle vor Ihren Kindern verstecken? Nein, kaum. Unsere Kinder kriegen immer alles mit. Auch wenn sich ein Kind hinter geschlossener Tür in einem anderen Teil des Hauses aufhält und Sie »leise« weinen – seien Sie sich sicher, dass Ihr Kind es weiß. Kinder haben kilometerlange Fühler, mit denen sie auch das wahrnehmen, was wir vor ihnen zu verstecken versuchen – besonders das nehmen sie wahr! Und das tun sie aus gutem Grund. Kinder sind von ihren Eltern abhängig. Die Beziehung zu den Eltern ist für sie überlebensnotwendig. Der Verlust dieser Beziehung wäre für sie äußerst bedrohlich: das eigene Überleben und die Versorgung ständen auf dem Spiel. Also beobachten die Kinder die Eltern genau und am genausten, wenn es nicht gut läuft.

Summa summarum steckt in jedem Gefühl eine Information, die wahrgenommen werden will, und folglich hat jedes Gefühl Daseinsberechtigung. Was ist an einer Information problematisch? Nicht viel. Gefühle sind kaum je das eigentliche Problem. Wenn es in Zusammenhang mit Gefühlen ein Problem gibt, dann bezieht sich das meist nicht auf ein Gefühl an sich, sondern auf den Umgang mit einem Gefühl. Der Umgang mit Gefühlen kann problematisch sein, nicht das Gefühl an sich.

Entwicklungschance

Ich möchte Ihnen keineswegs zu nahe treten, doch wenn Sie beobachten, dass Ihrem Kind der Umgang mit herausfordernden Gefühlen Mühe bereitet, könnte es sein, dass es Ihnen gerade einen Spiegel vorhält. Hand aufs Herz: Könnte es so sein? Wenn ja, bewahren Sie Ruhe und seien Sie Ihrem Kind selbstverständlich nicht böse, denn es hat nur zu gut kopiert oder sich zu gut an Ihre Gefühle angepasst. Verstehen Sie eine solche Situation nicht als Desaster, sondern als eine Entwicklungschance an zwei Adressen.

Denken Sie darüber nach, in welchen Situationen und mit welchen Gefühlen Ihr Kind Mühe hat, und fragen Sie sich, wie Sie selbst mit ebensolchen Situationen und Gefühlen umgehen. Wenn Sie sich beide am gleichen Stück Holz die Zähne ausbeißen, liegt der Ball bei Ihnen. Sie können von Ihrem Kind nichts erwarten, wozu Sie selbst nicht imstande sind. Bearbeiten Sie Ihre emotionalen Herausforderungen, leben Sie ein gutes Fehlermanagement vor. Im Kopf Ihres Kindes kann auf diese Weise ein förderliches Arbeitsmodell entstehen, das da lautet: Es ist okay und menschlich, nicht alles zu können und an sich zu arbeiten.

Vielleicht mögen Sie kurz innehalten und darüber nachdenken, welches Arbeitsmodell über Gefühle Ihnen im eigenen Elternhaus vermittelt worden war.

Wie sind die eigenen Eltern mit bestimmten Gefühlen umgegangen? Stellen Sie sich doch einmal die folgenden Fragen:

- Wie gingen Ihre Eltern mit Gefühlen um?
- Was passierte, wenn der eigene Vater wütend war, oder die eigene Mutter traurig?
- Wie wurde Scham gehandhabt, wie Angst?
- Durfte man stolz sein?
- Freute man sich über Ihre Freude?
- Was wurde Ihnen vorgelebt?
- Wurden Gefühle willkommen geheißen und akzeptiert, oder doch eher ignoriert und geleugnet?
- Oder wurden Sie impulsiv rausgelassen?
- Hatten Gefühle Raum? Durften Gefühle sein?
- Oder vielleicht nur die angenehmen, nicht aber die unangenehmen?
- Standen sich die Eltern in emotional knifflingen Situationen bei? Oder ging man sich aus dem Weg?
- Was haben Sie von Ihren Eltern über den Umgang mit Gefühlen gelernt?
- Inwiefern wurden Sie durch Ihre Eltern beim Umgang mit Gefühlen unterstützt? Durften Sie wütend sein?
- Traurig?

- Gab es Sanktionen, wenn Sie unangenehme Gefühle gezeigt haben, wurden Sie für Gefühle bestraft?
- Wovon war Ihre emotionale Beziehung zu Ihren Eltern geprägt?
- Wie haben Ihre Eltern Ihnen das Gefühl vermittelt, geliebt zu werden?
- Gibt es Parallelen zwischen dem Umgang mit Gefühlen Ihrer Eltern und dem eigenen Umgang, den Sie heute an den Tag legen?
- Inwiefern wiederholen Sie den Umgang mit Gefühlen Ihrer Eltern und wenn dem so ist: Ist das gut? Wollen Sie das? Tut es Ihnen gut?
- Und was lernen Ihre Kinder?

Wenn Sie bei den Fragen feststellen, dass alles tipptopp ist, dann überspringen Sie dieses Kapitel bitte. Wenn Sie bleiben und nicht weiterblättern, dann vielleicht aus folgendem Grund: Sehr häufig sind es emotionale Probleme, die jemanden in die Psychotherapie bringen und auch emotionale Probleme, die jemanden dazu verleiten, ein Buch wie dieses zu lesen. Emotionale Probleme fallen nicht aus heiterem Himmel, sondern es sind Strategien, die angeeignet und gelernt wurden, wie die oben erwähnte Kopie oder Anpassung – meist in der Kindheit und meist von den wichtigsten Bezugspersonen, wozu für gewöhnlich die Eltern gehören.

Vielleicht habe ich Sie mit diesen Worten getroffen – das war nicht meine Absicht. Wenn Sie bei sich selbst emotionale Herausforderungen festgestellt haben, wie schön, denn durch diese reflektierte Erkenntnis befinden Sie sich nun in der wunderbaren Position, etwas daran ändern zu können. Das muss nicht als Krise gedeutet werden, sondern darf als Entwicklungschance interpretiert sein. Schließlich gibt es im Leben nur etwas, das immerzu bleibt, wie der griechische Philosoph Heraklit schon wusste: die Veränderung.

Gefühlswahrnehmung

Die Wahrnehmung der eigenen Gefühle sowie der Gefühle der Sie umgebenden Personen ist der erste Schritt in Richtung erfolgreicher Umgang mit Gefühlen. Etwas wahrzunehmen ist einfacher, wenn man weiß, wonach man Ausschau hält. Welche Gefühle kennen Sie? Machen wir eine Übung dazu.

> Gehen Sie in Gedanken durch alle Gefühle durch, die Ihnen bekannt sind und schreiben Sie sie auf. Wenn Ihnen keine mehr einfallen, vergleichen Sie doch mit der folgenden (unvollständigen) Auflistung: Abneigung, Abscheu, Angst, Ärger, Aufregung, Ausgeglichenheit, Begeisterung, Beklemmung, Dankbarkeit, Eifersucht, Einsamkeit, Ekel, Empörung, Entrüstung, Entsetzen, Enttäuschung, Entzücken, Erleichterung, Erstaunen, Fassungslosigkeit, Feindschaft, Freude, Fröhlichkeit, Furcht, Geborgenheit, Geduld, Gelassenheit, Glaube, Glück, Hass, Heiterkeit, Hilflosigkeit, Hoffnung, Interesse, Kummer, Langeweile, Leid, Liebe, Lust, Missgunst, Misstrauen, Nachdenklichkeit, Neid, Nervosität, Neugierde, Panik, Ratlosigkeit, Reue, Schadenfreude, Scham, Schmerz, Schuld, Schwäche, Sicherheit, Sorge, Spass, Stärke, Stress, Stolz, Trauer, Überraschung, Ungeduld, Unglück, Unsicherheit, Verbitterung, Verblüffung, Vergnügen, Vertrauen, Verwirrung, Vorsicht, Wut, Zorn, Zuneigung, Zuversicht.

Hatten Sie annäherungsweise so viele Gefühle notiert wie in der Auflistung? Oder nicht wirklich? Kennen Sie alle gelisteten Gefühle? Wann haben Sie welches zuletzt erlebt? Welchen Gefühlen beggnen Sie im Alltag? Schließen Sie gerne die folgende Beobachtungsübung zur Verbesserung Ihrer emotionalen Wahrnehmung an.

> Beobachten Sie mindestens zwei Wochen lang die Gefühle, von denen Sie tagein, tagaus besucht werden. Halten Sie Ihre Beobachtungen schriftlich fest und verwenden Sie dazu entweder eine Notiz-App Ihres Handys, in der Sie alle paar Stunden die Gefühle notieren, die Sie zwischenzeitlich spürten, oder tragen Sie dafür ein kleines Notizbuch mit sich. Lassen Sie zwischen Fühlen und Aufschreiben nicht zu viel Zeit verstreichen, ansonsten wird man von der Erinnerung im Stich gelassen. Nach zwei Wochen kehren Sie die Aufgabe um und beobachten für weitere zwei Wochen die Gefühle Ihrer Mitmenschen –

insbesondere die Ihres Kindes. Verschriftlichen Sie auch diese Beobachtungen.

Durch diese beiden Übungen verbessern Sie über die Zeit hinweg Ihre Wahrnehmung der eigenen Gefühle und von anderen Personen. Nur, was wahrgenommen wird, kann bearbeitet werden.

Bedürfnisse erkennen

Der nächste Schritt für einen gelungenen Umgang mit Gefühlen lautet: Die durch die Gefühle angezeigten Bedürfnisse zu erkennen und umzusetzen – wenn möglich. Führen Sie dazu die nachfolgende Übung aus, die auf die Vorhergegangenen aufbaut.

Sehen Sie sich die Liste von Gefühlen an, die Sie zunächst bei sich, dann bei Ihren Mitmenschen beobachtet haben. Überlegen Sie: Welche Bedürfnisse bringen diese Gefühle zum Ausdruck? Was braucht jemand, der Angst hat? Was bei Wut? Hilflosigkeit? Was zeigt Fröhlichkeit an? Lesen Sie mehr über die Bedürfnisse in den Abschnitten über die einzelnen Gefühle auf den kommenden Seiten. Fragen Sie sich: Inwiefern ist es Ihnen im Rahmen der beobachteten eigenen Gefühle gelungen, die eigenen Bedürfnisse zu stillen? Inwiefern ist es Ihrem Kind gelungen, die eigenen Bedürfnisse zu befriedigen? Konnten Sie dazu beitragen, dass die Gefühle Ihrer Mitmenschen gestillt wurden? Oder liegen Bedürfnisse weiterhin brach?

Die eigenen Gefühle und diejenigen Ihrer Mitmenschen und allen voran Ihres Kindes zu beobachten, wahrzunehmen, zu erkennen und die dahinterstehenden Bedürfnisse funktional und aktiv zu befriedigen, ist der ideale Umgang mit Gefühlen. Gelingt es Ihnen, wird es Ihrem Kind mit erhöhter Wahrscheinlichkeit auch gelingen.

Gefühle benennen

Machen Sie es sich zur Gewohnheit, die eigenen Gefühle zu benennen. Wenn Sie allein sind, dann sich selbst gegenüber, insbesondere aber dann, wenn Ihr Kind da ist. Sagen Sie zum Beispiel das Folgende:

- »Ich fühle mich gerade müde. Ich lege mich einen Moment hin.«
- »Ich sorge mich um Oma, sie hat sich einige Tage nicht gemeldet. Ich rufe sie gleich mal an und frage nach, ob alles in Ordnung ist.«
- »Ich fühle mich gerade ratlos wegen dieser Sache auf der Arbeit. Ich denke, ich frage bei meinem Vorgesetzten um Rat.«
- »Ich fühle mich enttäuscht und ein wenig traurig, weil es heute den ganzen Tag über regnet und ich so gerne Gartenarbeit verrichtet hätte. Mir bleibt nichts anderes übrig, als die Situation zu akzeptieren und mit der Gartenarbeit auf den nächsten Sonnenschein zu warten.«

Zum einen verpassen Sie so die eigenen Gefühle nicht und das fördert ein Leben im Einklang mit den eigenen Bedürfnissen. Zum anderen helfen Sie Ihrem Kind, inneren Zuständen einen Namen zu geben. Denn Ihr Kind verlinkt Ihr Verhalten und die emotionalen Signale, die Sie aussenden, mit dem von Ihnen benannten Gefühl, was die Fähigkeit Ihres Kindes fördert, dieses Gefühl bei sich selbst wie auch bei anderen wahrzunehmen und zu erkennen. Wenn Sie nun auch noch dazu sagen, was Sie nun machen, um das Bedürfnis zu stillen, leben Sie Ihrem Kind vor, aktiv nach Handlungsmöglichkeiten zu suchen.

Manchen Menschen fällt die Benennung der eigenen Gefühle schwer. Vielleicht haben Sie es selbst nie gelernt und vorgelebt bekommen. Vielleicht haben Sie gelernt, dass Gefühle nicht sein dürfen und entsprechend benennen Sie diese auch nicht. Die gute Nachricht ist: Was man noch nicht gelernt hat, kann man noch lernen, und zwar bis ins hohe Alter. Die schlechte Nachricht ist: Bislang hats nicht geklappt. Aber das ist in Ordnung, solange Sie sich ab heute darum kümmern. Übung macht den Meister. Starten Sie jetzt.

Gefühlschaos

Bei der Erkennung und Benennung Ihrer Gefühle könnte folgendes Problem auftauchen: Gefühle lassen sich nicht immer klar voneinander abgrenzen, sie sind häufig miteinander verbunden. Oft erleben wir ein Bündel an Gefühlen, das gemeinsam auftritt. Kein Wunder also, dass wir manchmal ein »Gefühlschaos« spüren, was es schwierig machen kann, die einzelnen, darin enthaltenen Gefühle zu erkennen und zu benennen.

> Wenn Sie ein Gefühlschaos haben, ist es hilfreich, zunächst eine Auslegeordnung zu machen. Schreiben Sie sämtliche Gefühle auf, die Sie spüren. Erstellen Sie anschließend eine Rangordnung, in dem Sie die Gefühle nach deren Intensität ordnen. Danach beginnen Sie beim intensivsten Gefühl und klären das dahinterliegende Bedürfnis. Stillen Sie dieses Bedürfnis oder akzeptieren Sie allenfalls, dass es gerade nicht stillbar ist. Tätigen Sie danach eine neue Auslegeordnung, denn gelegentlich verändert sich die erste Rangordnung, sobald das intensivste Gefühl gestillt wurde. Ordnen Sie die Gefühle erneut nach Intensität, wählen Sie das nun Intensivste aus und stillen es bzw. akzeptieren Sie gegebenenfalls, dass es gerade nicht stillbar ist. Auf diese Weise bringen Sie allmählich Ordnung ins Chaos – Schritt für Schritt. Diese strukturierte Form der Selbstzuwendung ist Balsam, wenn das Chaos Überhand zu nehmen droht.

Gefühlswellen

Sorgen Sie sich, dass Ihre Gefühle Sie übermannen und nie mehr nachlassen, wenn Sie sie zuließen? Als ob Ihre Gefühle ein See mit Sog wären und Sie hoffnungslos und unwiderrufbar im Sog ertränken, sobald Sie allein eine Zehe hineinhielten?

Sind Gefühle gekommen, um zu bleiben? Nein. Gefühle sind mit Wellen vergleichbar. Sie kommen, sie gehen, denn Wellen sind unaufhörlich in Bewegung. Manche Welle ist kaum wahrnehmbar, manche Welle kommt mit voller Wucht. Manche Welle hinterlässt lediglich nasse

Füße, manche Welle macht uns klatschnass und es dauert eine Weile, bis wir wieder trocken sind. Unabhängig von ihrer Intensität: Jedes Gefühl zieht sich früher oder später zurück, wie es Wellen tun. Denn Gefühle funktionieren nach dem Prinzip der Gezeiten: Nach der Ebbe kommt die Flut. Dann wieder die Ebbe. Dann wieder die Flut. Gefühle sind nicht gekommen, um zu bleiben.

Jeder Ausgang ist immer von innen angeschrieben, nie von außen. Um die Beschilderung für den Ausgang zu sehen und heraustreten zu können, müssen Sie drin sein. Dasselbe gilt für Gefühle: Wer aus seinen Gefühlen herauskommen möchte, muss vorher in ihnen drin gewesen sein! Gefühlsvermeidung ist selten der Weg aus einem Gefühl heraus. Ein einfaches Beispiel: Wer das Gefühl von Hunger allzu lange ignoriert, wird verhungern. Die Vermeidung von Gefühlen zieht meist ungünstige Konsequenzen nach sich. Ein guter Umgang mit Gefühlen hat nichts mit Verdrängung zu tun, sondern stets damit, die eigenen Gefühle wahrzunehmen, zu erkennen, zuzulassen, und fähig zu sein, damit umzugehen, was dazu führt, dass man weitgehend ein Leben im Einklang mit den eigenen Bedürfnissen lebt.

Alles eine Frage des Timings

Den eigenen Gefühlen Ausdruck verleihen zu können, ist eine Stärke. Stehen Sie auch im Familienalltag zu Ihren Gefühlen, lassen Sie den Tiger auch mal raus und zeigen Sie, was in Ihnen steckt. Es ist in Ordnung, wenn Ihre Kinder Ihre Gefühle mitbekommen, solange sie sie nicht abbekommen. Achten Sie darauf, Ihre Kinder nicht mit unverhältnismäßig intensiven Gefühlen zu überfordern. Zum Beispiel teilte eine Patientin von mir, die von ihrem Partner frisch getrennt war, ihren Kindern zwar mit, dass sie sehr traurig über den Verlust der Beziehung war, denn so verstanden die Kinder, was mit der Mama los war. Sie war authentisch und schuf in ihren Kindern trotz der unsicheren Zeit ein Gefühl von Sicherheit dadurch, dass sie sich als Mama als emotional zugänglich zeigte. Doch die eigentliche Gefühlswelle, die intensiv und heftig war, ließ sie erst dann zu, wenn die Kiddies in Kindergarten und Schule waren. So ließ sie ihre Kinder nicht im Regen stehen, denn sie ließ diese wissen, was (emotionale) Sache ist, gleichzeitig ließ sie die intensive Welle dann kommen, wenn die Kinder weit genug entfernt waren, damit diese nicht auch triefend nass würden. Dieser Patientin gelang die Steuerung ihrer Gefühle außerordentlich gut, was in der Psychologie mit »Emotionsregulation« bezeichnet wird. Es handelt sich dabei um eine wunderbare Fähigkeit, und um diese geht es als Nächstes.

Herunter- und Heraufregulierung

Wie schon erwähnt, sind Gefühle als solche kaum je das Problem – der Umgang damit kann eines sein. Grundsätzlich kann der Umgang mit Gefühlen auf zwei Arten ungünstig sein:

1. zu starke Regulierung
2. zu schwache Regulierung

Die eigenen Gefühle zu stark zu regulieren, bedeutet, dass die eigenen Gefühle zu stark gesteuert werden. Das heißt, die eigenen Gefühle werden unterdrückt, verdrängt, vermieden und nicht zugelassen. Diese Personen wirken häufig unterkühlt, überkontrolliert, graue Mäuschen, Kopfmenschen, wenig greifbar. Erinnern Sie sich an Thomas aus dem zu Beginn des Kapitels vorgestellten Fallbeispiel? Thomas unterdrückte seine Gefühle, er regulierte ergo zu stark, und als Folge büßte er den Zugang zu seiner emotionalen Innenwelt ein.

Notabene ist die Fähigkeit, Gefühle herunterregulieren zu können, an sich nicht verkehrt, im Gegenteil, sie ist von hoher Bedeutung. Zum Beispiel ist es in meinem Beruf nicht immer möglich, die Gefühle, die ich spüre, unmittelbar und mit voller Wucht herauszulassen. Ich achte immer auf die Gefühle, die während einer Sitzung ausgelöst werden, doch steuere ich gut, was ich wann, wie und wie sehr zeige. Vor einiger Zeit arbeitete ich zum Beispiel mit einem Herrn mittleren Alters, der seiner Frau und seinen Kindern körperliche Gewalt antat. Seine Schilderungen hatten mich wütend gemacht und zu einem geringen Prozentsatz ließ ich die Gefühle sichtbar zu. Denn selbstverständlich musste er sich darüber im Klaren sein, dass ich körperliche Gewalt nicht gutheiße. Zum größeren Prozentsatz jedoch zeigte ich meine Gefühle nicht, da ich den narzisstisch veranlagten Menschen sicherlich als Patienten verloren hätte, wenn ich meiner Wut mehr Raum gegeben hätte. Verliere ich den Patienten, verliere ich die Möglichkeit, mit ihm daran zu arbeiten, sich gewaltlos zu verhalten – damit würde ich auch die Chance vergeben, seiner Familie einen Dienst zu erweisen. Deshalb zügle ich in einer solchen Situation meine Gefühle. In anderen Therapien hingegen zeige ich meine Gefühle frei und frank und damit authentisch: Zum Beispiel zeige ich meine Wut bei Gewaltopfern, insbesondere dann, wenn es ihnen selbst (noch) nicht gelang, die Wut auf den Täter zuzulassen. Dann agiere ich als emotionales Rollenmodell und korrigiere die Gefühlswelt meiner Patientinnen durch die Offenlegung der meinigen.

> Vorsicht bei der Auswahl eines Psychotherapeuten: Psychotherapeuten sollten in der Lage sein, die eigenen Gefühle flexibel zu regulieren, doch die meisten von uns haben das nicht in die Wiege gelegt bekommen. Wir haben es gelernt bzw. sollten es gelernt haben. Die nicht unbedingt geringe Häufigkeit von psychischen Störungen bei Psychotherapeuten spricht allerdings eine andere Sprache. Achten Sie bitte deshalb darauf, einen Psychotherapeuten auszusuchen, der mit beiden Beinen im Leben steht und einen gesunden Eindruck macht! Lassen Sie sich nicht auf psychisch angeschlagene Psychotherapeuten ein! Dies gilt insbesondere dann, wenn sich Ihr Kind in Psychotherapie begibt, denn in jungen Jahren sind positiv besetzte Rollenmodelle nötig, nicht negative. Kinder sind eine besonders vulnerable und darum schützenswerte Personengruppe! Die bestausgebildete Psychotherapeutin wird keinen guten, wünschenswerten Einfluss auf Ihr Kind ausüben können, wenn sie selbst mitten in einer Lebenskrise steckt oder psychisch erkrankt ist.

Auch außerhalb der Psychotherapie ist die Fähigkeit, die eigenen Gefühle steuern zu können, wichtig. Stellen Sie sich Mitarbeitende von Call Centern vor, die angesichts verärgerter Kunden nicht ruhig bleiben. Oder Lehrpersonen, die im Trubel der Kinder nicht der Fels in der Brandung sind. Doch diese Fähigkeit ist nicht nur im Beruf wichtig, sondern in vielen weiteren Lebensbereichen, wie zum Beispiel im sozialen Miteinander.

Doch eine allgegenwärtige und überhäufige Regulierung verhindert echte Begegnungen, tiefgehende Beziehungen. Andauernd unterkühlt wird man nicht warm miteinander.

Vermiedene oder unterdrückte Gefühle lösen sich zudem niemals in Luft auf. Sie verschwinden nicht von selbst – viel eher lagern sie sich irgendwo ab. Kurzfristig mag das funktionieren, langfristig jedoch werden diese Gefühle ihr Ventil finden. Ein gut bekanntes Ventil sind psychosomatische Symptome – hierzu mehr im Kapitel über psychosomatische Probleme.

Ich möchte in Bezug auf unterdrückte Gefühle von Yvonne erzählen. Die 18-Jährige litt an psychosomatischen Symptomen und wurde in der Folge in eine Klinik aufgenommen. Ihre organmedizinische Abklärung blieb befundlos. So kam es zur Überweisung zu mir. Schon in der ersten Stunde verriet sie mir unter vielen, lange zurückgehaltenen Tränen ein mehrere Monate lang gehütetes Geheimnis: Eine enge Freundin habe sich suizidiert. Yvonne habe mit niemandem darüber gesprochen, da sie niemanden habe belasten wollen. Damit überlastete sie jedoch sich selbst, was sich zunehmend in psychosomatischen Symptomen niedergeschlagen hatte. So begab sie sich in eine innere Isolation und erhielt nicht den Trost, den sie bitter nötig gehabt hätte. Auch wenn es klischeehaft klingt: Darüber reden hilft und half auch Yvonne. Nachdem sie sich geöffnet hatte und wir Wege für sie gefunden hatten, mit der Trauer umzugehen, und wir zudem auch ihre Eltern mit ins Boot geholt hatten, die vom Suizid bis dato nichts gewusst hatten, schwanden die psychosomatischen Symptome. Yvonne ist ein Beispiel für eine zu starke Gefühlsregulierung.

Wechseln wir zum Verhalten einer zu schwachen Herunterregulierung von Gefühlen. Eine zu schwache Regulierung bedeutet, die eigenen Gefühle zu wenig zu steuern. Man ist den eigenen Gefühlen ausgeliefert, wird von ihnen übermannt. Gefühle brechen über einen her und aus einem heraus. Ein heftiger Kontrollverlust über die eigenen Gefühle geht häufig damit einher. Betroffene werden als impulsiv, explosiv und emotional instabil beschrieben. Während die zu starke Herunterregulierung eher vorwiegend selbstschädigend ist, schädigt die zu geringe Herunterregulierung potenziell besonders auch andere. Beziehungen geraten in Gefahr. Häufig haben Betroffene intensive, aber nur kurze Beziehungen. Hier bedarf es dringend Strategien zur stärkeren Regulierung der Gefühle.

Kinder, deren Eltern ihre eigenen Gefühle zu wenig oder zu stark regulieren, zeigen ebenfalls oft selbst eine zu geringe oder zu starke Herunterregulierung ihrer Gefühle, denn sie erlernen den Umgang mit diesen von ihren primären Bezugspersonen. Dabei kann es sein, dass ein Kind, dessen Mutter oder Vater zu wenig reguliert, seinerseits ebenfalls zu wenig reguliert (allzu gut kopiert), oder auch genau das Gegenteil davon macht: es reguliert zu stark, sprich es passt sich an. Das Kind ahmt das Verhalten der Eltern nach oder verkehrt es ins Gegenteil. Doch auch wenn die Kinder von emotional ungünstig regulierenden Eltern oft selbst keinen guten Umgang mit Gefühlen zeigen, ist dem manchmal auch nicht so, denn manchmal bleiben Kinder quasi unbeeinflusst von ungünstigen Bedingungen. Dies passt zu den Löwenzähnen und den Orchideen, wie von W. Thomas Boyce beschrieben. Dabei benennt Boyce zwei Gruppen von Kindern: Die Orchideen, die sensibel sind und denen ungünstige Bedingungen viel anhaben können (doch bei günstiger Förderung gedeihen auch Orchideen zu Erwachsenen mit hoher Lebensqualität), und die Löwenzähne, die überall sprießen und gedeihen können, ungünstige Bedingungen wirken sich kaum aus.

> Nico ist eher eine Orchidee. Als ich ihn kennenlernte, war er elf Jahre alt und trat wegen immer wieder kehrender Kopfschmerzen, die ihn zuletzt zwei bis drei Tage pro Woche vom Schulbesuch abgehalten hatten, in unsere Klinik ein. Im Gespräch wirkte er vergesslich, konnte eigene Gefühle sowie eigene Bedürfnisse kaum benennen. Auf der Station gab er sich überangepasst, machte es jedem und allen recht. Die Mutter berichtete, dass sie selbst von klein auf Mühe im Umgang mit den eigenen Gefühlen gehabt habe und seit vielen Jahren in Psychotherapie sei. Immer wieder sei ihr alles zu viel und dann reagiere sie impulsiv. Es wirkt, wie wenn sie viel Raum für die eigenen Gefühle einnähme, sodass wenig übrig geblieben war für Nico. Ein wesentlicher Bestandteil von Nicos Therapie bestand darin, dass seine Mutter lernte, die eigenen Gefühle besser zu steuern (herunterzuregulieren). Nico hingegen hatte zu lernen, die eigenen Gefühle wahrzunehmen und zum

Ausdruck zu bringen, sprich er musste lernen, heraufzuregulieren. Umso besser es der Mutter gelang, umso besser gelang es Nico und umso mehr ließen die Kopfschmerzen nach. Es ist Nicos Mutter hoch anzurechnen, dass sie Verantwortung übernahm und sich mitbehandeln ließ – Chapeau!

Primär und sekundär

Dasjenige Gefühl, das ausgedrückt wird, ist manchmal nicht dasjenige, um das es eigentlich geht. Manchmal werden erste (primäre) Gefühle von zweiten (sekundären) Gefühlen überlagert. Stellen Sie sich primäre Gefühle als Innenschicht einer Zwiebel vor, sekundäre Gefühle als Außenschicht. Eine solche Überlagerung passiert in der Regel dann, wenn das primäre Gefühl schlecht aushaltbar ist oder bereits in Kinderschuhen gelernt worden war, dass das primäre Gefühl nicht gezeigt werden dürfe. Das sekundäre Gefühl mag ebenfalls nicht angenehm sein, aber es ist leichter auszuhalten oder weniger verpönt oder verboten.

Zum Beispiel überlagert Wut (im Sinne eines sekundären Gefühls) Trauer (im Sinne eines primären Gefühls) relativ häufig. Warum ist das problematisch, wenn es doch immerhin handhabbarer ist? Das Problem dabei ist, dass die Wut das Gegenteil davon bewirkt, was die Trauer braucht. Die Trauer braucht Kontakt, Nähe, Zuwendung. Die Wut schafft Distanz, weil sie Grenzen wiederaufstellt. Wer also wütend ist, obwohl er eigentlich traurig ist, bekommt das eigentliche Bedürfnis, Zuwendung, nicht gestillt, er bekommt sogar das Gegenteil, da die Wut Distanz erschafft. Natürlich gibt es weitere Gefühlskombinationen – nicht nur Wut und Trauer. Zum Beispiel überlagert Wut auch häufig Schamgefühle oder Traurigkeit kann über Wut gelegt werden. Jedes Gefühl kann primär oder sekundär sein.

Um primäre und sekundäre Gefühle geht es auch bei Sina. Das Mädchen ist zehn Jahre alt und bereits mitten in der Pubertät. Ihr Körper ist schon weit entwickelt, diejenigen ihrer Klassenkameradinnen noch nicht. Sina schämt sich für ihren rundlich gewordenen Körper. Immer wieder ist Sina wütend. Sie ist gereizt und angriffslustig, bereits wegen

Lappalien rastet sie aus. Ist Sina wirklich wütend? Wut signalisiert eine Grenzverletzung und die ist bei Lappalien kaum gegeben. Der (sekundären) Wut unterliegt wahrscheinlich die (primäre) Scham. Scham dafür, dass der eigene Körper makelbehaftet sei, nicht gut genug, anders sei. Scham ist ein ungemein unangenehmes Gefühl und um sie handhabbarer zu machen, wird die Scham – besonders häufig im Teenagealter, aber auch später – nicht selten mit einem anderen Gefühl wie Wut überlagert. Dabei ist anzumerken, dass Sinas Scham ja gar nicht angebracht ist, es gibt nichts, für das sie sich zu schämen hat, weil kein Makel vorliegt.

Ich gebe Ihnen ein anderes Beispiel. Ella ist 42 Jahre alt, Mutter von 5 und 7 Jahre alten Töchtern und seit vielen Jahren depressiv. Die beiden Mädchen fallen in letzter Zeit mit aggressivem Verhalten auf. Ellas Hausarzt überweist Ella in Psychotherapie. Zunächst verstand Ella nicht, wieso sie selbst in Psychotherapie müsse, wo doch die Kinder ein Aggressivitätsproblem hätten. Die Psychotherapeutin befragte Ella zu Erlebnissen in ihrer eigenen Kindheit. Sie sei häufig geschlagen und beschimpft worden – von den Eltern, den Geschwistern, anderen Kindern. Sie habe gelernt, dass sie sich nicht wehren könne. Ihr ganzes Leben lang sei sie zurückhaltend gewesen, habe die eigenen Bedürfnisse nie kundgetan, sei nie wütend. Es ist wahrscheinlich, dass Ella ihre (primäre) Wut unter einer dicken Decke von (sekundärer) Depressivität vergraben hat. Wut wäre aber wichtig, um die eigenen Grenzen zu spüren und zu wahren. Das könnte dazu geführt haben, dass die Töchter die Grenzen der Mutter nicht wahrnehmen und danach suchen, was sich durch aggressives Verhalten zeigt.

Wie ist das bei Ihnen und Ihren Kindern: Gibt es Hinweise auf sekundäre Gefühle? Denken Sie über vergangene Situationen, in denen intensive Gefühle vorlagen, nach, und prüfen Sie, ob das dominante Gefühl primär oder sekundär war. Es ist auch möglich, in der Situation selbst in sich zu gehen und nachzuspüren, ob sich das Gefühl »richtig« anfühlt. Sind wir zum Beispiel wütend, obwohl wir eigentlich traurig sind, dann fühlt sich die Wut irgendwie »falsch« an. Wenn Sie ein sekundäres Gefühl aufspüren, dann klären Sie, was das primäre sein könnte. Handeln Sie nicht nach dem sekundären, sondern nach dem primären, vorausgesetzt, dass dieses »angebracht« ist. Denn primäre Gefühle können unangebracht sein, wie im oben dargestellten Beispiel von Sina. Die Scham war nicht angebracht und nicht sinnvoll. Es gab keinen Grund, sich für den sich entwickelnden Körper zu schämen, wozu also Scham? In der Regel findet sich hinter dem unangebrachten primären Gefühl ein angebrachtes primäres Gefühl. Bei Sina fand sich unter anderem Stolz, was auf den ersten Blick nicht unbedingt auf der Hand gelegen hatte.

Emotionale Arbeit ist selten geschenkt; es braucht Übung. Vielleicht möchten Sie einen Experten aus dem psychologischen Fachkreis hinzuziehen (bspw. ein emotions-fokussierter Psychotherapeut), der Sie unterstützt.

Emotionsbrücken

Reagierten Sie emotional in einer Situation schon einmal viel zu stark oder absolut unpassend oder auf eine Art und Weise, die nicht wirklich zur Situation gepasst hatte? Vielleicht waren Sie gerade über eine emotionale Brücke gestiefelt.

Heutige emotionale Reaktionen werden häufig durch frühere Erfahrungen eingefärbt. Insbesondere schwierige, emotional belastende Ereignisse in der Kindheit finden so ihren Weg in die Gegenwart. Doch auch später erlebte Ereignisse können Emotionsbrücken bedingen. Dabei werden die Gefühle von damals durch eine heutige, irgendwie vergleichbare Situation wieder erweckt. So kommt es, dass manchmal unpassend reagiert wird. Was früher vielleicht eine passende emotionale Reaktion war, passt heute nicht mehr. Das ist eine Emotionsbrücke. Über eine solche finden Gefühle einen Weg aus der Vergangenheit in die Gegenwart. Die eigenen Emotionsbrücken zu kennen ermöglicht, diese in der Gegenwart abzufedern und gegenzusteuern.

> Über eine Emotionsbrücke stolperte ich mit Judith. Die junge Frau ist 20 Jahre alt. Vor einigen Jahren wurde sie Opfer von Mobbing, als Mitschüler ein heikles Video von ihr in den sozialen Medien verbreiteten. In der Schule fühlte sie sich zunehmend unwohl, da alle sie –

vermeintlich – anstarrten, wenn sie zur Türe hineinkam. Sie schämte sich für das Video und sie war wütend, dass es die Runde gemacht hatte. In einem unserer Gespräche erzählte sie, dass sie tags zuvor in einen Burgerladen habe gehen wollen. Als sie den Burgerladen gerade betreten habe, habe sie eine Gruppe von Jugendlichen erblickt, die aufgesehen und sie angestarrt hätten. Sofort habe sie ein intensives Gefühl gespürt, vergleichbar mit der Scham und der Wut von früher. Sie habe auf dem Absatz kehrt gemacht, habe den Laden verlassen und habe auf ihr Mittagessen verzichtet. Was war passiert? Die Jugendlichen im Burgerladen hatten von außen betrachtet nichts gemacht, doch für Judith waren sie der Trigger, der die Gefühle von der Mobbingerfahrung in der Schule wieder hochkommen ließ. Die heutige Situation wurde durch eine frühere emotional eingefärbt und beeinträchtigte Judith in ihren heutigen Handlungen.

Nicht selten kommt es vor, dass gewisse emotionale Brücken viele Jahre lang inaktiv sind. Doch dann werden sie durch bestimmte Ereignisse hervorgelockt – bei Judith ein Besuch in einem Junk-Food-Restaurant, wo Jugendliche waren, bei jemand anderem kann es die Geburt, eine Erkrankung oder der erste Schultag des eigenen Kindes oder sonst etwas sein. Vielleicht ist es so, dass einem selbst im Alter von fünf Jahren ein bedeutsames Ereignis widerfahren ist, zum Beispiel die Kampfscheidung der eigenen Eltern oder ein sexueller Übergriff, aber auch Ereignisse, die auf den ersten Blick nicht so groß wirken, können Großes auslösen. Ist das eigene Kind dann fünf Jahre alt, kann es die eigenen Gefühle von damals via Emotionsbrücke wieder auslösen.

Zentral ist, dass Emotionsbrücken abgebaut werden können, sobald sie erkannt und verstanden sind. Eine sorgfältige Verhaltensanalyse mündet in gegensteuerndem Verhalten. So war das auch bei Judith: Nachdem die Emotionsbrücke erkannt war, gelang es ihr, ähnlich gelagerte, heutige Situationen nicht mehr vom früheren Ereignis einfärben zu lassen.

Emotionale Wunden

Unser bisheriges Leben hat uns allen Wunden zugefügt. Das gehört zum Leben dazu. Sie, ich, wir alle. Niemand gelangt unverwundet durch das Wunder namens Leben hindurch. Die einen mehr, die anderen weniger. Die Frage ist nicht, ob jemand verwundet ist, sondern wo, wodurch und wie damit umgegangen wird.

Die meisten Wunden heilen von allein. Das ist zum Beispiel der Grund, warum Psychotherapeuten im Anschluss an das Erleben eines Traumas nicht sofort aktiv werden. Denn im Normalfall erfolgt Selbstorganisation und das traumatisierte Individuum tüftelt einen eigenen Weg aus, den es aus den Traumafolgen heraus und in die Anpassung führt. Diese Selbstorganisation ist ein wunderbarer Mechanismus, der uns erlaubt, uns an Widrigkeiten des Lebens anzupassen, und er ist in uns allen beheimatet. Damit Selbstorganisation gelingen kann, hält sich der Psychotherapeut bei eben erst traumatisierten Personen weitgehend heraus und vermittelt in der Regel lediglich Informationen.

Doch manchmal gelingt die Selbstorganisation nicht. Nicht jede Wunde heilt von alleine. Manche Wunden, die vielleicht nicht gut versorgt worden waren oder bei deren Versorgung Verbandsmaterial gefehlt hatte, eitern bis in alle Ewigkeit und lösen bei Berührung Schmerzen aus. Mehr noch: Unversorgte Wunden werden manchmal an die eigenen Kinder weitergegeben, ohne dass man sich dessen bewusst ist und das Kind schon gar nicht. So überwintern emotionale Wunden und gelangen von Generation zu Generation. Die Fachwelt nennt dies transgenerative Übertragungen, also emotionale Schwierigkeiten, die über die Generationen hinweg in der Familie laufen.

> Genau das war wohl in einer Familie geschehen, die ich letzten Endes über mehrere Jahre hinweg betreut hatte. Zunächst hatte ich eine (schon erwachsene) Tochter kennengelernt, die unter anderem Mühe im Umgang mit ihren Gefühlen hatte. Dann lernte ich ihren älteren Bruder kennen, mit dem ich an ähnlichen Themen gearbeitet hatte. Schließlich lernte ich den jüngeren Bruder kennen, wieder mit ähnlichen Schwierigkeiten. Das war eine überzufällige Häufung emotionaler Schwierigkeiten in einer Geschwisterreihe, so lud ich die Eltern ein,

vermutend, dass hier der sog. Indexpatient zu finden sei, also die Person, um die es in einer Psychotherapie tatsächlich geht. Denn der Symptomträger ist nicht immer der Indexpatient, nicht selten sind es die Kinder, die wegen Symptomen in Therapie gelangen, doch eigentlich geht es um die psychisch belasteten Eltern. Auf Elternebene nun lernte ich eine emotional tief belastete Mutter kennen, die auf mich traumatisiert wirkte, ohne dass sie selbst traumatisiert worden wäre. Schließlich lud ich einer Intuition folgend die Großmutter zum Gespräch und diese berichtete mir von einer immens traumatisierenden Kindheit, voller Gewalt. Es war schnell klar: Dies war die Indexpatientin, und wahrscheinlich hatte ihr Trauma in Form von emotionalen Schwierigkeiten seinen Weg durch die Generationen hindurch gefunden.

Schauen wir uns den Begriff des Traumas sowie die möglichen Folgen etwas genauer an. Dabei handelt es sich um ein tiefgreifendes Ereignis von katastrophenartigem Ausmaß, welches die eigene körperliche, emotionale oder sexuelle Integrität verletzt hat, oder aber man ist Zeuge geworden, wie dies jemand anderem geschah. Das Erleben eines Traumas kann zu spezifischen Traumafolge-Symptomen führen, wozu Schreckhaftigkeit, Nervosität, Albträume, unwillkürliche Erinnerungen ans Trauma, Schwierigkeiten im Umgang mit Gefühlen und Verdrängung sowie Vermeidungsverhalten gehören können. Das sind natürliche Reaktionen, die viele von uns nach schwierigen Ereignissen erleben. Als mir einmal vor Jahren ein Einbruchdiebstahl widerfahren war, erlebte ich genau diese Symptome während der ersten ein oder zwei Tage nach dem Einbruch, anschließend waren sie wieder weg. Es war sehr unangenehm und belastend, und doch war ich dankbar für dieses Erlebnis, da ich seither besser nachempfinden kann, was in meinen traumatisierten Patientinnen und Patienten vor sich geht. Bei mir waren die Symptome rasch verschwunden, doch ebben die Symptome nicht ab und bestehen sie länger als einen Monat, ist aufzuhorchen. Zum einen können diese Symptome beträchtliches Leid sowie Einschränkungen in der eigenen Lebensführung hervorrufen, zum anderen auf die eigenen Kinder übertragen werden, ohne dass diese selbst jemals traumatisiert worden wären – wie im obigen Beispiel. Dies mitunter, weil das Kind am Modell lernt. Dann kann es zu Verhaltensauffälligkeiten kommen, die an und für sich schwer erklärbar sind, weil das Kind selbst nicht traumatisiert worden ist – die Auffälligkeiten ergeben aber Sinn, wenn die Lebensgeschichte der Eltern miteinbezogen wird. Achten Sie also auf Ihre emotionalen Wunden, pflegen Sie alte Verletzungen, lassen Sie sie heilen. So stellen Sie sicher, dass nur Sie darunter gelitten haben und es mit Ihnen endet – das ist bereits schlimm genug – nicht aber auch Ihr Kind.

Noch ein Wort zu schwerwiegenden und möglicherweise traumatischen Stresserfahrungen bei Kindern. Es geht es in der Kindererziehung nicht darum, Stress von Kindern fernzuhalten, sondern sie durch Stress zu begleiten. Um diesen Alltagsstress geht es hier nicht, Ihr Kind darf etwas Stress ausgesetzt sein, so lernt es, damit umzugehen. Die Sache ist anders gelagert bei extremen Stressereignissen von katastrophalem Ausmaß wie eben beschriebene Traumata. Selbstverständlich ist das Kind vor einem solchen Erlebnis zu bewahren. Hier haben Eltern eine Schutzfunktion, die ohne Wenn und Aber auszuüben ist. Wurde das Kind dennoch traumatisiert und stellen sich oben genannte Symptome oder auch andere ein, empfehle ich die Anbindung an ein professionelles Helfersystem, das weiter beraten und unterstützen kann.

Den Fokus richten

Passiert uns Schlimmes, ist es nicht immer einfach, das Gute noch zu sehen. Es wird durch das Schlimme überblendet. Ich veranschauliche Ihnen das: Nehmen Sie bitte ein weißes Blatt hervor und zeichnen Sie mit einem Bleistift einen dunklen Punkt so groß wie die Bleistiftspitze darauf. Was sehen Sie? Die meisten antworten: Einen dunklen Punkt. Kaum einer antwortet: Sehr viel weiße Fläche. Der Mensch ist darauf ausgerichtet, das Ungute mehr zu sehen als das Gute, was als eine Form von Überlebensmechanismus erachtet werden darf. Und das Ungute darf gesehen werden, soll gesehen werden, Vermeidung ist in der Regel ungünstig. Doch soll der Fokus auch auf das Gute ausgerichtet werden, die Wahrnehmung soll balanciert sein, ansonsten versinken wir in einer Welt voll dunkler Punkte.

Von Ncazelo Ncube und David Denborough stammt eine wunderbare Methode, die hilft, die Wahrnehmung auf das Gute im eigenen Leben zu lenken: der Lebensbaum. Sie wurde ursprünglich für traumatisierte Kinder in Afrika entwickelt und lässt sich gut auch bei Kindern und Erwachsenen in Europa anwenden, die schwierige Ereignisse erlebt haben. Nehmen Sie dafür ein großes Blatt hervor und zeichnen Sie einen Baum. Füllen Sie diesen mit den folgenden Inhalten:

- Tragen Sie in die Wurzeln des Baums ein, woher Sie kommen: Familie, Ort, Land, Kultur und so weiter. Achtung: Nur das, was Sie auf positive Weise geprägt hat.
- In die Erde tragen Sie ein, was Sie zu tun gedenken, sämtliche Aktivitäten, denen Sie nachgehen wollen (nicht müssen).
- In den Stamm schreiben Sie, was Ihnen am Herzen liegt und über welche Fähigkeiten Sie verfügen. Der Stamm steht für das, was Sie wertschätzen. Es dürfen auch Werte, Fähigkeiten, Dinge oder sonst etwas sein, die Ihnen früher wichtig gewesen waren. Benennen Sie, von wem Sie eine Fähigkeit erhalten haben.
- Tragen Sie Ihre Hoffnungen, Träume und Wünsche in die Zweige ein. Dabei kann es sich um Kurzfristiges oder um Längerfristiges handeln. Es kann etwas für sich selbst oder für die gesamte Menschheit sein.
- Beschriften Sie die Blätter mit Personen (auch Tieren), die für Sie auf gute Weise wichtig sind. Es können nahestehende Personen mit direktem Einfluss sein oder solche, die Ihnen nie begegnet sind, die Sie aber positiv beeinflusst haben. Wenn Sie mögen, dann schreiben Sie neben jedes Blatt eine kurze Geschichte, die Sie mit der auf dem Blatt genannten Person verbindet.
- Schreiben Sie auf jede Frucht ein Vermächtnis, das Ihnen hinterlassen wurde. Es sind Geschenke, die Ihnen überreicht worden sind. Es kann sich dabei um alles Mögliche handeln, um Fähigkeiten, um materielle Dinge und so weiter.
- Tragen Sie in die Blüten des Baums die Vermächtnisse ein, die Sie anderen weitergeben möchten.

Bleiben Sie während dieser Übung stets auf der »Sonnenseite« Ihres Lebens. Konzentrieren Sie sich ausschließlich auf positive, angenehme, wohltuende Dinge.

Diese Übung lässt sich gut mit der ganzen Familie umsetzen. Auch kleinere Kinder können sich einen Baum basteln, mit etwas Support gelingt es auch ihnen, den Baum zu bestücken. Dies darf auch in Form einer Collage erfolgen oder mit einem Arsenal an Buntstiften.

Sobald Sie und Ihre Familie Ihren jeweiligen Lebensbaum fertiggestellt haben, hängen Sie sie nebeneinander an einer zentralen Stelle in Ihrer Wohnung auf. Bitten Sie Freunde und weitere Familienangehörige dazu und erzählen Sie reihum von all den Einzelheiten des Baums. Sind keine Personen da, denen Sie Ihre positive Geschichte erzählen können, dann berichten Sie Ihrer Katze, den Stofftieren des Kindes, der Modelleisenbahn oder sonst was. Es fördert die Wirksamkeit, wenn Sie es Anderen erzählen – lieber in Mensch-, jedoch notfalls auch in (Stoff-) Tier- oder Spielzeugform.

Emotionale Schieflage

Gefühle und Verstand sind keine gegnerischen Parteien, auch wenn es sich hie und da so anfühlt. Denn eigentlich handelt es sich um Teamplayer. Befinden sich die Gefühlswelt und der Verstand in einem ausgeglichenen Zustand, informieren die Gefühle den Verstand über die derzeitigen Bedürfnisse, woraufhin letzterer dafür sorgt, dass diese befriedigt werden. Auch der Verstand screent nach Bedürfnissen und gleicht sich mit den Gefühlen ab. So wird fortlaufend ein seelisches Gleichgewicht generiert, das Wohlbefinden erzeugt. Doch unterdrückt der Verstand die Gefühle oder hebeln allzu intensive Gefühle den Verstand aus, entsteht eine Schieflage.

Umso aktiver die Gefühle, umso passiver der Verstand. Eine solche Schieflage ist ungünstig, denn der Verstand decodiert die Informationen aus den Gefühlen und erkennt und entscheidet, was zu tun ist. Es ist wichtig, diese emotionale Schieflage zu beenden, die Intensität der Gefühle zu reduzieren. Bloß, wie?

Bei einer Gefühlsintensität von 60–70 %, wobei 0 % bedeutet, dass kein intensives Gefühl vorliegt und 100 %, dass das Gefühl nicht intensiver sein könnte, sind sogenannte Skills das Mittel der Wahl. Skills ist ein englisches Wort und bedeutet so viel wie Fähigkeiten oder Fertigkeiten. Skills sind kleine Helferlein, die den Gefühlen schlagartig ihre Spitze nehmen. Es sind unschädliche Ablenkungsstrategien. Dabei gibt es verschiedene Skills: Sinn-Skills, gedankliche Skills und Bewegungs-Skills. Die nachfolgende Auflistung bietet eine bei Weitem nicht abschließende Auswahl an Skills.

Sinn-Skills:

- Schärfe: Chilischote, Pfefferkörner, scharfes Bonbon, Tabasco, scharfer Senf, Wasabi
- Aroma: Nelke, Kümmel, Zitrone
- Duft: Gewürze, Parfüm, Duftöle
- Leichter Schmerz: Gummiband am Handgelenk, Stein im Schuh, Coldpack im Nacken, Kneifen
- Berührung/Erlebnis: Kitzeln mit Feder, Massageroller, Igelball, Barfußlaufen, kalt duschen, Musik hören

Gedankliche Skills:

- Von 1.000 immer wieder 7 abzählen
- Sudoku lösen
- Kreuzworträtsel lösen
- Rätselbuch bearbeiten
- Gedankenreise
- Autogenes Training

Bewegungs-Skills:

- Waldspaziergang
- Treppe herauf- und hinunterrennen
- Liegestütze und Kniebeuge machen
- Sonnengrüße (Yoga)
- Boxsack bearbeiten oder in ein Kissen boxen
- Nordic Walking oder Joggen

Skills dürfen kurzfristig unangenehm sein, etwas Spannung oder sogar leichten Schmerz erzeugen, doch niemals Schäden zufügen. Beachten Sie weiter, dass Sie nur solche Bewegungs-Skills ausüben, die keine Gefahr bergen. Skifahren ist zum Beispiel kein empfehlenswertes Bewegungs-Skill, auch wenn es Ihnen unter normalen Umständen große Freude bereitet. Dies, da die Verletzungsgefahr zu groß ist, wenn man mehr mit Gefühl als mit Verstand die Pisten heruntersaust – für sich selbst wie für andere.

Gerade kürzlich hat mir ein Patient, der zu Wutanfällen neigt, rückgemeldet, dass er die Skills einfach nur lächerlich fände. Das ist in Ordnung. Wenn Ihnen die Skills überhaupt nicht zusagen, lassen Sie es sein. Ich würde dennoch gerne anmerken: Warum diese nicht einmal ausprobieren? Was verliert man, probiert man's? Im Gegenteil, durch Ausprobieren gewinnt man bereits, ist doch das lediglich Ausprobieren von Skills bereits Selbstfürsorge, denn man sorgt sich um sich selbst und probiert neue Wege aus, damit es einem wohler ist. Und genau darum geht es doch letzten Endes sowieso: Selbstfürsorge. Wer für das eigene Selbst wie auch für den Anderen Sorge trägt, hat gute Karten für ein Leben mit Qualität. Diese Argumente führte ich auch bei meinem Patienten ins Feld und schließlich erklärte er sich maximal widerwillig einverstanden, eine minimale Anzahl an Skillchen auszuprobieren.

Welche Skills bei Ihnen klappen, ist im Vorhinein unbekannt. Ich schlage vor, probieren Sie verschiedene Skills aus. Experimentieren Sie. Beißen Sie bspw. auf ein Pfefferkorn und beobachten sich. Was macht es mit Ihnen? Können Sie sich auf etwas anderes konzentrieren als auf den Schärfe-Reiz in Ihrem Mund? Vielleicht sind Pfefferkörner das Falsche für Sie, das ist möglich. Ich habe einmal meinem dazumal sechsjährigen Sohn Pfefferkörner zur Regulierung intensiver Gefühle angeboten. Mutig wie er ist, probierte er die Körner aus und mochte sie überhaupt nicht – immerhin war er danach auf mich und nicht mehr auf die Katze wütend. Mein Sohn bevorzugt andere Skills und das ist okay so, denn Skills sind individuell – was dem einen zusagt, widerstrebt dem anderen.

Ist in der obigen Aufzählung kein für Sie passendes Skill dabei, durchstöbern Sie das Internet. Interviewen Sie Ihr Umfeld. Durchstörbern Sie Lifestyle-Magazine. Zappen Sie sich durch Filme und beobachten Sie die Schauspielenden. Suchen und finden Sie etwas, das Ihren Fokus kurz vom unangenehmen Gefühl abzieht.

Bei Gefühlen mit einer Intensität von unter 60–70 % oder im Anschluss an Skills empfehlen sich Entspannungsstrategien. Ich habe Ihnen 54321 bereits vorgestellt, zudem schlage ich Ihnen als Nächstes Yoga vor und zeige progressive Muskelrelaxation (PMR).

> Yoga: Wissenschaftliche Studien haben gezeigt, was mir durch meine persönliche Erfahrung als Yoga-Bärin schon lange klar ist: Yoga kann hochwirksam Stress reduzieren. Die Empfehlung muss also lauten: Bauen Sie Yoga-Übungen in Ihren Alltag ein, um Ihr generelles Stressniveau zu senken und üben Sie solche Übungen zudem aus, wenn Sie gestresst sind. Schreiben Sie sich in einen örtlichen Yoga-Kurs ein oder sehen Sie sich Online-Lektionen an (ich persönlich mag »Mady Morrison« sehr), was mit Kindern oft einfacher umsetzbar ist. Selbstverständlich sind Yoga-Übungen nicht für jedermann, doch für viele sehr nützlich.

> Progressive Muskelrelaxation (PMR): Suchen Sie sich einen Muskel Ihres Körpers aus, bspw. den rechten Oberarm. Verwenden Sie keinen Muskel, der vorgeschädigt ist, vielleicht durch eine Sportverletzung. Spannen Sie nun diesen Muskel fest an, und zwar für 30 Sekunden. Geben Sie alles. Ganzer Fokus auf die Anspannung des Muskels. Lassen Sie nach Ablauf der Zeit komplett los. Was passiert? Nach der Anspannung erleben Sie Entspannung. Suchen Sie sich anschließend einen anderen Muskel aus, vielleicht die linke Wade? Oder steuern Sie einen »exotischen« Muskel an, wie bspw. die Muskeln in der zweitkleinsten Zehe rechts. Gehen Sie so durch Ihren Körper hindurch, steuern Sie verschieden Muskeln an, und zwar so lange, wie es Ihnen guttut. Sie finden online Videos, die Sie durch die PMR hindurch begleiten und auch ein wenig anders aufgebaut sind als meine Beschreibung. Am Ende gilt immer: So, wie es für Sie passt, passt es.

Entspannungsstrategien sollten nicht nur bei Flut, sondern auch bei Ebbe ausgeübt werden. Im Idealfall gehen Sie täglich denjenigen Entspannungsstrategien nach, die Ihnen guttun. Ich bin selbst Mama und ich weiß, dass die Ausübung solcher Entspannungsstrategien nebst der Kinderbetreuung eine Herausforderung ist, aber nichtsdestotrotz: Machen Sie es möglich. Notfalls sperren Sie sich für diese Zeit in der Toilette ein. Geben Sie sich, was Sie brauchen, und zwar nicht nur zu Weihnachten – sondern möglichst täglich. Es geht hier um eine Handvoll Minuten, deren lösende Effekte dann auch dem Kind zugutekommen: Die Mutter ist entspannter und das Kind lernt, wie Selbstfürsorge geht. Sich als Elternteil regelmäßig Zeit für sich herauszunehmen, ist eine Win-Win-Situation für alle Beteiligten; der Nachteil ist, man muss gegen die Stimme im Kopf angehen, die fälschlicherweise sagt: Du musst in jeder Millisekunde für dein Kind da sein. Doch sein Kind zu lieben, bedeutet eben auch, sich selbst zu lieben, ist es doch ein Teil von Ihnen.

Die Durchführung von Skills und Entspannungsstrategien bei hoher Gefühlsintensität wird ebendiese verringern, sodass sich die emotionale Schieflage reduziert. Wenn nicht: Weitermachen mit Skills. Schließlich resultiert ein einigermaßen balancierter Zustand zwischen Gefühlswelt und Verstand. Nun, wo der Verstand wieder funktionsfähig(er) ist, ist er zu nutzen.

Der erste Schritt nach der Herunterregulierung ist die Akzeptanz (▶ Abb. 3). Es gilt, die derzeitige emotionale Lage zu akzeptieren. Sie fühlen, was Sie fühlen, und das ist goldrichtig so. Klopfen Sie sich doch einmal selbst auf die Schultern und sagen: »Ist okay!« Nicht wenige tendieren dazu, sich in einer solchen Situation Selbstvorwürfe zu machen, wie bspw.: »Ich bin so blöd!« oder »Warum bin ich nur so dämlich?!« Hand aufs Herz: Hilfts? Tuts gut? Ists förderlich? Ich denke nein. Also unterlassen.

Dann endlich folgt das Kernstück der Emotionsregulation, nämlich die Analyse der Situation. Im Rahmen der Analyse stellen Sie sich nacheinander die folgenden zwei Fragen:

1. Was ist los?
   – In was für einer Situation befinde ich mich?
   – Was fühle ich?
   – Welche Bedürfnisse habe ich?
2. Was brauche ich?
   – Mit welchem Verhalten kann ich mir das, was ich brauche, geben?
   – Mit welchem Denken helfe ich mir in dieser Situation?

– Oder kann ich weder etwas machen noch anders denken, sondern habe auszuhalten und zu akzeptieren?

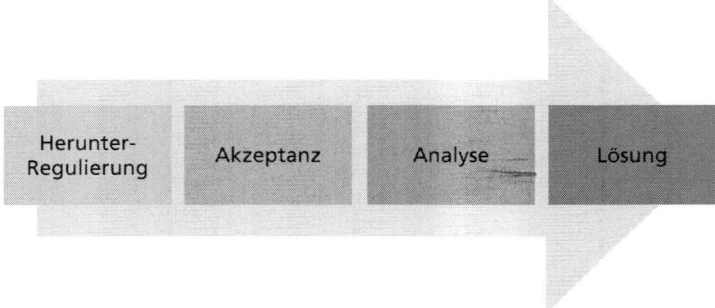

Abb. 3: Ablauf einer optimalen Emotionsregulation

Zunächst analysieren Sie also, was los ist und was Ihnen Ihre Gefühle mitteilen, danach widmen Sie sich der Umsetzung dessen, was Sie herausgefunden haben. Eventuell liegt die Lösung auf der Handlungsebene (bspw. jemanden anrufen bei Einsamkeit, einen Spaziergang machen bei Langeweile, einen Freund um Hilfe bitten bei Hilflosigkeit) oder auf der Gedankenebene (bspw. die eigene Einstellung ändern). Seien Sie wie eine Mutter oder ein Vater zu sich selbst, die Ihrem oder der seinem Kind feinfühlig das gibt, was es braucht. Bemuttern oder bevatern Sie sich. Übernehmen Sie Verantwortung für sich selbst. Können Sie es bei sich, können Sie es bei Ihren Kindern und umgekehrt.

Doch was, wenn sich keine Lösung finden lässt? Manchmal gibt es keine Lösung. Es gibt Situationen im Leben, in denen man mit dem Rücken zur Wand steht, absolut hilflos und machtlos ist und einem nichts bleibt, als auszuhalten. Wenn nichts hilft, dann hilft eins: Radikale Akzeptanz.

Radikale Akzeptanz bedeutet: Jetzt ist es so. Jetzt ist es schlecht. Jetzt ist es miserabel. Ich will das nicht. Ich halte es nicht aus. Aber so ist es. Ich kann nichts dagegen tun. Sich in einen aussichtslosen Kampf zu begeben, bringt nichts. Ich muss radikal akzeptieren, dass es ist, wie es ist und Punkt. Manchmal ist alles, was man tun kann, auszuhalten.

Ängste und Mut

Neigen Sie zu Ängsten? Oder vielleicht Ihr Kind? Wunderbar, ich gratuliere Ihnen und Ihrem Kind zu diesem funktionierenden Überlebensmechanismus. Denn die Angst hat die mitunter lebensnotwendige Aufgabe, auf mögliche Gefahren oder Bedrohungen hinzuweisen (▶ Abb. 4). Wie im Abschnitt über Aggression schon erwähnt, ist Angst vergleichbar mit den Warnlämpchen im Auto, die auf einen drohenden Schaden des Autos hinweisen. Wie gut, dass es diese Warnlämpchen gibt, die auf Probleme aufmerksam machen. Dank der Warnlämpchen ist der Schaden möglicherweise abwendbar, ehe er eintritt.

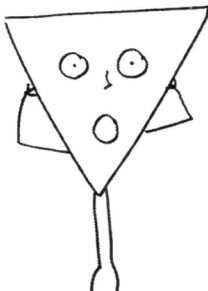

Abb. 4: Angst

Wussten Sie, dass Mäuse, denen ein für Gefühle wichtiges Gehirnareal entfernt wurde, den lauernden Katzen direkt vor die Schnauzen laufen und verspachtelt werden? Diesen Mäusen fehlte die lebensnotwendige Angst, die das Mäuschen angesichts der Gefahr fliehen lassen hätte.

Das ist die Funktion der Angst: Warnung. Angst ist ein Alarmsignal des Körpers, das vor Gefahren warnt. Die Angst veranlasst ein Verhalten, das dem Schutz und der Sicherheit dient.

Angst zeigt sich auf drei Ebenen: auf vegetativer, motorischer und kognitiver Ebene. Auf der vegetativen Ebene kommt es zu körperlichen Symptomen wie Schweißausbrüchen, flacher Atmung, Herzklopfen und weiteren. Auf der motorischen Ebene erhöht sich bspw. die Muskelspannung, manchmal kommt es auch zu einer Lähmung – Sie kennen vielleicht den Ausdruck »starr vor Angst«, der kommt nicht von ungefähr. Schließlich kommt Angst auf kognitiver Ebene zum Ausdruck: die Aufmerksamkeit ist am Gegenstand der Angst fixiert, es kommt zu einer Art Tunnelblick. Angst, wie generell unangenehme Gefühle, haben die Tendenz, den eigenen Fokus zu schmälern, während angenehme Gefühle ihn eher weiten.

Es lassen sich rationale von irrationalen Ängsten unterscheiden. Während bei einer rationalen Angst tatsächliche Gefahr droht, konzentriert sich die irrationale Angst auf etwas, von dem eigentlich keine Gefahr ausgeht. Erlebt zum Beispiel jemand, der gerade in freier Wildbahn einem Löwen begegnet, Angst, ist das rational. Begegnet jemand im Wohnzimmer eine winzig kleine, harmlose Babyspinne und fühlt ebenfalls Angst, ist das irrational. Selbstverständlich wendet sich das Blatt, wenn sich das Wohnzimmer in Australien befindet, wo von ein paar dieser Viecher dann doch eine reelle Gefahr ausgeht. Gleichzeitig ist es insofern egal, ob die Angst rational ist oder nicht, als dass das Gefühl der Angst dasselbe ist. Angst ist Angst, rational-irrational – egal, Angst ist Angst.

Wovor haben Sie Angst? Und wovor Ihre Kinder? Ein liebevoll gestaltetes, von Emma Brownjohn verfasstes Kinderbuch mit dem Titel »Zittern, Bibbern, Schüchtern sein. Angst kennt jeder, Groß und Klein« bietet sich an, gemeinsam mit dem Kind mögliche Angstquellen zu ergründen. So unterschiedlich die Angstquellen sein können, gelöst wird die Angst immer auf dieselbe Art, und zwar durch die Frage: »Was brauche ich?« Bei rationalen Ängsten, zum Beispiel in Angesicht eines Löwen, bringen Sie sich bitte in Sicherheit. Hier geht es um Schutz. Wer in (echter) Gefahr ist, muss aus der Gefahr heraus. Bei irrationalen Ängsten hingegen geht es um Begegnung. Das wirkt paradox, denn wovon man sich am meisten abwenden möchte, dem soll man sich zuwenden. Doch flieht man, lernt man nicht, dass die Babyspinne ungefährlich ist, wodurch sich die Angst anhaltend abbauen täte. Durch die Begegnung mit den eigenen Ängsten und durch das Verbleiben in der angstbesetzten Situation kommt es zu einer neuen Lernerfahrung, die in der Reduktion der Angst mündet. Das ist das psychotherapeutische Grundprinzip in der Behandlung von irrationalen Ängsten. Die Vermeidung oder Ignoranz von diesen Ängsten ist eine Einladung an diese, zu bleiben. Diese Einladung nehmen die Ängste in der Regel gerne an und manchmal weiten sie sich sogar aus.

Gerade zwischen vier und acht Jahren flammt das Thema Angst bei vielen Kindern (nochmals) auf. Auch bei meinem eigenen Sohn kamen, als er etwa fünf Jahre alt war, plötzlich Ängste, und zwar vor dem alleine-Schlafen, wo er doch schon längere Zeit alleine in seinem Zimmer geschlafen hatte. Machen Sie sich keine übermäßigen Sorgen: Angst gehört zum normalen Leben dazu und der Umgang damit muss nun mal erst erlernt werden. Niemand von uns kam fertig entwickelt auf die Welt. Unterstützen Sie Ihr Kind dabei, in dem Sie gut auf die Ängste reagieren.

Wie reagieren Sie auf die Ängste Ihres Kindes? Sagen Sie vielleicht, wenn es sich fürchtet: »Du brauchst keine Angst zu haben, da ist nichts?« Noch schlimmer wäre: »So ein Blödsinn, jetzt reiß dich mal zusammen. Stell dich nicht so an!« (Dies wird weiter getoppt von Auslachen, wie es die Eltern von Thomas, dem Jungen aus dem Fallbeispiel vom Anfang dieses Kapitels, getan hatten.) Leider reagieren nicht wenige Eltern auf diese oder eine ähnliche Weise, auch ich bin mit solchen Aussagen aufgewachsen. Auch wenn es gut gemeint ist, ist es dennoch alles andere als gut. Denn mit diesen Worten bringen wir unserem Kind zum einen bei, dass seine Gefühle falsch seien, zum anderen, dass wir es nicht ernst nehmen und ihm in seiner Not nicht beistehen. In der Folge ist es verwirrt hinsichtlich seiner Gefühle, und es fühlt sich weder gehört noch verstanden.

Wahrscheinlich ist genau das bei Thomas passiert. Die Eltern hatten gelacht, als der kleine Thomas aus dem stockdunklen Bunker, in dem er höchstwahrscheinlich massive Ängste erlitten hatte (wie sonst fühlt sich ein so kleines Kind in einer solchen Situation?), befreit hatten. Durch das Lachen und nicht Ernstnehmen durch die Eltern hat Thomas gelernt, dass seine Gefühle nicht von Belang sind, Angst lächerlich sei. Und weil er von Belang und nicht lächerlich sein wollte, hat er sich weitestmöglich von seiner Gefühlswelt distanziert.

Ähnlich fatal ist es auch, das Kind bei intensiver Angst (wie auch anderen Gefühlen) abzulenken. Stellen Sie sich doch mal das Folgende vor: Sie selbst haben gerade ein intensives Angst- (oder anderes) Gefühl. Was, wenn nun eine nahestehende Person, von der Sie sich Schutz und Geborgenheit versprochen haben, Sie abzulenken versucht? Also während Ihr Herz bis zum Hals schlägt, sie kurz vor einem Nervenzusammenbruch stehen, nicht mehr wissen, wo oben und wo unten ist, sagt die Person vielleicht: »Schau mal, da vorne ist eine Katze. Wie süß das Kätzchen doch ist. Komm, wir wollen es streicheln. Miau, miau, komm mal her!« Wie würden Sie sich fühlen? Nicht wirklich ernst genommen, oder? Ihrem Kind, das Sie mit Ablenkungsversuchen zu beruhigen versuchen, geht es ähnlich.

Was Sie oder Ihr Kind stattdessen in einer Angst besetzten Situation brauchen, ist die Bestätigung der Gefühle sowie Beistand. Wenn es Ihr Kind ist, das gerade Angst hat, sagen Sie: »Kann es sein, dass du dich gerade so richtig ängstlich fühlst? Ich frage, weil ich dein erschrockenes Gesicht mit den weit aufgerissenen Augen sehe. Okay, ich bin da und helfe dir gerne. Was brauchst du? Was kann dir jetzt helfen? Wollen wir gemeinsam x und y machen?« Sehen Sie ihm dabei in die Augen, halten Sie seine Hände oder legen Sie die Ihrigen auf die Schultern Ihres Kindes. Stellen Sie auf diese Weise körperlichen Kontakt her, so, wie es für Sie beide stimmt. Mit großer Wahrscheinlichkeit beruhigt sich Ihr Kind nur schon durch diese Worte, flankiert durch körperliche Nähe, bald.

Wie würden Sie sich fühlen, wenn jemand auf diese Weise mit Ihnen spricht, wenn Sie gerade intensive Angst haben? Würde sich gut anfühlen, oder? So ergehts auch Ihrem Kind. Und: Auf diese Weise erklären Sie die Gefühlswelt des Kindes für gültig. Sie sprechen ihm die Angst nicht ab, sondern nehmen sie an, akzeptieren. Das Kind lernt, dass es seine Gefühle haben darf, dass es okay ist, wie es ist, und mit allem, was es fühlt, und dass es ernst genommen und gesehen wird. Dass Sie für es da sind. Welch wunderbare Lernerfahrung!

Anschließend schauen wir uns vier Ängste näher an, die bei Kindern häufig sind: Angst vor dem Monster unterm Bett (oder etwas Ähnlichem), Angst vor Jemandem, Schulangst und Trennungsangst.

Angst vor dem Monster unterm Bett

Mal ehrlich: Woher wissen Sie, dass es keine Monster unter dem Bett gibt? Sie haben es im Laufe der Zeit gelernt, richtig? Es hat sich einfach nie eines gezeigt und mit dem Verstand einer entwickelten, erwachsenen Person verstehen Sie, dass es wohl wirklich keine gibt. (Wären wir uns aber alle so sicher, hätten Horrorfilme nicht schon seit vielen Jahren Hochsaison.) Auch Ihr Kind muss erst Erfahrungswissen sammeln und lernen, zwischen

Realität und Fantasie zu unterscheiden. Gönnen Sie Ihrem Kind diese Lernerfahrung und begleiten Sie es feinfühlig.

Wenn Ihr Kind diese oder eine ähnliche Angst zeigt, reagieren Sie liebevoll und unterstützend. Erklären Sie die Gefühle Ihres Kindes unbedingt immer für gültig und werten Sie sie niemals ab. Sagen Sie: »Okay, ich sehe, du fühlst dich ängstlich. Du befürchtest, dass unter deinem Bett ein Monster ist, ja? Es ist in Ordnung, Angst zu haben. Ich verstehe gut, dass man Angst bekommt, wenn man unterm Bett ein Monster wähnt. Was wäre nun hilfreich für dich? Möchtest du vielleicht, dass ich nachsehe?« Und wenn Ihr Kind das möchte, sehen Sie nach. Begeben Sie sich auf Monsterjagd. Vielleicht wollen Sie sich mit einer Kochkelle bewaffnen, nur für den Fall, dass sich das Monster doch zeigt. Und ein auf den Kopf gesetztes Küchensieb könnte vor etwaigen Kopfverletzungen schützen. Schauen Sie in Absprache mit Ihrem Kind auch an anderen Orten nach. Warum nicht den Garten mitten in der Nacht mit Taschenlampen absuchen – lassen Sie die Nachbarn denken, was sie denken, was wirklich zählt, ist, was Ihr Kind denkt. Und nach der nächtlichen Monster-Suchaktion wird es denken, dass es die beste Mama oder den besten Papa auf Erden hat. Suchen Sie überall da, wo das Kind es möchte, sofern es nicht der Mond ist (aber auch hier könnte man zumindest ein oberflächliches Screening mit einem Fernrohr, das eilig aus einer leeren Klopapierrolle gebastelt wurde, vollziehen). Sie tun Ihrem Kind damit etwas richtig Gutes. Sie nehmen es ernst, Sie geben seinen Gefühlen Raum, Sie helfen ihm im Umgang mit seinen Gefühlen, und: Sie könnten nichts Besseres für die Bindung zwischen Ihnen und Ihrem Kind tun. Es ist möglich, dass Sie dies für eine Weile jede Nacht machen müssen, vielleicht auch mehrmals. Tun Sie es, auch wenn Sie am nächsten Tag eine extra Schicht Make-up benötigen, um die Augenringe abzudecken. In der Regel wird es vorbeigehen.

Manchmal helfen zudem die folgenden Strategien:

- Kleidungsstücke von den Eltern: Geben Sie Ihrem Kind von Ihnen schon getragene gut duftende Kleidungsstücke mit ins Bett. So hat es Ihren Duft in der Nase und gute Düfte wirken entspannend auf eine angespannte Gefühlslage. Die Nase ist eng mit für die emotionale Verarbeitung wichtiger Gehirnareale verknüpft.

- Nachtlicht: Ein kleines Lämpchen kann Wunder bewirken. Erwerben Sie sich ein Nachtlicht, sollten Sie nicht ohnehin schon eines haben. Ein bisschen Licht spendet Trost in der Dunkelheit. Unsere Weihnachtsbeleuchtung inmitten der dunklen Jahreszeit kommt nicht von ungefähr.
- Im Abschnitt über Aggression haben Sie die »Comic-Übung« kennengelernt. Diese hilft oft herrlich bei Ängsten. Zeichnen Sie mit Ihrem Kind anderntags, in einem ruhigen Moment und wenn es taghell ist, eine Bildergeschichte mit sechs Zeichnungen. In der ersten Zeichnung zeichnet Ihr Kind das Monster. Die zweite Zeichnung zeigt eine Helferfigur. Die dritte das, was das Monster braucht, damit es nicht mehr kommt und Ruhe gibt. Die vierte zeigt die Übergabe dessen, was das Monster braucht, und zwar durch die Helferfigur. Die fünfte illustriert, wie sich das Monster über das jeweilige, vielleicht ein Geschenk, freut. Die sechste stellt dar, wie das Kind mit der Helferfigur zusammen ist und es ihm richtig gut geht. Schreiben Sie den Text der Geschichte auf die Blätter. Schließlich haben Sie einen Comic hergestellt, den Sie dem Kind regelmäßig vorlesen können. In der Psychotherapie von Ängsten bei Kindern habe ich viele Techniken ausprobiert, doch ich glaube, das Erstellen von Comics, die dem Kind immer mal wieder vorgelesen werden, waren mit am hilfreichsten.

Angst vor Jemandem

Ängstigt sich Ihr Kind vor einer anderen Person? Nehmen Sie es ernst. Lächeln Sie das gute Gefühl der Angst, das Ihr Kind spürt, niemals weg. Machen Sie sich nicht über die Angst lustig und ignorieren Sie sie auch nicht. Dadurch würden Sie die Warnlämpchen Ihres Kindes deaktivieren. Vielleicht hat es einen guten Grund, sich vor dem Onkel oder der Nachbarin zu ängstigen. Auch wenn nicht, ist das Kind in seiner Gefühlswelt ernst zu nehmen. Im Laufe des Lebens wird Ihr Kind vielen Personen begegnen, die nicht gut für es sind. Sie wollen, dass Ihr Kind auf sein Gefühl hört, das ihm vom Kontakt mit gewissen Personen abrät. Trainieren Sie ihm sein Gefühl also nicht ab. Auch wenn die Ängste nicht zu ergründen sind, belassen Sie es dabei. Auch das Monster unterm Bett lässt sich – ich gehe mal davon aus – nicht finden. (Ansonsten ist das der falsche Ratgeber.)

Sprechen Sie Ihr Kind auf das Warnlämpchen Angst an. Bestätigen Sie das Gefühl Ihres Kindes, in dem Sie sagen: »Es ist okay, wenn du vor dieser Person Angst hast. Du darfst Angst haben. Was brauchst du? Kann ich etwas tun für dich?«

Sind Sie sich sicher, dass von der Person, vor der sich Ihr Kind ängstigt, keine Gefahr ausgeht? Dann (und nur dann!) könnten Sie Situationen planen, in denen Ihr Kind der Person auf neutralem Boden begegnet. Ich gebe Ihnen ein Beispiel aus dem eigenen Nähkästchen: Mein Vater hatte meinen Sohn einmal, als er etwa drei oder vier Jahre alt war, zu stark an den Händen gehalten. Mein Vater hatte das mit keinerlei böser Absicht getan, es war für das kleine Kindlein einfach ein wenig zu fest gewesen. Anschließend vermied mein Sohn näheren Kontakt, Opa machte ihm Angst. Um dies abzufedern, plante ich lösende Situationen mit den Beiden, bspw. beim gemeinsamen UNO-Spiel im Garten. Auf diese Weise kamen die beiden wieder in Kontakt und mein Sohn lernte, dass er bei meinem Vater sicher war – und ich wusste, dass dem auch wirklich so war, sonst hätte ich anders gehandelt. Die Beziehung zwischen Großvater und Enkel wurde repariert, da letzterer korrigierende Erfahrungen mit ersterem erlebte.

Ich kann es nicht genug betonen: Sie müssen sich sicher sein, dass wirklich wahrhaftig keine Gefahr vorliegt. Denn es gibt fast nichts Schlimmeres, als wenn einem Kind durch eine Person Schlechtes widerfährt und ihm dann nicht geglaubt wird. Und dann wird es auch noch genötigt, sich weiterhin mit dieser Person zu treffen. Das schädigt die Bindung zwischen Ihnen und Ihrem Kind immens nebst anderen negativen Folgen für das Kind.

Schulangst

Viele Kinder haben Angst vor der Schule. Ich kann diese Ängste gut verstehen, schließlich ist das Schulhaus voller Herausforderungen: Da gibt es Prüfungen, die vermasselt werden können, Klassenkameraden, die einen nicht mögen, Turnunterricht, der nicht jedem liegt, Vorträge, die mit hochrotem Kopf gehalten werden wollen, Eltern mit Erwartungen und so weiter. Die Erinnerung an negative Schulerlebnisse kann eine lange Zeit treuer Wegbegleiter sein – insbesondere, wenn einem niemand beisteht.

Und da kommen Sie ins Spiel. Wie haben Sie bislang auf die Schule bezogenen Ängste Ihres Kindes reagiert? Auch im Rahmen von Schulangst ist es unentbehrlich, dem Kind liebevoll und zugewandt beizustehen, die Angst ernst zu nehmen, es nicht zu belächeln oder abzuwerten. Verharmlosende Aussagen wie »Das wird schon, kommt schon gut« oder Ablenkungsstrategien helfen nicht, da sich das Kind nicht abgeholt fühlt. Um aus etwas herauszukommen, muss man drin gewesen sein, will heißen: Sie als Eltern müssen sich in die Welt des Kindes begeben, um es an die Hand zu nehmen und herauszuführen. Die Bindung zu Ihnen ist Ihrem Kind ein Rettungsring durch diese turbulente See hindurch.

Sprechen Sie mit Ihrem Kind über seine Angst. Finden Sie heraus, was genau es ängstigt. Sind es die Mitschüler? Die Klassenlehrerin? Der Turnlehrer? Die Prüfungen? Oder gibt es einen langen, grauen Gang, durch den es zum Schulzimmer gehen muss, doch sich nicht traut? Wenn Sie wissen, worum es geht, können Sie gemeinsam mit Ihrem Kind und allenfalls der Lehrperson und ferner der Schulleitung überlegen, was es braucht, damit das Kind die Angst nicht mehr braucht und dem Unterricht wieder angstfrei folgen kann.

Dem Schulunterricht folgen zu können, ist ein zentraler Punkt. Denn Ängste, wie auch andere Herausforderungen – bspw. die Trennung der Eltern oder eine psychische Erkrankung eines Elternteils –, wirken sich nicht selten auch insofern negativ auf das Kind aus, als dass es müder, unkonzentrierter, weniger aufnahmefähig oder abgelenkt ist. Dem Schulunterricht nicht folgen zu können, ist als entwicklungsgefährdend einzustufen, da wichtige Entwicklungsschritte wie letzten Endes der Schulabschluss gefährdet sind.

Mitunter sind die Ängste so groß, dass die betroffenen Kinder die Schule nicht mehr besuchen mögen und ihr komplett fernbleiben. Doch Schulabsentismus, also das Fehlen in der Schule, ist wenn möglich zu vermeiden. Mitunter aus folgendem Grund: Wer Angst vor der Schule hat, will da intuitiv nicht mehr hin. Würde es sich hierbei um eine rationale Gefahrenquelle handeln, wäre es das einzig richtige Verhalten. Und wenn dem Kind in der Schule tatsächlich Gefahr droht, dürfte man das Kind nicht mehr dahingehen lassen, ehe die Gefahr gebannt ist. Doch der Angst vor

Tests oder vor dem Turnunterricht auszuweichen, würde die Angst mindestens aufrechterhalten, möglicherweise verschlimmern, da Ängste die Tendenz haben, sich auszuweiten, wenn man sie lässt. Es gilt, der (irrationalen) Angst ins Auge zu blicken – so wird sie abgebaut.

Ein erster Schritt ist, dass Sie sich für die Ängste Ihres Kindes interessieren. Allein dadurch, dass Sie sich interessieren, stärken Sie die Bindung zu ihm und helfen ihm bereits, denn sichere Bindung ist eine hochwichtige Ressource angesichts Angst. Als nächsten Schritt könnten Sie die bereits dargestellten Übungen zum Thema Angst mit Ihrem Kind praktizieren.

Ein wichtiger Punkt: Interessieren Sie sich nicht nur für Ihr Kind, wenn es Angst hat. Warum nicht? Weil es sich sonst die Strategie Angst aneignen könnte, um Ihre Aufmerksamkeit zu bekommen. Jedes Kind will Aufmerksamkeit, es ist ein Bedürfnis. Erhält es zu wenig davon und merkt es, dass es diese bekommt, wenn es ihm auf irgendeine Weise nicht gutgeht, dann wird es ihm künftig möglicherweise häufiger nicht gutgehen. Dabei wäre die Lösung so einfach: Interessieren Sie sich für Ihr Kind – generell! Erkundigen Sie sich am Mittagstisch nach seinen Erlebnissen des Vormittags, fragen Sie nach den Spielen, die es gespielt hat, nach dem Unterrichtsinhalt, was es in der Pause erlebt und ob das Pausenbrötchen geschmeckt hat. Fragen Sie, was es denkt und was es beschäftigt. Kommen Sie mit ihm ins Gespräch. Wenn Sie mich fragen: Die schönsten Gespräche in meinem Leben – und ich habe wirklich sehr, sehr viele Gespräche geführt – waren diejenigen mit meinem nun sechsjährigen Sohn. Wir diskutieren über Psychologie, Pädagogik, Politik, Philosophie, Alpinismus, Spielplätze, Essen, Filme ... den Themen sind keine Grenzen gesetzt. Häufiger, als dass wir einer Meinung sind, sind wir es nicht. Doch auch wenn wir immer mal wieder divergieren, liebe ich seine spannenden Ideen, genieße es an seinen Gedankengängen teil zu haben und ihn dadurch zu entdecken. Vielleicht geht es Ihnen ja genau so.

Zurück zur Angst. Wer ist der Gegenspieler der Angst? Der Mut. Dabei sind die Mutigsten oft die Ängstlichsten, denn ohne Angst kein Mut. In der Welt des Kindes sind es manchmal ganz kleine Dinge, die es ermutigen:

- Ein Talisman, bspw. ein Stein, den es mit in die Schule nehmen kann. Sie könnten ihn in der Nacht vor der Schule zu sich nehmen und den Stein mit »Mama-Energie« oder »Papa-Energie« aufladen.

- Ein Pflaster, das Sie ihm morgens auf den Handrücken kleben und auf das Sie mit einem wasserfesten Stift das Wort »MUT« schreiben – als Erinnerung daran.
- Ein Tier, das das Kind mit Mut verbindet, vielleicht ein Löwe? Vielleicht möchte es ein Stofftier in der Form eines Löwen mit in die Schule nehmen, oder ein T-Shirt tragen, auf dem ein Löwe abgebildet ist. Vielleicht wollen Sie morgens als Einstimmung auf die Schule gemeinsam brüllen wie ein Löwe, um die Kräfte des im Kind steckenden Löwen zu aktivieren. Vielleicht ist das kein idealer Tipp, wenn Sie in einer dünnwändigen Mietwohnung wohnen – vielleicht wollen Sie in diesem Fall lieber gähnen wie ein Löwe.

Lassen Sie sich auch bei dieser Angst auf die Welt des Kindes ein, auch wenn Sie vom morgendlichen Löwengebrüll oder -gähnen für den Büroalltag nicht profitieren werden (oder doch?). Wenn es dem Kind guttut, warum nicht. Wahre Liebe nimmt manchmal eine lustige Gestalt an.

Übrigens geht es bei Schulangst oft auch um das Thema Selbstwert. Selbstwert wird in einem eigenen Kapitel eingehender behandelt und ich möchte Sie dahin verweisen.

Trennungsangst

Der Begriff der Trennungsangst beschreibt die Angst eines Kindes davor, von seinen Eltern (oder anderen, nahestehenden Personen) getrennt zu sein. Möglicherweise weigern sich die Kinder, ohne die Eltern in den Kindergarten, in die Schule, zu Freunden oder sonst wohin zu gehen. Grundsätzlich ist das normal. Kinder lieben ihre Eltern und sind nun mal gerne in deren Nähe. Die Trennungsangst kann allerdings übermäßig sein, nämlich dann, wenn das Kind darunter leidet, dadurch beeinträchtigt ist und der Familienalltag allzu sehr davon belastet wird. Bei Trennung reagieren die Kinder mit heftigem Weinen, ausufernden Wutanfällen, sie schreien lautstark, werden kreidebleich und apathisch oder entwickeln psychosomatische Symptome wie Kopf- und Bauchschmerzen. Dabei entwickeln manche Kinder die Trennungsangst nahtlos aus der Fremdeln-Phase heraus aus, die eigentlich mit etwa zwei Jahren vorübergezogen wäre, bei anderen Kindern flammt die Trennungsangst nach zuvor angstfreier Phase wieder oder auch erstmalig auf.

Bei den einen Kindern lässt sich ein Grund für die Trennungsangst eruieren, bei den anderen bleibt es ein Rätsel höchster Güte. Sicherlich hilft Überbehütung insbesondere bei ohnehin schon ängstlich veranlagten Kindern nicht, aber auch andere Gründe wie frühere traumatische Ereignisse können zur Trennungsangst beitragen.

Selbstverständlich ist es auch in diesem Zusammenhang notwendig, die Gefühle des Kindes ernst zu nehmen. Lassen Sie sich die Gefühle schildern, bei jüngeren Kindern lassen Sie die Gefühle malen oder mit einem Stofftier oder einem Gefühlstanz darstellen. Gefühlsausdruck kann und darf verschiedene Wege gehen – jeder auf seine eigene Art.

Es gibt einige Punkte, die Eltern mit von Trennungsangst geplagten Kindern beherzigen können:

- Gönnen Sie dem Kind genügend Eingewöhnungszeit an einem neuen Ort, bspw. bei der Oma oder in der Kita. Sanftes Eingewöhnen hilft dem Kind, sich am neuen Ort und bei den neuen Bezugspersonen sicher und geborgen zu fühlen. Besuchen Sie zum Beispiel eine Freundin mehrmals und bleiben Sie da, ehe Sie für anfangs kurze Zeiträume weggehen.
- Wenn Sie sich entschließen, das Kind abzugeben, dann tun Sie es auch. Bereiten Sie das Kind darauf vor. Hängen Sie zum Beispiel einen Kalender auf, an dem die Tage, an denen es fremdbetreut wird, eingezeichnet sind. Gehen Sie am Abend zuvor die Planung für den bevorstehenden Tag durch. Zu Ängsten neigende Kinder profitieren von einer guten und transparenten Planung. Sagen Sie unter anderem: »Morgen bringe ich dich vormittags zur Kita, etwa um 9:00 Uhr bist du da. Gleich nach dem Mittagessen, etwa um 13:00 Uhr, hole ich dich wieder ab. Da freue ich mich schon ganz doll. Wenn die Sonne scheint, gehen wir nachmittags auf den Spielplatz, wenn es regnet, besuchen wir das Hallenbad.« Verheimlichen Sie nicht bis zur letzten Minute, dass es bald abgegeben wird. Es wäre nicht gut für Ihre Beziehung, und Beziehung ist das A und O für Angst geplagte Kinder.
- Planen Sie genügend Zeit ein, verfallen Sie nicht in Hektik. Hektik löst Stress aus, umso gestresster Sie sind, umso mehr färbt das aufs Kind ab.

- Überlegen Sie sich ein Abschiedsritual, das Sie immer anwenden. Das kann sein, dass Sie Ihrem Kind beim Abschied jedes Mal einen Kuss auf die Stirn geben und sagen: »Ich wünsche dir wunderbare vier Stunden. Ich freue mich schon sehr auf unser Wiedersehen.« Dann werfen Sie noch eine Kusshand zu, drehen sich um und verlassen die Kita. Wie Sie das Ritual gestalten, ist weitgehend egal, solange es sowohl herzlich, immer gleich und nicht zu lange ist.
- Wenn das Kind beim Abschied weint, dann darf es das. Schließlich fühlt es sich traurig und gibt seinem Gefühl Ausdruck. Darf es denn nicht traurig sein, wenn jemand, den es liebt, weggeht? Überlassen Sie das Trösten der Betreuungsperson.
- Schleichen Sie sich niemals davon. Würden Sie wollen, dass bspw. Ihre beste Freundin nach einem gemeinsamen Lunch einfach mir nichts, dir nichts davon schleicht, ohne zumindest ein Tschüss gesagt zu haben? Das ist unanständig. Auch wenn Ihr Kind gerade ins Spiel vertieft und durch etwas abgelenkt ist und es vermeintlich ein idealer Moment zu sein scheint, um sich aus dem Staub zu machen, weil Sie die Tränen nicht sehen würden. Doch irgendwann endet die Ablenkung, es sieht hoch und sieht Sie nirgendwo. Dieser Schock und der damit verbundene Schmerz sind viel größer als der Schmerz durch eine ordentliche, anständige Verabschiedung. Will heißen: Verabschieden Sie sich immer!
- Die unter »Angst vor Jemandem« beschrieben Strategien zur Förderung von Mut könnten angewandt werden.
- Und last, but not least: Kann nur das Kind nicht loslassen, oder vielleicht auch Sie? Werden Sie sich über Ihre eigenen Motive klar. Haben Sie vielleicht Angst, wichtige Entwicklungsschritte zu verpassen, wenn Sie Ihr Kind tagsüber in die Betreuung geben? Trauen Sie der Betreuungseinrichtung nicht? Plagt Sie ein schlechtes Gewissen, weil Sie lieber arbeiten, als Zeit mit Ihrem Kind zu verbringen? Kinder, die nicht loslassen können, haben manchmal Eltern, die dies ebenfalls nicht können. In diesem Fall gilt: Können es die Eltern, können es bald auch die Kinder.

Scham

Sicher kennen Sie das Beispiel vom Schüler, der vom Lehrer vor der ganzen Klasse etwas gefragt wird, die Antwort nicht weiß und dessen Gesicht daraufhin von einer purpurroten Farbe überzogen wird. Was fühlt dieser Sympathieträger? Scham (▶ Abb. 5). Im Boden versinken, unsichtbar werden, verschwinden – das wünscht sich der Schüler. Er schämt sich für sein Nichtwissen und dann schämt er sich, weil er sich schämt.

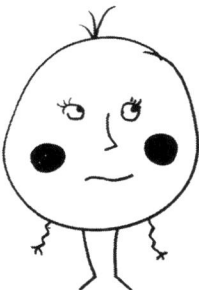

Abb. 5: Scham

Die Entwicklung des Gefühls der Scham startet bei Kindern relativ spät, in etwa mit zwei bis drei Jahren. Es ist ein moralisches Gefühl, ähnlich wie die Schuld (siehe weiter unten). Doch während Schuld eher auf das Verhalten einer Person abstellt, geht es bei Scham um die Person an sich. Ergo ist es nicht erstaunlich, dass Schamgefühle oft schwerer wiegen als Schuldgefühle.

Warum hat uns die Natur das unangenehme Gefühl der Scham in die Wiege gelegt? Einer der Gründe kann im gesellschaftlichen Kontext verankert werden. Indem wir uns schämen, erkennen andere, dass wir uns eines Fehltritts bewusst sind. Studien zeigen, dass die Scham bei anderen Mitgefühl erweckt und so dazu beiträgt, zwischenmenschliche Fauxpas zu tilgen. Man lehnt sich folglich nicht zu weit aus dem Fenster, wenn man behauptet, Scham diene dem sozialen Frieden. So betrachtet ein sinnvolles Gefühl – eigentlich.

Weil Scham jedoch ein derart unangenehmes Gefühl ist, wird es häufig auf die eine oder andere Weise verdrängt. Zwei Vermeidungsstrategien kommen oft vor: Zum einen wird ein anderes, sekundäres Gefühl darübergelegt, das die primäre Scham maskiert (vgl. Abschnitt über primäre und sekundäre Gefühle). Ein Beispiel sind Personen, bei denen in der Vergangenheit stark Scham besetzte Ereignisse vorgefallen sind. Diese waren unaushaltbar und wurden unter anderen Gefühlen, bspw. Depressivität und Angst, versteckt. Das Problem hierbei: Große Kosten bei wenig Nutzen und ein Leben vorbei an den eigenen Bedürfnissen.

Zum anderen kann das Gefühl der Scham durch ein bestimmtes Verhalten geleugnet und abgewehrt werden. Manche Personen wehren das Gefühl ab, in dem sie andere kritisieren, provozieren oder angreifen. Nicht nur, aber auch bei Jugendlichen werden Schamgefühle mitunter durch provokatives und aggressives Verhalten abgewehrt. Vor der Scham geflüchtet werden kann weiter, in dem das Gefühl hinter Substanzmissbrauch unsichtbar gemacht und vertuscht wird. Vielleicht erinnern Sie sich an die Geschichte des kleinen Prinzen und die Passage, in der er den Planeten des Säufers besucht. Der kleine Prinz fragte diesen, warum er denn so viel Alkohol trinke. Dieser entgegnete, dass er dadurch vergessen wolle. Der kleine Prinz hakte nach und wollte wissen, was der Säufer vergessen wolle, und dieser antwortete, dass er sich schäme. Auch bulimisches Verhalten, Bagatellisieren, Lügen oder ein in das Gegenteil verkehrte Großartigkeitserleben können dazu dienen, Scham auf der Verhaltensebene abzuwehren. Nicht selten wird das Verhalten von Personen, die auf die eine oder andere Weise die Scham vermeiden, intuitiv als »schamlos« bezeichnet – wie wahr, denn auf diese Weise ist man die Scham (vermeintlich) los. Doch nur vermeintlich, denn die Wahrheit ist: Egal, wie viele Matratzen die Prinzessin über die Erbse legt, sie spürt sie niemals nicht.

Sämtliche Vermeidungsstrategien haben immer Nutzen sowie Kosten. Gäbe es keinen Nutzen, würde sie niemand befolgen, gingen diese nicht mit Kosten einher, gerieten diese Personen nicht in eine Schieflage, sie litten nicht, wären nicht beeinträchtigt und suchten keinen Therapeuten auf. Der Nutzen ist, dass das Gefühl der Scham nicht mehr gefühlt wird, man kommt drum herum. Die Kosten sind, dass an anderer Stelle Probleme entstehen. Diese chronifizieren nicht selten, weil das eigentliche

Problem nicht behoben wird. Tief im Inneren wird das Gefühl der Scham aufrechterhalten, weil ungelöst. In aller Regel geht die Kosten-Nutzen-Analyse längerfristig nicht auf.

Um dies zu veranschaulichen, stelle man sich die Prinzessin auf der Erbse nochmals vor. Diese versucht, wie eine Banane auf ihrem Matratzenturm zu liegen, also krumm und schief, sodass sie die Erbse nicht mehr spürt. Und immerhin hat sie Erfolg: Die Erbse spürt sie nicht, das ist der Nutzen. Die Kosten beinhalten, dass sie sich verbiegt und womöglich ein Bandscheibenvorfall folgt. Denn grundsätzlich ist es schädlich, sich zu lange und/oder zu sehr zu verbiegen: Bei genügend Belastung bricht irgendwann jeder Ast und jeder Prinzessinnenrücken. Was könnte die Prinzessin stattdessen tun? Klar: Die Erbse entfernen.

Hand aufs Herz, wie steht es um Sie? Können Sie Scham zulassen? Oder neigen Sie dazu, diese abzuwehren? Gibt es etwas, für das Sie sich schämen? Wofür schämen Sie sich? Welchen (vermeintlichen) Fehler haben Sie begangen? Ist es notwendig, hilfreich und förderlich, dass Sie sich dafür schämen? Würden Sie Ihrem besten Freund raten, sich in dieser Situation zu schämen?

Eigentlich steckt ein guter Kern in der Scham. Unterlaufen uns gröbere Schnitzer, zeigt uns die Scham, dass wir aktiv zu werden haben, bspw. in dem wir uns entschuldigen und Wiedergutmachung leisten. Es gibt aber auch viel Scham, die nicht nötig wäre. Zum Beispiel, wenn das Kind eine Matheaufgabe nicht lösen kann und wir sagen: »Also ich konnte das in deinem Alter.« Das Kind fühlt sich möglicherweise minderwertig und Makel behaftet, was sich auf den Selbstwert auswirken kann. Als Eltern heißt es hier aufzupassen, da das Gefühl der Scham bei unseren Kindern eine negative Selbstwertproblematik nach sich ziehen kann.

In diesen Zusammenhang passen die drei Tipps der Psychologen Lelord und André, zumindest, wenn Sie beabsichtigen, möglichst viel Scham im Kind hervorzurufen. Sie sollten Ihrem Kind nur Zuneigung geben, wenn es Leistung zeigt, verlangen Sie von ihm Dinge, die nicht altersentsprechend sind, und kritisieren Sie Ihr Kind ordentlich, wenn es etwas nicht schafft. Selbstverständlich ist das ironisch gemeint und bitte kehren Sie die Vorzeichen im Kontakt mit Ihrem Kind um!

Wenn Sie merken, dass sich Ihr Kind für etwas schämt, klären Sie die Ursache. Handelt es sich wirklich um einen zwischenmenschlichen Fauxpas, unterstützen Sie es, diesen zu tilgen. Geht es eher um einen vermeintlichen Fehler, könnten Sie bspw. ein Waschritual mit ihm durchführen.

> Rituale wie bspw. das Waschritual können helfen, dasjenige loszulassen, was uns nicht weiter begleiten soll. Nicht von ungefähr stammt der Ausdruck »seine Hände in Unschuld waschen«. Durch das Waschen der Hände kann das Loslassen von unangenehmen Gefühlen gefördert werden. Dabei suchen Sie mit Ihrem Kind eine Bademöglichkeit auf, vielleicht die Badewanne oder ein kleiner See. Sagen Sie dem Kind, dass Sie nun ein Ritual machen, das das unangenehme Gefühl der Scham abwäscht. Dann soll es sich ins Wasser begeben und sich ordentlich benetzen. Sagen Sie: »Bye bye, Scham, du gehst jetzt weg!«, und Sie beide winken der Scham, die davonfließt, hinterher und rufen ihr Abschiedsworte nach. Sagen Sie schließlich: »Jetzt ist die Scham weg.« Dieses und ähnliche Rituale können helfen, von einem alten in einen neuen Zustand zu finden.

Traurigkeit

Welche Information über die eigenen Bedürfnisse ist im Gefühl der Traurigkeit (▶ Abb. 6) enthalten? Was braucht jemand, der traurig ist? So mancher Patient und manche Patientin kann mir diese Frage nicht beantworten. Ich erinnere mich an einen Herrn kurz vor Pensionsalter, der im Kader einer großen Firma beschäftigt war, ein hoch intelligenter und sehr gebildeter Mann, der mich nach dieser Frage mit ahnungslosen Augen ansah. Ich kannte diesen Blick (leider) schon von anderen Patientinnen und Patienten, was ich jeweils mit der folgenden Frage konterte: »Was tun Sie, wenn ein Kind sein allerliebstes Stofftier verloren hat und bitter weint?« Vielen fällt ein: »Ich gehe zum Kind, sage liebe Worte, biete Unterstützung bei der Suche an und nehme es in den Arm.« Oder in anderen Worten: Dem Kind wird Trost gespendet. Und genau das ist es, was jemand braucht, der traurig ist. Er braucht liebevolle Zuwendung, Nähe und eben: Trost.

In aller Regel signalisiert Traurigkeit einen Verlust. Etwas ist verloren oder zu Ende gegangen. Egal, worum es sich dabei handelt – um ein Stofftier, eine Liebschaft, eine Arbeitsstelle, eine Zukunftsvision – zu verlieren macht traurig.

Und das ist gut so, denn die Traurigkeit entschleunigt, verlangsamt. Sie nimmt den Fokus weg von anderem und richtet ihn auf uns selbst im Zusammenhang mit dem Verlust. Das Herz wird schwer, die Atmung flach, die Schultern hängen, der Puls wird langsam. Dies ist ein wichtiger Prozess, denn er fördert die Verarbeitung und die Integration des Verlustes in die eigene Lebensgeschichte. Als ob die Zeit langsamer schlägt, sodass genügend Zeit ist, sich um den Verlust zu kümmern und im neuen Leben ohne das, was verlorengegangen ist, anzukommen.

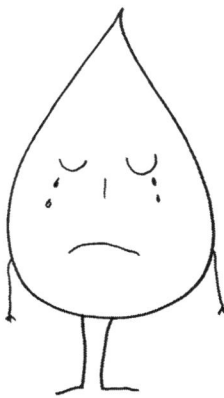

Abb. 6: Traurigkeit

Wie sollte also auf die Traurigkeit des eigenen Kindes reagiert werden? Spenden Sie ihm Trost. Seien Sie für es da. Das ist für absolut alles, was in Ihrer Familie passiert, immer die Grundvoraussetzung, nämlich dass Sie physisch und emotional für Ihre Kinder da und verfügbar sind, wenn sie Sie brauchen.

Fällt es Ihnen leicht, zu trösten? Oft hängt das, was wir an Trost geben können mit dem zusammen, was wir an Trost bekommen haben. Manch einer reagiert sogar mit Wut oder Ärger auf die Traurigkeit des eigenen

Kindes, aber nicht mit Trost. Wenn Sie Probleme damit erleben, Ihr Kind (oder auch andere Personen) zu trösten, fragen Sie sich: Wer hat Sie getröstet, als Sie klein und traurig waren? Wer war da? Wer gab Ihnen wohltuende Nähe, wenn das Stofftier verlorengegangen oder das Knie aufgeschlagen war? Nahm sich jemand Zeit für Sie und Ihre emotionalen Belange? Oder hieß es vielleicht, ein Indianer kenne keinen Schmerz? Oder ein Junge weine nicht? Oder eine Heulsuse mag ich nicht? In aller Regel hängt die Art, wie Sie mit der Traurigkeit von anderen umgehen und wie Sie Trost spenden mit den eigenen diesbezüglichen Erfahrungen zusammen. Dies ist einer der Momente, in denen unsere Kinder uns zu uns selbst zurückführen.

Gernot ist ein 52-jähriger Wirtschaftsinformatiker und lebt seit drei Jahren mit seiner Freundin Annabelle und deren in die Beziehung miteingebrachten Kind Vincent zusammen. Vincent ist mittlerweile acht Jahre alt. Annabelle ist bei mir in Psychotherapie und erzählte mir die folgende Geschichte:

»Eigentlich wollten wir Heiligabend gemeinsam verbringen, und zwar bei den im Ausland lebenden Verwandten von Gernot. Doch weil die Corona-Tests von mir und meinem Sohn nicht rechtzeitig ausgewertet waren, der von Gernot aber schon, konnten mein Sohn und ich nicht mitfahren. Das war zu der Zeit, als die Corona-Pandemie in vollem Gange war und die Grenzen nur mit aktuellem und negativem Testresultat passiert werden durften. Gernot fuhr ohne uns, was in Ordnung war, schließlich sieht er seine Verwandten selten und da diese schon älter sind, weiß man ja nie, wie viele Weihnachten er noch mit ihnen feiern darf. Nicht, dass ich mich gefreut hätte, aber ich verstand seine Entscheidung. Vincent aber traf es hart, er vermisste Gernot an Heiligabend sehr. Er liebt seinen Bonusvater und dass dieser an einem für ein Kind wichtigen Abend weg war, fühlte sich für ihn an, als ob er wieder ein ›vaterloses‹ Kind sei, was ihn in den ersten fünf Lebensjahren immer mal wieder belastet hatte. Vincent fühlte sich immens traurig. Als Gernot spät abends heimkehrte, war Vincent noch wach. Gernot ging sogleich ins Zimmer von Vincent und Vincent sah ihn etwa drei Sekunden mit großen, rot verheulten Augen an, nichts sagend, sich innerlich freuend, dass Gernot endlich da sei und er nun noch ein wenig

Heiligabend mit seinem Bonusvater verbringen könne. Doch Gernot rief nach diesen drei Sekunden des Schweigens laut: ›Nein, nein, auf diese Weise sicher nicht‹, machte auf dem Absatz kehrt, verließ das Zimmer und schloss geräuschvoll die Türe hinter sich. Gernot war fuchsteufelswild und Vincent, der die Welt nicht mehr verstand, kaum mehr zu beruhigen.«

Wir verwendeten den Rest der Therapiestunde dafür, aufzuschlüsseln, was hier geschehen war, und kamen auf das Folgende: Gernot stammt aus einer Familie, die wenig feinfühlig auf seine Gefühle eingegangen war. In seiner Familie zählte die Karriere, die emotionalen Belange der Familienmitglieder waren untergeordnet. Wahrscheinlich hatte er selbst wenig Trost erlebt, als er aufgewachsen war, und hatte das Gefühl von Traurigkeit ein Stück weit abgespalten, um der Familie zu entsprechen. Das passt zur Theorie des Zürcher Psychoanalytikers Arno Gruen, nach der Kinder, die von ihren Eltern emotional vernachlässigt werden, lernen, die eigenen Gefühle abzuspalten. So sichern sie sich ein mit den Eltern konformes Denken und Fühlen, was wiederum die familiäre Zugehörigkeit stärkt, schließlich ist jedes Kind direkt von seinen Eltern abhängig. Es ist denkbar, dass dies bei Gernot in Bezug auf Traurigkeit erfolgt war, und dass er sich angeeignet hatte, diese mittels Wut abzuwehren (vgl. Abschnitt über primäre und sekundäre Gefühle). Sein Bewältigungsversuch aus der Kindheit ist heute im Erwachsenenalter verheerend, denn so bekommt Vincent nicht, was er braucht, und Gernot drohen hohe Kosten emotionaler wie sozialer Natur. Und mittlerweile ist ein Kostenpunkt in die Höhe geschnellt, Annabelle hat sich von Gernot wegen seiner emotionalen Distanz getrennt – eine Folge, aus der keine Gewinner hervorgehen.

Die Bewusstmachung solcher Prozesse ermöglicht eine Gegensteuerung, sodass ein eigener Mangel an Trost nicht auf das Kind übertragen wird. Solange diese Prozesse unbewusst sind, sind sie kaum zu stoppen. Dann handelt es sich um transgenerative Übertragungen, bei denen bestimmte Muster in der Familie laufen und von Generation zu Generation weitergegeben werden. Solange Gernot sich dieser internen Prozesse nicht bewusst wird, was unwahrscheinlich ist, da diese meist mit einem blinden

Fleck einhergehen, macht er genau so weiter, auch in der nächsten Beziehung, und Annabelle tat vielleicht gut daran, zu gehen.

Frage: Inwiefern hat Ihr Umgang mit Traurigkeit des eigenen Kindes zu tun mit Ihren eigenen diesbezüglichen Erlebnissen?

Wenn sich Ihr Kind gut von Ihnen getröstet fühlt, zeigt es Ihnen das mitunter anhand seiner Körpersprache. Achten Sie auf sogenannte »Körpermarker« wie zum Beispiel: tief seufzen, zurücklehnen, zuvor angespannte Muskeln werden locker, die Mimik ändert sich, die Gesichtszüge werden weicher, die Schultern sind weder hochgezogen noch hängend, die Tränen versiegen, die Stimmlage und -geschwindigkeit normalisieren sich. Denn die Gefühle nehmen direkten Einfluss auf unseren Körper – erleben wir intensive Gefühle, zeigen sich diese auf Körperebene; lässt die Intensität der Gefühle nach, zeigt sich auch das auf Körperebene. Dies ist eine Hilfe für das Umfeld, an der abgelesen werden kann, ob das Kind entspannt und der Trost angekommen ist.

Warten Sie auf diesen Moment der Entspannung, ehe Sie mit dem Kind nach Lösungen suchen. Denn solange die Gefühle sehr intensiv sind, ist man in ihnen wie gefangen und konkrete Lösungen sind noch nicht greifbar. Fragen Sie Ihr Kind dann Folgendes: »Was brauchst du?« Diese Frage ist aus psychologischer Sicht eine der wichtigsten Fragen überhaupt. Indem wir dem Kind diese Frage stellen, lernt es, dass es bei intensiven Gefühlen irgendetwas brauchen könnte, schließlich ist ein Bedürfnis ungestillt.

Bloß was? Manche Kinder sind vif und generieren eigene Lösungsvorschläge. Im Falle des verloren gegangenen Stofftiers sagt es vielleicht, dass es sein Stofftier überall suchen mag. Oder dass es heute Nacht erstmal ein anderes nehmen und morgen nach einer besseren Lösung gesucht werden kann. Nehmen Sie die Lösungsvorschläge Ihres Kindes ernst, unterstützen Sie es in seinem Problemlösungsprozess, solange es nicht arg abwegig ist. Belächeln Sie seine Ideen niemals, auch wenn Sie ahnen, dass dies kaum die Lösung sein wird. Hinterfragen Sie allzu wilde Lösungsideen und probieren Sie diejenigen, die machbar wirken, gemeinsam mit Ihrem Kind aus. Vielleicht findet sich so noch nicht die ideale Lösung, aber immerhin fühlt sich Ihr Kind abgeholt. Auch bietet dieses Vorgehen ein tragfähiges Arbeitsmodell für die spätere Bedürfnisbefriedigung des erwachsen gewordenen Kindes. Selbstverständlich dürfen Sie sich, nachdem Sie sich zu

Beginn bewusst zurückgehalten haben oder auch dann, wenn Ihrem Kind partout nichts einfällt, einbringen und mitteilen, was Sie selbst in vergleichbaren Situationen schon getan haben oder tun würden. Sagen Sie Ihrem Kind jedoch nicht, was es tun soll (solange die Situation das zulässt), sondern bieten Sie ihm Lösungsideen in Frageform an. Zum Beispiel: »Als ich ein Kind war, habe ich mein liebstes Stofftier auch einmal verloren. Ich habe es zusammen mit Opa im ganzen Haus gesucht und schließlich gefunden. Wäre das vielleicht auch etwas für dich? Möchtest du zusammen mit mir im ganzen Haus danach suchen?« Entscheiden Sie nicht für Ihr Kind bzw. über es hinweg, sondern Ihr Kind soll aktiv an der Lösungssuche beteiligt sein.

Manchmal gibt es keine direkte Lösung. Nicht immer ist es möglich, einen Verlust wieder gut zu machen. Vielleicht ist etwas unwiderruflich verloren gegangen. Vielleicht haben sich die Eltern getrennt und das Kind verliert die bisherige Familienstruktur. Eventuell ist die Großmutter gestorben und das Kind verliert eine wichtige Beziehung. Oder ein Sandkastenkumpel zieht aus dem Quartier weg und das Kind verliert einen Freund. Hin und wieder hilft nichts und wenn nicht hilfts, dann ist der Moment für indirekte Lösungen und radikale Akzeptanz gekommen.

Im Rahmen von indirekten Lösungen bei Traurigkeit empfehle ich Rituale. Diese helfen bei Übergängen von einem Zustand in den anderen. Geburtstagsfeiern sind Rituale, man verabschiedet das alte Alter und beginnt das neue. Silvester ebenfalls, das vergangene Jahr wird verabschiedet, das neue begrüßt. Auch Begräbnisse sind Rituale: ein Leben mit einer Person wird verabschiedet und es beginnt ein Leben ohne diese Person. Vielleicht können Sie zusammen mit Ihrem Kind dem verschwundenen Stofftier einen Abschiedsbrief schreiben und das Kind legt dem Brief eine Abschiedszeichnung bei. Dann werden Brief und Zeichnung im Sinne eines Rituals im Garten vergraben, in einen See gegeben oder per Trauerpapierschiff stromabwärts fahren gelassen. Das signalisiert: Die Beziehung zu diesem Stofftier ist jetzt zu Ende. Durch ein solches Ritual beweisen Sie Ihrem Kind nicht nur, wie ernst Sie es und seine Gefühle nehmen, sondern es fördert auch die radikale Akzeptanz des unwiederbringlichen Verlusts.

Übrigens: Bedeuten Tränen immer Traurigkeit? Manchmal ja, manchmal nein. Tränen können bei so ziemlich jedem Gefühl vorkommen. Nicht selten rinnen die Tränen auch bei Wut oder Ärger und jedem anderen Gefühl. Verlassen Sie sich bei Tränen nicht darauf, dass es sich immer um Traurigkeit handelt, Tränen sind keine spezifischen Gefühlsmarker.

Wut

Auch das Gefühl der Wut ist an sich kein Problem, doch der Umgang damit stellt für manche Person ein Problem dar. Wut an sich ist wie jedes andere Gefühl etwas Gutes (▶ Abb. 7). Doch für was ist die Wut gut?

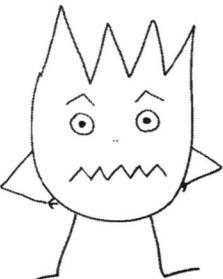

Abb. 7: Wut

Die Wut signalisiert eine Grenzverletzung. Sie tritt dann auf, wenn jemand den Zaun zum eigenen Garten niedergetrampelt hat und jetzt mitten im Vorgarten steht. Die Wut gibt uns die Energie, den Eindringling wieder dahin zu befördern, wo er hingehört, namentlich außerhalb unseres persönlichen Gartens. Und den Zaun stellen wir dank der Energie, die die Wut verleiht, auch gleich wieder auf. Wut ist hoch energetisierend, gibt Kraft und hilft, Grenzen zu setzen.

In meiner Praxis begegne ich immer wieder Personen, die angeben, kaum je Wut zu verspüren. Mag sein, dass diese Personen in der Kindheit gelernt haben, dass sie keine Wut haben dürfen und diese seither geschickt unterdrücken. Manche legen in der Folge ein sekundäres Gefühl über die primäre Wut, bspw. Angst oder Traurigkeit. Gerade depressive Personen haben oft unterdrückte Wut in sich. Sie fragen sich vielleicht, was daran das Problem sein soll – wie schön, dass in unserer Gesellschaft so harmonische und friedfertige Personen leben. Ja, schon, aber: Das Problem dabei ist, dass diesen Personen der Grenzwachtposten fehlt, der bei Grenzverletzungen Alarm schlägt. Bei Personen, die ihre Wut unterdrücken, handelt es sich oftmals um Personen, die unterdrückt werden. Deren Grenzen überschritten werden. Die Wut würde auf das brach liegende Bedürfnis nach Grenzen hinweisen und die Energie liefern, mit derer eine Abwehr möglich wäre.

So ist, wie schon angedeutet, nicht die Wut das Problem, sondern der Umgang mit ihr. Die Wut konstruktiv anstatt destruktiv zu nutzen, erfordert einen klaren Verstand. Und so ist gerade bei intensiver Wut die Ausübung von Skills und Entspannungsübungen zentral (vgl. Abschnitt darüber). Es gilt, die Wut so zu kanalisieren, dass die Energie, die in ihr steckt, genutzt werden kann, ohne dass Schaden entsteht.

Das heißt: Ist Ihr Kind wütend, gestatten Sie ihm die Wut. Verbieten Sie sie nicht, sondern kanalisieren Sie. Statt eines Verbots bringen Sie ihm Strategien bei, mit denen es seine Wut regulieren kann. Solche Strategien besprechen Sie lieber nicht im größten Wutgefecht, sondern besser in einer ruhigen Minute. Finden Sie gemeinsam mit Ihrem Kind Strategien oder Lösungen, die es bei intensiver Wut ausüben kann, bspw. in ein Kissen schlagen, einen Igelball an die Wand pfeffern, Steine in einen Fluss werfen, eine Runde um das Fußballfeld galoppieren, Wasabi-Paste mampfen, eine kalte Dusche nehmen, was auch immer: zunächst muss die Hitze gedrosselt werden. Danach kann eine Entspannungsstrategie angewandt werden, bspw. 54321 oder yogisches Atmen (vgl. weiter oben bzw. weiter unten). Und schließlich folgt das Herzstück der Emotionsregulation: die Analyse. Wie oben bereits beschrieben, werden zwei Fragen gestellt:

1. Was ist los?
2. Was brauche ich?

Unterstützen Sie Ihr Kind auf diese Weise, wird es sich Strategien im Umgang mit Wut aneignen, die die Wut auf sozial verträgliche und das eigene Wohlbefinden fördernde Weise kanalisieren.

Übrigens kommt es gerade bei Kindern häufig vor, dass die Wut sekundär ist und dieser ein anderes, eigentliches Gefühl zugrunde liegt. Nicht selten handelt es sich bei dem eigentlichen Gefühl um sanftere, feiner gestrickte Gefühle wie Scham und Traurigkeit. Lassen Sie sich also nicht in die Irre führen und behalten Sie den Überblick. Auch hier würden zunächst Skills und Entspannungsstrategien eingesetzt werden, im analytischen Teil bei Frage 1 (Was ist los?) würde man allerdings feststellen, dass nicht die Wut »los« ist, sondern dass diese vor einem anderen Gefühl schützt. Diese Unterscheidung ist wichtig, denn handelt man nach der sekundären Wut, würden Grenzen gesetzt werden, wo eigentlich Nähe (bei primärer Traurigkeit) oder Validierung (bei primärer Scham) oder etwas anderes gebraucht worden wäre.

> Kennen Sie die Temperaturskala für Wut? Zunächst lassen Sie Ihr Kind die Temperatur einschätzen, welche die Wut gerade hat. Sicherlich hilft es, wenn Sie diese ersten Einschätzungen bei geringer Wut mit Ihrem Kind üben, sodass es den Temperaturregler für Wut kennenlernt. Vielleicht sagt es mitten in der Wut: »Ich backe bei 200 °C.« Daraufhin sagen Sie Ihrem Kind, dass das okay ist, dass es heiß backen darf, manch leckeres Essen wie zum Beispiel Kuchen und Pizzen benötigen besonders heiße Temperaturen – an heißen Temperaturen gibt es im Grunde genommen nichts auszusetzen. Fragen Sie Ihr Kind dann: »Möchtest du noch etwas weiter backen oder bist du so weit, den Regler etwas nach unten zu drehen? Was brauchst du, um deine Temperatur zu reduzieren, die Backzeit zu beenden?« Solche Übungen helfen übrigens nicht nur Kindern, um Herr und Herrin über die eigenen Gefühle zu werden, Erwachsene profitieren genauso.

> Manchen Kindern sagt die Luftballon-Methode mehr zu. Leiten Sie Ihr Kind dazu an, sich einen prall gefüllten Luftballon vorzustellen, der mitten im Brustkorb sitzt. Dieser symbolisiert seine Wut. Nun atmen Sie gemeinsam mit dem Kind mehr aus- als ein. Bei jedem Atemzug stellt sich das Kind die Auswirkungen des Luftballons vor. Da mehr aus- als eingeatmet wird, verringert sich das Ausmaß des im Brustkorb sitzenden Luftballons allmählich, bis die ganze Luft abgelassen ist.

Ich stelle Ihnen nun den siebenjährigen Samy vor. Dieser möchte mit seiner Mutter ein bestimmtes Spiel spielen. Dafür haben sie sich zwei kleine Figuren gekauft, die auf dem Boden herumwirbeln können, auf diese Weise kämpfen sie miteinander. Samy hat sich eine ganz tolle Figur im Geschäft ausgesucht, doch nun, daheim, gefällt ihm die Figur, die seine Mutter sich gekauft hat, doch besser und er nimmt sie sich einfach. Seine Mutter aber möchte sie nicht hergeben, da sie ihr gefällt, und auch, weil sie verhindern möchte, dass Samy sich Dinge anderer einfach nimmt. Samy will sie nicht zurückgeben, die Mutter beharrt darauf. Samy wird wütend und beginnt zu weinen. Er wirft die Figur, die er haben will, aber nicht darf, der Mutter ins Gesicht und schreit sie an, dass er niemals wieder mit ihr spielen will. Die Mutter bleibt ruhig und sagt: »Ich sehe, dass du dich jetzt wütend fühlst. Das ist okay. Trotzdem darfst du mir nicht weh machen, es war nicht okay, mir die Figur ins Gesicht zu werfen. Wir klären das nachher. Was brauchst du jetzt gerade? Möchtest du einen Igelball zum Kneten oder magst du in ein Kissen schlagen?« Auf diese Weise abgeholt, lässt sich Samy rasch beruhigen. Er ergreift seinen Igelball und wirft ihn ein paar Mal heftig gegen die Wand. Die Wut ebbt bald ab. Erst, als sich Samy beruhigt hatte, spricht die Mutter mit ihm. Sie sagt ihrem Sohn, dass sie nicht glaube, dass er wirklich und im Kern wütend war, sondern eher enttäuscht, weil er die Figur nicht bekommen hätte, oder vielleicht sich auch geschämt hätte, weil er gespürt haben könnte, dass er sich etwas genommen hätte, das er gar nicht hätte nehmen dürfen. Das klärende Gespräch, nachdem Samy seine Temperatur zunächst mittels Igelball verringern können, hilft ihm, seine Gefühle zu verstehen. Er entschuldigt sich für den Wurf ins Gesicht und macht es wieder gut, in dem er der Mama eine Zeichnung von den beiden Spielfiguren macht. Sie klebt das Bild an den Kühlschrank und so erinnert es Samy an das schöne Gespräch mit der Mama.

Gefühlsmonster

Gesetzt den Fall, Sie haben das Kapitel über die herausfordernden Gefühle von Anfang an gelesen und sind nicht quereingestiegen, dann müssten

Ihnen unterwegs einige Gefühlsmonster begegnet sein. (Wenn nicht, dann schauen Sie vielleicht doch besser mal unter dem Bett nach …) Haben Sie sich vielleicht gefragt, was es mit den possierlichen Monstern auf sich hat? Ich kläre auf.

Die psychotherapeutische Arbeit mit Kindern ist sehr viel spielerischer aufgebaut als mit Erwachsenen. Schade eigentlich, bieten Spiele doch einen wunderbaren Einstieg in die Welt der Psychotherapie, einen regelrechten Eisbrecher, der Beziehungsboden eröffnet. So darf die Kinderpsychotherapie lustig sein und Spaß bereiten. Und darum verwende ich oft auch Methoden, die genau das bewirken.

> Ich erinnere mich an das sechsjährige Mädchen namens Irene, deren Ängste ich behandelte. Sie hatte Angst davor, einzuschlafen, da sie im Schlaf schon mehrfach von einer mörderischen Raubkatze heimgesucht worden war (bzw. davon geträumt hatte). So kam es, dass wir die Katze zeichneten – sie sah wirklich furchteinflößend aus. Dann holten wir uns aus dem nahegelegenen Wald zwei Stecken, die wir zu Dompteurpeitschen umfunktionierten, und hüpften miteinander im Therapieraum herum, die gezeichnete Raubkatze domptierend und dabei zähmend. Wir krümmten uns fast vor Lachen. Irene machte ausgelassen mit und wie nebenbei, mit einem Lächeln auf den Lippen, erfolgte die Psychotherapie ihrer Ängste. Am Ende der Stunde sperrten wir die Miezekatze in einen Käfig (meinen Schrank). Wir wiederholten das noch zwei oder drei Mal. Die Raubkatze zügelte ihr Nachtlager schließlich in den Schrank von Irene und tagsüber holte sie sie (die Zeichnung) raus und fütterte sie, kümmerte sich um sie, verschaffte ihr ein wenig Auslauf. Schon bald schlief Irene gut ein und durch.

Auch die Arbeit an und mit Gefühlen darf Spaß bereiten, auch wenn es das Fühlen dieser Gefühle nicht immer tut. Die Gefühlsmonster beabsichtigen genau das. Wenn ein Kind Schwierigkeiten im Benennen und im Umgang mit seinen Gefühlen hat, zeichnen wir diese oft auf. Diese Stunden gehen meist schnell vorbei, da die Kinder sehr in ihre Zeichnungen vertieft sind und mit Schwung und Freude mitarbeiten. Die eigenen Probleme zu zeichnen, ist eine Form der Externalisierung. Das ist eine therapeutische

Technik, um das Problem aus der Person herauszuholen, auf den Tisch zu stellen und aus einem anderen Blickwinkel daran zu arbeiten. Es ist sehr viel einfacher, über etwas die Kontrolle zu gewinnen, das vor einem auf dem Tisch liegt, als über etwas, das irgendwo in einem drin haust.

Wenn Ihr Kind Mühe mit seinen Gefühlen hat, vielleicht gerade durch ein sehr intensives Gefühl belastet ist (oder war), setzen Sie sich doch mit ihm hin und bitten Sie es, zu zeichnen, was gerade in ihm vorgeht. Sagen Sie, Sie möchten gerne verstehen, was los sei. Drücken Sie ihm einen Stift in die Hand und los. Wenn es allzu zaghaft ist, dann nehmen auch Sie sich einen Stift und sagen Sie: »Guck, ich mach das auch. Ich fühle mich aktuell unsicher und zeichne jetzt diese Unsicherheit.« Zeichnen Sie es auf Ihre Weise oder zeichnen Sie ein wackliges Gefühlsmonster, so wie in diesem Buch. Viele Kinder machen mit Begeisterung mit und sind nicht selten froh um das Ventil, das wir ihnen so bieten. Danach beäugen Sie das gezeichnete Gefühl Ihres Kindes und sagen vielleicht: »Okay, jetzt verstehe ich, was in dir drin passiert. Das muss ja richtig belastend für dich sein, was? Wie heißt denn das Monster hier überhaupt? Was kann man da jetzt tun, damit es weggeht?« Und schon kommen Sie in ein Lösungsgespräch herein, nämlich in dem Sie danach fragen, was das Kind nun braucht und was sich tun ließe.

Das Zeichnen von Gefühlsmonstern (oder was auch immer dabei herauskommt,) ist eine ausgesprochen ratsame Technik. Sie bewerkstelligen, dass sich Ihr Kind ernst genommen, abgeholt und verstanden fühlt. Und es macht Spaß.

Übrigens gelingt diese Externalisierungstechnik auch mit schon älteren Kindern und auch bestens mit Erwachsenen. Ich denke gerade an Lionel, der mitten in der Pubertät war. Er litt an wiederkehrenden Kopfschmerzen, die aller Wahrscheinlichkeit nach psychosomatisch waren, das heißt, dass die Psyche bei der Entstehung und/oder der Aufrechterhaltung der Schmerzen eine Rolle spielt. Wegen der Kopfschmerzen hatte er anderthalb Jahre lang die Schule nicht mehr besucht. Auch mit ihm wandte ich diese Technik an und er ließ sich problemlos darauf ein. Er zeichnete allerdings keine Gefühlsmonster, sondern druckte sich ein Bild aus dem Internet aus, das einen Ork aus dem Film »Herr der Ringe« zeigte. Dieser Ork stand für die Kopfschmerzen, an denen er jahrelang gelitten hatte. Nachdem wir die Arbeit an diesem Bild beendet hatten, der Ork alias die

Kopfschmerzen weitgehend zurückgegangen waren, versenkten wir den Ork symbolisch in einem nahegelegenen See, wobei Lionel das Bild, das mit einem Stein beschwert war, mit den Worten: »Geh weg für immer!« in den See warf. Mittlerweile hat Lionel den Schulabschluss in der Tasche und ist in seine Berufslehre gestartet. Ohne den Ork.

Gefühlspendel

Zum Abschluss des Kapitels über herausfordernde Gefühle soll noch eine Strategie zum Umgang mit Gefühlen dargestellt werden, die sich immer wieder bewährt, um ein schwieriges Gefühl zuzulassen und auszuhalten. Denn so ist es halt manchmal mit den Gefühlen: Manchmal muss man sich der Welle stellen, es geht nicht anders.

Wenn es Ihnen und/oder Ihrem Kind schwerfällt, ein Gefühl zuzulassen, auszuhalten und anzunehmen, passt vielleicht das Gefühlspendel. Dabei pendeln Sie zwischen einem angenehmen und einem unangenehmen Gefühl hin und her, wie das Pendel einer Uhr. Sie lassen das Gefühl für einen Moment zu, steigen sogleich wieder aus und gehen gedanklich an einen unbeschwerten Ort, dann lassen Sie das Gefühl erneut zu, dann steigen Sie wieder aus, und so weiter. Der Trick ist der, dass sich das Gefühl auch durch (wiederholte) kurze Dauer, in der Sie es zulassen, reduziert. Ohne lange Worte: Probieren Sie doch einfach die folgende Übung zum Gefühlspendel aus.

> Leiten Sie Ihr Kind (oder sich selbst) folgendermaßen an, wenn es ein intensives Gefühl hat, das schwierig auszuhalten ist: »Mach bitte die Augen zu oder fixiere irgendeinen Punkt hier im Raum. Tauche nun in eine wunderbare Erinnerung ein. Vielleicht handelt es sich dabei um deinen letzten Geburtstag, unsere letzten Ferien, ein Schulkonzert oder auch einen Sonnenuntergang. Egal, worum es sich handelt, wichtig ist, dass diese Erinnerung nur angenehme Gefühle weckt. Stell dir jedes Detail vor. Puste in Gedanken nochmals die Kerzen aus, reiße nochmals das Geschenkpapier von den Geschenken, fühle nochmals den Sand unter deinen Füßen, rieche nochmals das Salz in der Luft, höre nochmals die Musik oder fühle nochmals den Sonnenschein auf deiner

> Haut. Genieß das angenehme Gefühl, das durch diese Erinnerung ausgelöst wird, lass es sich in deinem Körper ausbreiten, vom Herz aus bis in die Haarspitzen, die Fingerspitzen, die Zehenspitzen. Als Nächstes wechseln wir in dein heutiges unangenehmes Gefühl, das du fast nicht aushältst. Sobald du merkst, dass es dir zu viel wird, pendelst du zurück in die Erinnerung mit den angenehmen Gefühlen. Gib mir ein Zeichen, sodass ich weiß, wann es dir zu viel wird. Im angenehmen Gefühl bleiben wir nochmals so lange, bis es dir wieder gutgeht, sich die angenehmen Gefühle wieder ausgebreitet haben. Gib mir ein Zeichen, wenn du für einen erneuten Wechsel bereit bist – du entscheidest, wann gewechselt wird. Dann wechselst du zurück in die unangenehme Situation. Wir pendeln gemeinsam hin und her, bis das unangenehme Gefühl nicht mehr so unangenehm ist und du es gut aushältst. Wie ist es, bemerkst du im Laufe der Zeit eine Veränderung der unangenehmen Gefühle?«

In der Regel nimmt die Intensität der unangenehmen Gefühle während der Übung mehr und mehr ab. Durch das schrittweise Zulassen verlieren die unangenehmen Gefühle ihren Schrecken und werden abgebaut.

Lügen

Jeder Mensch lügt. Manchmal aus Freundlichkeit, manchmal aus Großzügigkeit, manchmal dem sozialen Frieden dienend, manchmal vorsätzlich und egoistisch. Egal, was zugrunde liegt, eines ist sicher: jeder lügt. Man könnte sagen: Lügen ist menschlich.

Oder doch nicht? Immerhin ist aus der Tierwelt allerlei Trickserei bekannt, die durchaus als faustdicke Lügen bezeichnet werden könnten. So verunsichern einige Schmetterlinge mögliche Feinde mit »Augen« auf ihren Flügeln. Dann gibt es Tiere, zum Beispiel das Opossum, die das Totstellen perfektioniert haben – dadurch, dass sie sich nicht mehr rühren, werden sie häufig nicht zum Häppchen, da viele Raubtiere auf sich bewegende Beutetiere ausgerichtet sind. Dann haben wir die Schwalben: Kommt die männliche Schwalbe zum Nest zurück und trifft da die feminine Ausführung seiner selbst nicht an, stößt sie Rufe aus, die sich anhören, als ob der Feind im Nest sei. Sprichwörtlich flugs kehrt das weibliche Vögelchen heim, um vermeintlich den Nachwuchs vor dem Feind zu retten. Diese drei Beispiele bilden nicht das ganze Spektrum tierischer Flunkerei ab, es gibt viele weitere. Und im Übrigen greifen auch Pflanzen auf Tricks zurück, die dieser Kategorie zugeordnet werden könnten. Somit müsste man viel eher sagen: Lügen ist nicht nur menschlich, sondern regelrecht natürlich.

Zurück zur eigenen Spezies. Lügen haben kurze Beine und das im wahrsten Sinn des Wortes, denn (menschliche) Kinder erzählen ihre ersten Unwahrheiten schon im süßen Alter von etwa drei Jahren. Hierfür können verschiedene Gründe vorliegen, wobei es kaum je um einen schlechten Charakter geht. Eher, dass zwischen Realität und Fantasie noch nicht recht unterschieden werden kann, oder dass das Kind aus der Not heraus lügt, weil ihm für die jeweilige Situation keine bessere Lösung einfällt.

Wie reagieren Sie auf eine Lüge? Ich lege ans Herz auf Folgendes zu achten. Unterziehen Sie Ihr Kind im Falle einer Lüge keiner hochmoralischen Befragung, betreiben Sie keine Inquisition. Greifen Sie es nicht persönlich an und sagen Sie keine Dinge wie: »Du lügst, also bist du böse!« Denn eine Lüge ist keine Persönlichkeitseigenschaft, sondern ein Verhalten. Stellen Sie Ihr Kind auch keinesfalls vor anderen bloß. Damit erreichen Sie nur, dass es sich schämt, das greift den Selbstwert an, oder Sie fördern ungewollt eine weitere Verstrickung in einem Lügengebilde.

Achten Sie also darauf, Ihr Kind alleine oder im Beisein des anderen Elternteils auf eine mögliche Lüge anzusprechen. In dubio pro reo gilt übrigens auch hier – im Zweifel für den Angeklagten, es gilt die Unschuldsvermutung. Denn vielleicht haben Sie sich ja auch verhört oder etwas missverstanden. Zunächst also gilt es zu klären. Natürlich dürfen Sie mitteilen, dass Sie nicht wollen, dass man sich bei relevanten Dingen anlügt. Lügen ist falsch, das darf und soll gesagt sein. Fragen Sie dann aber nach, was der Lüge zugrunde liegt, und ob das Kind vielleicht Hilfe bei etwas braucht. Bieten Sie ihm Ihre Unterstützung an. Seien Sie nicht böse, sondern haben Sie Verständnis für das Fehlverhalten eines Kindes, das es in diesem Moment nicht besser wusste. Durch diese klare und gleichzeitig liebevolle Zuwendung bildet sich in Ihrem Kind das Vertrauen heraus, dass es in seiner Ganzheit, als Mensch, die Person, die es ist, angenommen ist – auch wenn es sich falsch verhalten hat. Diese Zuwendung vermindert die Wahrscheinlichkeit, dass Ihr Kind erneut lügt.

Wie schon angedeutet bin ich nicht der Ansicht, dass Lügen durchgewunken werden sollten. Besser jedoch ist es, zu vertrauen. Immer wieder aufs Neue das Beste von Ihrem Kind anzunehmen. Das fällt schwer, wenn Kinder wiederholt gelogen haben. Das ist verständlich. Es führt allerdings kein Weg daran vorbei. Wenn Sie nicht das Beste in Ihrem Kind sehen, wer dann? Spuren Sie den Weg für Ihr Kind, glauben Sie an Ihr Kind, vertrauen Sie ihm, und es wird immer weniger die Notwendigkeit verspüren, zu lügen. Signalisieren Sie hingegen, dass Sie Ihrem Kind Ehrlichkeit gar nicht erst zutrauen (»Du lügst *immer!*«) und Zweifel hegen (»Du kannst das wohl einfach nicht!«), wird es entsprechend der selbsterfüllenden Prophezeiung, die besagt, dass das, woran wir glauben, auch eher passiert, mit erhöhter Wahrscheinlichkeit weiterhin nicht ehrlich sein.

Wiedergutmachung

Die Wiedergutmachung ist eine der besten Konfliktlösestrategien, die nach einer Lüge und ebenfalls bei vielen anderen zwischenmenschlichen Problemen angewandt werden sollte. Zum Beispiel ebenso bei Kränkung, Verletzung, Beleidigung oder auch Sachbeschädigung. Sie dient dazu, das Ansehen des Kindes und seiner Familie wieder zu erhöhen, sprich die Wogen wieder zu glätten. Es handelt sich um einen Akt der Wiederannäherung, der sozialen Reintegration. Ein wesentliches Element der Wiedergutmachung ist, dass es sich dabei nicht um eine Strafe handelt, sondern sie ermutigt das Kind, auf eine nicht kränkende Art zu seinen Fehlern zu stehen, es »wieder gut zu machen«.

Kam es zu einem Fehlverhalten wie eben einer Lüge, wird gemeinsam mit dem Kind überlegt, was es tun kann. Dabei darf es sich nicht um etwas Demütigendes handeln. Es sollte nicht das ganze Haus auf den Knien putzen oder mit einem Zettel, auf dem »Ich bin ein Lügner« steht, auf dem Schulareal herumgehen müssen. Die Würde des Kindes ist unbedingt zu bewahren. Vergeltung ist nicht der Weg zum Frieden. Schließlich ist das Ziel einer Wiedergutmachung, dass sich am Ende alle Parteien wohlfühlen. Aber wie wäre es mit Muffins für den belogenen Vater, weil er diese besonders mag, oder anbieten, dass das Kind fortan der Schwester, die es angelogen oder bei der eine andere Grenzüberschreitung stattgefunden hat, bei einem Schulprojekt geholfen wird. Es geht darum, etwas Gutes zu tun, das das Fehlverhalten sühnt. Etwas, das dem Gemeinwohl hilft, sodass aus etwas Schlechtem etwas Gutes entsteht.

Es lohnt sich, die Strategie der Wiedergutmachung von klein an zu installieren. Kleinere Kinder wirken bei der Wiedergutmachung oft gut mit und bringen von sich aus Ideen dafür. Größere Kinder brauchen mitunter etwas mehr Unterstützung, besonders wenn die Methode der Wiedergutmachung neu ist. Dann kann es sinnvoll sein, weitere Bezugspersonen des Kindes hinzuzuziehen. Vielleicht besteht eine gute Verbindung zum Fußballtrainer oder zur Handarbeitslehrerin. Dann kann diese Person das Kind auf die Form der Wiedergutmachung ansprechen und mit ihm einen Weg dafür finden. Beziehen Sie andere Bezugspersonen mit ein – ein Netz bremst einen Sturz besser als ein einzelner Faden.

Warum eine Entschuldigung nicht reicht? Weil die Wiedergutmachung die reine Entschuldigung übertrumpft. Es geht darum, sich etwas zu überlegen, was die Tat wiedergutmacht und der in Mitleidenschaft gezogenen Person eine Freude bereitet. Und es dann umzusetzen. Es steckt mehr in der Wiedergutmachung als in einem viersilbigen Wort. Gerne darf dieses geäußert werden, doch lieber nicht nur das.

Lieblingsstofftier

Gerade bei Kindern, die ein auserkorenes Lieblingsstofftier haben, kann sich deren Nutzung für therapeutische Zwecke lohnen. Denn das Kind verspürt eine besondere Nähe zum Plüschtier und oftmals vergleicht es sich sehr damit. Mein Sohn zum Beispiel liebte jahrelang heiß und innig einen kleinen, grauen Hasen namens »Bebe-Hasi«. Das machte ich mir in diversen, pädagogisch herausfordernden Situationen zunutze, und zwar in dem ich Comics mit Bebe-Hasi zeichnete und Theateraufführungen mit dem Hasen veranstaltete. Dabei zeichnete ich Situationen (oder spielte diese auf einer Kartonschachtel-Bühne nach), in denen meinem Sohn eine Lüge über die Lippen gehuscht war, ersetzte im Comic meinen Sohn durch Bebe-Hasi und mich durch ein Stofftier, das die Mama von Bebe-Hasi darstellte (»Mami-Hasi«). Zudem endeten im Comic die Situationen immer so, wie es wünschenswert gewesen wäre. Während mein Sohn in einer reellen Situation zum Beispiel nicht verstand, warum er im Supermarkt beim Lebensmittel einkaufen kein Spielzeug geschenkt bekommt und daraufhin schrie und weinte, verstand es Bebe-Hasi. Das Häschen war zwar enttäuscht, was absolut in Ordnung ist, doch schrie und weinte es nicht, sondern ließ sich von Mami-Hasi trösten. So entstanden im Laufe der Zeit mehrere Bildergeschichten, die ich schließlich aneinanderheftete und mit einem gemalten Titelblatt versah, auf dem es hieß: »Die Abenteuer von Bebe-Hasi«. Es ist noch immer ein Buch, durch das wir gerne blättern.

Sicherlich gibt es viele exzellente Kinderbücher, die für viele Kinder relevante Themen behandeln. Ich rate keineswegs vom Kauf oder der Ausleihe ebendieser ab – auch ich habe ein Arsenal davon. Doch selbst generierte Geschichten mit dem Lieblingsstofftier basierend auf eigenen Erlebnissen gehen eine Etage tiefer. Und dies bezieht sich auch auf Lügen – denn Bebe-Hasi, der kleine Schlingel, hat manchmal auch gelogen, konnte es dann jedoch mit Mami-Hasi klären. Er leistete Wiedergutmachung und der Hasenkosmos war wieder in Ordnung.

Ein Tipp zum Schluss: Gibt es kein Lieblingsstofftier, gibt es vielleicht ein Lieblingsauto, eine Lieblingsdecke oder eine Lieblingspuppe. Irgendetwas bietet sich sicher an.

Medienkonsum

Medien – ein heißes Thema. Wie viel ist zu viel, wie viel darf das Kind, was ist vertretbar, wie kriegt man das Kind davon ab, wie sehen die Langzeitschäden aus? Viele Fragen, viele Antworten – machen wir uns an die Arbeit! In diesem Abschnitt werden Sie keine vollständige Abhandlung finden, dazu ist das Thema zu umfangreich – wir stecken die Nase in ein paar Eckpunkte, es erfolgt ein Abriss.

Richtlinien

Als Erstes muss ich Sie enttäuschen, denn ich werden Ihnen keine Pauschallösung präsentieren können. Es gibt nicht die eine klare Empfehlung und kein Patentrezept für den medialen Konsum, doch es gibt Richtlinien. An Richtlinien kann man sich orientieren, muss es nicht, man darf auch einige Schritte links oder rechts dieser Linie gehen. Diese Richtlinien besagen, dass Kinder im Alter von null bis drei keine Bildschirmzeit haben sollten, höchstens wenige Minuten pro Tag, drei bis fünfjährige maximal eine halbe Stunde täglich, sechs bis neunjährige höchstens eine Stunde am Tag. Und ab zehn Jahren gibt jedes Lebensjahr eine zusätzliche Stunde pro Woche.

Passt jeder Schuh jedem Fuß? Alle Fans von Cinderella wissen, dass dem nicht so ist. Im Rahmen des Medienkonsums auf die Stoppuhr zu schauen, gewährleistet zwar ein Leben exakt auf der Richtlinie für Medienkonsum, doch wird das der Tatsache nicht gerecht, dass jedes Kind anders ist und individuelle Bedürfnisse hat. Jeder Schuh passt nicht jedem Fuß.

Der Inhalt zählt mehr als die Verpackung. Das heißt, dass es mehr darum geht, das richtige Programm für das individuelle Kind zu finden, das es sehen darf, unabhängig von der exakten Minutenangabe. Selbstverständlich bedeutet das nicht, dass das Kind ab sofort jedes wertvolle Programm stundenlang am Tag sehen darf. Es ist eine Abwägung zwischen der Bildschirmdauer und der Qualität dessen, was auf dem Bildschirm gezeigt wird.

Insofern ergibt es meist wenig Sinn, sich exakt an irgendwelche Richtlinien zu halten. Was man aber sollte, ist, solche Richtlinien in die Bestimmung der Regeln miteinzubeziehen, die den Umgang mit Medien in Ihrem Haushalt vorgeben. Und sich dann daran zu halten. Und dass sich Ihre Kinder an diese medialen Hausregeln halten, dafür sind Sie verantwortlich. Am besten gelingt dies, wenn Sinn und Zweck der Regeln vorab erklärt werden. Sicherlich darf es Ausnahmen von der Regel geben, gibt es aber zu viele Ausnahmen, schaffen Sie sich dadurch einen schweren Stand in deren Durchsetzung.

Bildschirmzeit als Belohnung

Ein Ansatz, den ich interessant finde, wenn ich ihn auch selbst nicht lebe, ist der, dass die Dauer der Bildschirmzeit, die ein Kind am Tag haben darf, als Belohnung dient. Das heißt, dass zum Beispiel bestimmte Hausarbeiten, gute Schulnoten oder ein guter Umgang mit den Geschwistern mit Bildschirmzeit-Gutscheinen belohnt wird, die das Kind dann, wenn es Zeit an einem Bildschirm verbringen möchte, abgeben kann.

Achtung ungeeignet!

Die Bobo-Puppenstudie war ein Experiment des Psychologen Albert Bandura in den 1960er Jahren und hat internationale Bekanntheit erfahren. Dabei wurde Kindern im Alter von drei bis fünf Jahren ein Film vorgeführt, in dem sich eine erwachsene Person gegenüber einer Puppe namens Bobo aggressiv verhielt. Dabei gab es drei unterschiedliche Enden für den Film und die jungen Studienteilnehmenden sahen jeweils nur einen dieser drei Enden. Im ersten Ende kommt eine zweite erwachsene Person und lobt und belohnt den aggressiven Erwachsenen, im zweiten Ende kommt ebenfalls eine zweite erwachsene Person, aber tadelt den aggressiven Erwachsenen, und im dritten Ende kommt keine weitere Person dazu und es erfolgt weder Lob noch Tadel. Als nächstes wurden die Kinder in einen Raum gebracht, in dem dieselben Gegenstände waren wie im Film, auch die Puppe Bobo war da. Was geschah? Je nachdem, welches Filmende die Kinder gesehen hatten, zeigten sie in unterschiedlichem Ausmaß ebenfalls Aggressivität. Diejenigen Kinder, die beobachtet hatten, dass man für Aggressivität gelobt wird oder dass keine Konsequenz droht, zeigten mehr Aggressivität als diejenigen Kinder, die beobachtet hatten, dass auf das aggressive Verhalten eine negative Konsequenz folgt, sprich dass getadelt wird. Übrigens verhielten sich diejenigen Kinder, welchen den Tadel beobachtet hatten, gleichermaßen aggressiv wie die Kinder der beiden anderen Gruppen, als man ihnen eine Belohnung für aggressives Verhalten in Aussicht gestellt hatte.

So entstand Banduras Theorie des Modellernens. Mit dieser werden Lernvorgänge zusammengefasst, in denen ein Beobachter einem Modell zuschaut und dessen Verhalten besonders dann nachahmt, wenn das Verhalten beim Modell zu positiven Konsequenzen führt, und es eher nicht nachahmt, wenn es beim Modell zu negativen Konsequenzen führt. Es sind also Lernprozesse, die auf der Beobachtung anderer beruhen.

Sie ahnen schon, worauf ich hinauswill: Es ist sehr wichtig, auf den Inhalt der von unseren Kindern konsumierten Medien zu achten. Erwarten Sie nicht, ein Lamm großzuziehen, wenn es mit Wolfsnahrung gefüttert wird. Prüfen Sie die Medien Ihres Kindes regelmäßig, richten Sie Sperren ein, seien Sie unnachgiebig. Gut möglich, dass Ihr Kind Sie (vordergründig) nicht mehr mag, wenn Sie zu einem Medium »nein« sagen, doch langfristig ist es der einzig vernünftige Weg. Erklären Sie, gestatten Sie Alternativen – doch eben nur solche, die keine Nachahmeffekte auslösen, die ungewünscht sind, im Sinne der armen Bobo Puppe.

Eine weitere Konsequenz des Modelllernens bezieht sich nicht auf den Inhalt der Medien, die das Kind sehen darf, sondern was es punkto Medienverhalten bei den Eltern zu sehen bekommt. Verbringen Sie selbst Stunden vor dem Fernseher oder Laptop oder Handy oder was auch immer, dann erwarten Sie nicht, dass Ihr Kind nur fünf Minuten pro Tag damit verbringen will. Was leben Sie vor?

Ein Wort in Ehren: Selbstverständlich ist Modelllernen eine wunderbare Eigenschaft. Auf diese Weise erlernen wir Neues meist viel einfacher als durch bloßes Bücherbüffeln. Modelle helfen auch, Fehler zu vermeiden – wir müssen ja nicht alle immer wieder dieselben Herdplatten anfassen und die Pfoten verbrennen. Im Gegenteil, ich halte Vorbilder für eine wunderbare Art, sich selbst mehr in eine Richtung zu lotsen, in der man sich näher am eigenen Lebensglück wähnt. Es müssen halt die richtigen Vorbilder sein ... Und so schließe ich diesen Abschnitt mit den Worten des Komikers und Autors Karl Valentins: »Wir brauchen unsere Kinder nicht erziehen, sie machen uns sowieso alles nach.«

Langeweile und Muße

Hätte ich jedes Mal dann, wenn ich bei Klienten oder auch in meinem Umfeld mitgekriegt hatte, dass Kinder mittels Medien beschäftigt werden, einen Bleistiftstrich an die Wand gemacht, wäre meine Wand nun schwarz. Nicht, dass eine schwindende Minderheit der Striche nicht meinem eigenen Verhalten geschuldet gewesen wäre, ich sitze ebenfalls im Glashaus und werfe nicht mit Steinen. Aber ...

Wenn Kinder ausnahmsweise mit einem Medium wie bspw. einem Smartphone oder einem Tablet beschäftigt werden, ist das okay. Es ist wie mit Vielem auf dieser Welt: Es ist eine Frage des Maßes. Tatsächlich zeigten zum Beispiel Studien, dass die Beschäftigung mit Tetris auf einem Smartphone im Anschluss an ein traumatisches Ereignis die Wahrscheinlichkeit der Entwicklung posttraumatischer Symptome senkt. Und es gibt Programme, welche Personen helfen, die Konzentration zu steigern, wenn sie damit Probleme haben. Medien sind nicht per se zu verbannen. Die Crux ist: Ausnahmen sind zwar okay, doch darf es nicht sein, dass das Kind standardmäßig auf diese Weise beschäftigt wird – denn das ist Quatsch.

Die harte Wortwahl ist angebracht, denn werden Kinder mit Medien überhäuft, werden wichtige Entwicklungsprozesse beeinträchtigt. Das gilt im Übrigen nicht nur für Beschäftigungen via Medien, sondern ist auch für andere Entertainmentkanäle gültig. Die Langeweile ist in Verruf und das Wort der Muße zu Vielen unbekannt. Wie schade, denn bei beiden handelt es sich um treibende Kräfte, welche die Kreativität und Fantasie Ihres Nachwuchses zur Blüte bringen können.

Bespaßen Sie Ihr Kind, solange es Ihnen beiden auch tatsächlich Spaß bereitet. Bitte, haben Sie Spaß miteinander – super! Das darf auch mal medial sein. Aber lassen Sie immer wieder Momente frei, in denen sich das Mini-Me selbst bespaßt. Dadurch lernt Ihr Kind seine ureigenen Interessen kennen und entwickelt Fähigkeiten, die zu ihm passen, weil sie aus ihm selbst heraus stammen.

Ich will sagen: Langeweile ist gut für Ihr Kind. Nehmen Sie Ihrem Kind nicht etwas weg, das für seine Entwicklung einen hohen Stellenwert hat. Ideenreichtum entsteht bevorzugt da, wo zuvor Leere war. Die Dauerberieselung durch Medien verhindert diesen Prozess.

Natürlich können Sie nicht erwarten, dass Ihr Kind die fünfwöchigen Sommerferien ab sofort allein in seinem Zimmer verbringt. Beobachten Sie Ihr Kind und finden Sie heraus, wann es Sie wirklich braucht und wann es auch alleine etwas machen kann. Grundsätzlich gilt, dass jüngere Kinder weniger lange alleine spielen können als ältere.

Are you having fun?

Verfügt Ihr Kind über genügend Möglichkeiten, anderen Interessen und Ideen nachzugehen als denjenigen, die einen Bildschirm beinhalten? Hat es kein Fahrrad, wird es nicht Radfahren gehen können. Hat es keine Freunde, die mit ihm Tischtennis spielen, ist auch das schwierig. Dann braucht es Starthilfe durch Sie: Es kann ein Fahrrad beschafft werden (am besten gleich für die ganze Familie, so dass Fahrradausflüge im Großverband möglich werden) oder die Anmeldung für einen Tischtennisclub kann ausgefüllt werden. Hat Ihr Kind Alternativen, Spaß zu haben, die ihm auf einfache Weise zur Verfügung stehen?

Und wie sieht es bei Ihnen aus: Leben Sie Ihrem Kind einen vernünftigen Umgang mit Medien vor? Wie viel Zeit verbringen Sie selbst vor einem Bildschirm? Was beobachtet Ihr Kind und was lernt es von Ihnen? Are you having fun (ohne digitales Medium)?

Achten Sie auf das, was Sie Ihrem Kind vorleben. Leben Sie Ihrem Kind das vor, was Sie auch bei ihm sehen möchten – nicht zwingend inhaltlich, sondern eher bezogen auf den modus operandi, also die Art und Weise. Lesen Sie abends Bücher, machen Yoga, haben Gäste zu Besuch oder stricken den nächsten Winterpulli – oder beschäftigen Sie sich mit Medien?

Movie Night

Mein Sohn und ich veranstalten zweiwöchentlich eine Movie Night. Dabei suchen wir uns einen Film auf Netflix aus, den wir für geeignet halten. Wir bestellen uns Essen und als Vegetarierin seit über 30 Jahren wundere ich mich über die knochigen Chicken Wings, die er sich am liebsten bestellt. Ich weiß nicht, woher er das hat. Manchmal machen wir uns auch Popcorn oder zaubern uns einen frischen Fruchtmilchshake. Wir kuscheln uns mit

Wolldecke vor den Fernseher und los geht's. Das ist unsere Movie Night und wir genießen es beide sehr. Pädagogisch wertvoll, obwohl wir anderthalb Stunden lang fernsehen?

Ja, das ist pädagogisch wertvoll, denn es ist mehr als nur irgendein Film, der irgendwann auf irgendeinem Apparat abgespielt wird. Viel mehr als nur um den Film geht es um unsere Beziehung und die Qualitätszeit, die wir miteinander verbringen. Werden Medien im Sinne von Qualitätszeit verwendet, die gerne regelmäßig sein darf, allerdings nicht zu häufig, ist keine Gefahr in Verzug. Im Gegenteil, denn so führen Sie Ihrem Kind einen genuss- und verantwortungsvollen Umgang mit Medien vor. Denn auch im Umgang mit Medien gibt die Art, wie Sie als Vorbild mit ihnen umgehen, den Takt an.

Blaues Licht und Schlaf

Vielleicht haben Sie schon vom Cortisol gehört, der Volksmund bezeichnet es gerne als Stresshormon. In Stresssituationen bewirkt dieser Botenstoff, dass der Blutdruck steigt, sich die Atemfrequenz beschleunigt, das Herz schneller pumpt – kurz um: der Körper wappnet sich gegen Anforderungen. Ein weiteres Hormon ist Oxytocin, man nennt es auch Kuschelhormon. Es spielt eine wesentliche Rolle im Bereich der Bindung zum Beispiel zwischen Paaren oder zwischen Eltern und ihren Kindern oder auch im Zusammenhang mit Sexualität. Und so gibt es viele weitere Hormone im menschlichen Körper, die verschiedene Zwecke haben.

Im Zusammenhang mit Schlaf ist das Hormon namens Melatonin wichtig und entsprechend ist es auch als Schlafhormon bekannt. Melatonin steuert den Schlafrhythmus. Der Körper setzt es frei, sobald es dunkelt, und beendet die Freisetzung, sobald es wieder heller wird. Das Hormon kann aber noch mehr: Es beeinflusst die Ausschüttung anderer Hormone und reguliert auf diese Weise auch andere Körperfunktionen.

Was hat das alles nun mit diesem Kapitel zu tun? Eine Menge, denn: Standardmäßig strahlt jeder Bildschirm blaues Licht ab. Dieses jedoch beeinträchtigt die Freisetzung von Melatonin, das in der Folge in reduzierter Menge unseren Körper flutet und uns dadurch nicht müde machen kann. Wer also vor dem Schlafengehen Zeit vor einem Bildschirm verbringt, der hat einen reduzierten Melatoninspiegel und schläft folglich verzögert ein.

Unter dem Strich bedeutet dies: Idealerweise keine Bildschirmzeit für den Nachwuchs unmittelbar vor dem Zubettgehen. Wenn es sich doch einmal nicht anders ausgeht, dann sollte wenigstens das vom Monitor ausgestrahlte blaue Licht gedrosselt werden.

Übrigens fördert rotes Licht die Produktion von Melatonin. Wenn Sie oder Ihr Spross Mühe haben, abends einzuschlafen, oder morgens Schwierigkeiten haben, munter zu werden, probieren Sie einmal folgendes aus: Setzen Sie sich morgens bewusst blauem Licht aus (meist in Leuchtstoffröhren) und abends bewusst rotem Licht.

Übrigens

Worum es hier nicht geht, ist die Bildschirmzeit, die das Kind im Rahmen von Schularbeiten aufwendet. Wird das digitale Medium als Arbeitsgerät verwendet, weil dies vorgegeben ist, fällt dies nicht unter die obigen Überlegungen. Was allerdings nichtsdestotrotz beachtet werden soll, ist, dass das Kind an Tagen, an denen es aus Arbeitsgründen bereits Bildschirmzeit hat, am selben Tag nicht auch noch zu Unterhaltungszwecken Zeit an einem Bildschirm verbringt. Achten Sie darauf, dass in solchen Situationen der TV, der Computer, das Handy oder was auch immer, aus bleibt und sich das Kind anderweitig beschäftigt. Ansonsten wird an einem solchen Tag vom Konto Bildschirmzeit übermäßig viel abgebucht und ein nicht ausgeglichenes Konto ist ungünstig. Kinder benötigen Abwechslung und Sie als primäre Bezugsperson sind in der Verantwortung, dies zu überblicken und zu gewährleisten; denn viele Kinder verstehen die Bedeutung von Abwechslung und den Stellenwert einer stromlosen Freizeitbeschäftigung noch nicht. Wir Eltern sind der Leuchtturm und weisen den Weg.

Mobbing

Es steht außer Frage, dass qualitative, soziale Beziehungen für das Wohlbefinden eines jeden Individuums wichtig sind, und dass das Fehlen ebensolcher ein Gefährdungsmoment darstellt. Dies gilt für uns Erwachsene wie ebenso für alle nachwachsenden Erwachsenen. Dabei stellen tragfähige soziale Bindungen insofern einen Puffer gegen Stress dar, als dass der, der gut eingebunden ist, diesen weniger wahrnimmt oder besser bewältigen kann. Ein soziales Netzwerk kann darüber hinaus konkrete Unterstützung bieten, wenn notwendig. Der eine Freund kann den kaputten Fahrradreifen wechseln, der andere kommt klar mit den Matheaufgaben, wiederum ein anderer spielt genauso gerne Fußball wie Ihr Kind. Wir sind durch und durch soziale Wesen und darum machen uns Probleme im sozialen Netzwerk, wie eben Mobbing, auch besonders zu schaffen.

Mobbing hat viele Gesichter und durchzieht alle Altersschichten. Es tritt im Direktkontakt zwischen Personen auf oder mittlerweile auch häufig in den sogenannten Sozialen Medien als Cybermobbing. Im Kindes- und Jugendalter ist es leider weit verbreitet, etwa einem Drittel aller Kinder und Jugendlichen ist es schon einmal am eigenen Leibe widerfahren. Aber wann ist Mobbing eigentlich Mobbing?

Mobbing ist Mobbing, wenn mehrmals und oft über einen längeren Zeitraum absichtlich negative Handlungen gegenüber jemandem ausgeführt werden. Dabei besteht ein kräftemäßiges Ungleichgewicht zwischen den Involvierten insofern, als dass das gemobbte Kind auf irgendeine Weise unterlegen ist.

Von Mobbing betroffen zu sein, ist eine unangenehme Erfahrung, die nicht selten Spuren bis ins Erwachsenenalter hinterlässt. Denkbar sind seelische Belastungen wie depressive Symptome, Ängste, psychosomatische Probleme, Selbstwertschwierigkeiten (vergleiche die Geschichte von Judith im Kapitel über den Selbstwert), schlechtere schulische und später berufliche Leistungen. Manchmal werden negative Schemata ausgebildet, was Beziehungen und Interaktionen mit anderen Personen anbelangt. Es lohnt sich also definitiv, ein Auge auf Mobbingerlebnisse zu haben und im Bedarfsfall zu intervenieren.

Wer wird gemobbt?

Die Forschung zeigt, dass von Mobbing Betroffene häufig eher unbeliebt oder neu in einer Gruppe sind, dass sie über ein ungünstiges Stressmanagement verfügen, eher ängstlich sind sowie einen eher geringen Selbstwert aufweisen. Weiter stammen sie häufiger aus Familien, in denen überbehütend erzogen wird und in denen die Eltern ihrerseits eher ängstlich oder belastet sind. In der Regel ist es ein Zusammenspiel verschiedener Merkmale, als Folge derer jemand in Mobbing involviert wird.
Und manchmal ist man einfach zur falschen Zeit am falschen Ort.

Bestandsaufnahme

Manche Kinder berichten daheim von sich aus von den täglichen Ereignissen in der Schule oder im Freizeitleben, anderen Kindern zieht man die Würmer aus der Nase. Egal, ob Sie die Informationen auf dem Silbertablett serviert bekommen oder doch eher buddeln müssen: Wenn Sie den Eindruck bekommen, dass Ihr Kind von anderen Kindern wiederholt schlecht behandelt wird, werden Sie aktiv und tätigen Sie als Erstes eine Bestandsaufnahme. Es ist herauszufinden: Was ist los? Wer macht was? Was passiert wo? Und vor allem: Wie kommt das Kind aus dieser ungünstigen sozialen Situation raus? Um diesen Prozess spielerisch zu gestalten, könnten Sie die folgende Insel-Übung mit Ihrem Kind durchführen.

> Setzen Sie sich mit Ihrem Kind an einen Tisch und nehmen Sie ein großes, weißes Blatt hervor. Bitten Sie das Kind nun, die Inseln seines Lebens zu zeichnen, wobei jede Insel einen Lebensbereich darstellt. Lebensbereiche sind unter anderem das Daheim, die Schule, der Sportverein, die Klavierstunde, die Großeltern. Es soll diejenigen Inseln größer zeichnen, die ihm bedeutsamer sind, diejenigen kleiner, die von eher geringem Wert sind. Dann soll es die Inseln mit Farben codieren. Grün sind diejenigen Inseln, die Spaß bereiten, auf denen es ihm gut geht. Weiß sind diejenigen Inseln, die sozusagen neutral sind, alles passt, aber es ist nicht aufregend. Orange eingefärbt werden diejenigen Inseln, die nicht so gut laufen, wo es angespannt ist, wo es harzt. Schließlich

> werden diejenigen Inseln rot eingefärbt, wo es nicht gut ist, wo es zu viel ist, wo es überhaupt nicht (mehr) passt.

Mit dieser Übung gelangen Sie meist rasch an Informationen darüber, wo es derzeit gut läuft und wo weniger. Achten Sie darauf, möglichst wertfrei anzunehmen, abzuholen. Hier geht es »nur« um die Bestandsaufnahme. Oft ist schon Land gewonnen, wenn Ihr Kind merkt, dass es mit Ihnen über diese Dinge reden kann, dass Sie da sind. Dann weiter mit der folgenden Übung namens Sonnensystem.

> Nehmen Sie erneut mehrere Blätter zur Hand. Bitten Sie Ihr Kind, auf das erste Blatt in der Mitte einen Punkt zu zeichnen. Dieser symbolisiert Ihr Kind und es soll ihn mit »Ich« beschriften. Als ob es die Sonne in einem Sonnensystem ist, zeichnet es nun die es umgebenden Planeten bzw. Personen als Punkte ein. Es soll jeden Punkt mit dem Namen der jeweiligen Person beschriften. Es soll auf die Nähe bzw. die Distanz zwischen seinem Punkt und den Punkten der anderen Personen achten. Diejenigen Personen, die ihm nahestehen, mit denen es sich verbunden fühlt, trägt es nahe bei sich selbst ein. Personen, die zwar Teil seines Lebens sind, doch gefühlt eher entfernt oder mit denen Konflikte bestehen, trägt es weiter weg von sich ein. Die Punkte der anderen Personen werden dann mit dem eigenen Punkt verbunden. So entsteht eine Art Sonnensystem, welches die verschiedenen Personen und Beziehungen im Leben Ihres Kindes abbildet. Fragen Sie das Kind nach getaner Arbeit: Wie gefällt dir dein soziales Sonnensystem? Ist es gut so? Möchtest du etwas verändern? Was könntest du verändern? Beobachtest du zu viele Sterne am Rand des Beziehungskosmos und zu wenige in deiner Nähe? Könntest du einen Stern näher holen oder müsste einer weiter weg? Gibt es genügend Sterne an deinem Himmel? Zu viele? Muss die Position eines Sterns verändert werden? Keimt in dir ein Wunsch auf? Wie ließe sich dieser Wunsch umsetzen? Was können wir tun?

Überstürzen Sie die Dinge nicht. Eine Schwalbe macht noch keinen Sommer. Stress im Freundeskreis gehört auch mal dazu. Doch zeigen sich klare Mobbingelemente, sprich wird Ihr Kind wiederholt geplagt und ist es belastet, ist zu handeln. Vielleicht genügen Gespräche mit Ihrem Kind, oder es bedarf weiterer Personen, die hierbei supporten. Damit spreche ich Kinder- und Jugendpsychotherapeuten an, die Ihrem Kind unter anderem Strategien im Umgang mit Mobbing vermitteln können. Weiter die Lehrerschaft, welche ein Auge auf die Situation zu werfen hat, oder Schulsozialarbeiter, die ebenfalls wertvolle Unterstützung leisten können. Werden Sie aktiv.

Ziele

Im Rahmen einer jeden Psychotherapie steht die Zielbestimmung am Anfang des psychotherapeutischen Prozesses. Warum? Stellen Sie sich vor, Sie gehen in ein Reisebüro, um eine Reise zu buchen. Sie sagen der Reisefachfrau aber nicht, wohin es gehen soll. Sie informieren Sie nur über die Ziele, die Sie nicht ansteuern wollen. Was passiert? Entweder verbringen Sie eine halbe Ewigkeit im Büro der armen Fachkraft, denn nach dem Ausschlussprinzip aller möglichen Ziele könnte es eine Weile dauern, bis sie herausgefunden hat, wohin es gehen soll, oder aber das freundliche Fräulein versucht, Ihre Traumreise richtig zu erraten und die korrekte Reisedestination auf Ihr Flugticket zu drucken – was bei einer Million Möglichkeiten ein Ding der Unmöglichkeit sein dürfte. Vielleicht stehen Sie schließlich am eisigen Nordpol, obwohl Ihnen behagliches Karibikflair mehr zugesagt hätte. Stattdessen wäre es so »einfach«: Sagen Sie doch, wohin Sie wollen, denn dann ist es wahrscheinlicher, da anzukommen. Und auf Ihr Kind umgemünzt: Helfen Sie ihm, zu formulieren, was es hinsichtlich Mobbings will. Sie könnten dazu die folgende Berg-Übung machen.

> Zeichnen Sie einen Berg. Bitten Sie nun Ihr Kind, das zu formulieren, was es im Hinblick auf die Mobbingsituation erreichen will. Wohin will es, was wartet auf es auf dem Gipfel? Notieren Sie das jeweilige auf dem gezeichneten Berggipfel.

Selbstverständlich wollen wir dabei sogenannte »smarte« Ziele, wobei jeder Buchstabe des Wortes »smart« nach Peter Drucker ein Kriterium definiert:

- S: Spezifisch (Das Ziel ist genau und konkret)
- M: Messbar (Der Erfolg des Ziels ist messbar)
- A: Akzeptiert (Das Ziel ist auch für andere akzeptabel)
- R: Realistisch (Das Ziel ist möglich)
- T: Terminierbar (Das Ziel enthält eine Zeitangabe)

Basierend auf dem Ziel Ihres Kindes lassen sich die weiteren Schritte ableiten. Geht es zum Beispiel darum, einen seit Langem bestehenden Konflikt mit einem Widersacher in der Schule zu beseitigen, sprich Frieden mit dieser Person zu finden, können vielleicht Gespräche eingefädelt werden, allenfalls unter Einbezug einer schulpsychologischen oder einer psychotherapeutischen Fachperson. Oder es geht darum, dass das Kind in der Schule sozial nicht eingebunden ist: soziale Kompetenztrainings könnten initiiert werden, die es darin unterstützen, auf andere zuzugehen und Freundschaften aufrechtzuerhalten. Vielleicht geht es auch um Ängste, was nicht selten der Fall ist bei jungen Personen nach Mobbingerfahrungen. Es können sich Ängste in Bezug auf Mitschüler einstellen, die aufgrund des damit meist einhergehenden Vermeidungsverhaltens nicht oder nur mangelhaft revidiert werden, da entsprechende Situationen gemieden werden. Hier könnte die Lösung lauten, gegebenenfalls unter Einbezug einer psychotherapeutischen Fachperson, einen neuen Umgang mit Ängsten zu finden.

Was ist, wenn Ihr Kind kein Ziel benennen kann? Für die Zielerreichung ist es besser, wenn Ihr Kind aktiv mitmacht, also sollten Sie nicht zu aktiv werden und idealerweise nicht für es entscheiden. Helfen Sie ihm bei der Entscheidungsfindung, aber überlassen Sie diese dann doch dem Kind. Dasselbe gilt in der Psychotherapie: Ich treffe in der Regel keine Entscheidungen für meine Patienten. Ich treffe nur dann Entscheidungen, wenn mein Patient wirklich nicht oder nicht mehr in der Lage ist, etwas für sich zu entscheiden, bspw. weil er gerade in einer schwergradigen depressiven Episode steckt – ansonsten muss mein Patient entscheiden, was er will und was nicht, denn es geht um ihn und nicht um mich, ich unterstütze lediglich flankierend. Notfalls warte ich, bis er so weit ist und halte die Entscheidungslosigkeit mit ihm aus. Dasselbe gilt für Ihr Kind: es geht um es. Wir Eltern supporten bei der Entscheidungsfindung – was es will und was nicht, obliegt jedoch ihm. Wenn es sich also schwertut, ein Ziel zu benennen, dann geben Sie keines vor, sondern bieten Sie zum Beispiel den Publikumsjoker an. Sicherlich gibt es Personen im Umfeld des Kindes, die um Rat gebeten werden können. Das Umfeld ist eine Ressource, die angezapft werden darf und bei Bedarf auch soll. Wir sind nicht alleine auf dieser Welt und müssen nicht immer alles alleine schultern. Was empfehlen die beste Freundin, der große Bruder, der Großvater, die Lehrerin? Wer nicht unmittelbar betroffen ist, dem fällt es manchmal leichter, etwas Komplexes zu überblicken. Muntern Sie das Kind auf, sich Meinungen einzuholen. Vielleicht geben zehn verschiedene Personen zehn verschiedene Ratschläge. Macht nichts, zeigt es doch immerhin, dass die Geschichte nicht einfach gelagert ist. Vielleicht geben die zehn Personen jedoch auch alle denselben Ratschlag und das Kind entscheidet sich dennoch anders. Auch gut, wenn es in der Lage ist, gegen die Mehrheit eine eigene Entscheidung zu vertreten.

Oder was, wenn Ihr Kind sich zwischen verschiedenen Zielen nicht entscheiden kann? Grundsätzlich ist es vorteilhafter, sich zu entscheiden als sich nicht zu entscheiden. Auch wenn jede noch so durchdachte Entscheidung falsch sein kann, da es kaum je eine perfekte Wahl gibt, immerhin entkommt man durch eine Wahl dem entscheidungslosen Schwebezustand. Zum Beispiel werden Entscheidungen im Bereich der Wirtschaft immer unter Unsicherheit gefällt, denn es gibt keinen perfekten Markt. Die schlechteste Entscheidung ist meist die, die man nicht getroffen hat. Notfalls soll Ihr Kind eine Münze werfen. Eine Idee ist es auch, die 10–10–10-Methode von Suzy Welch anzuwenden, mittels derer Entscheidungen getroffen werden können. Man soll sich die folgenden Fragen stellen: Welche Auswirkungen hat meine Entscheidung in 10 Minuten, in 10 Monaten und in 10 Jahren? Dies ist komplex für ein noch jüngeres Kind, daher helfen Sie ihm bei Fragen mit solcher Weitsicht. Es kann sich einen so langen Zeitraum sehr wahrscheinlich noch gar nicht vorstellen, Sie aber schon – also tun Sie es für Ihr Kind.

Etappensiege

Ich bin Alpinistin und wandere regelmäßig auf Berge. Am liebsten mag ich Gipfeltouren, bei denen ich schließlich am höchsten Punkt stehe und mir die Welt zumindest gefühlt zu Füßen liegt. Manchmal bin ich viele Stunden unterwegs, immer in Richtung Sonne. Zermürbend ist es in diesen Momenten, wenn ich die Gipfelspitze von Anfang an sehe. Blicke ich ständig zu ihr hoch, stelle ich fest, dass sie sich kaum auf mich zu bewegt (bzw. ich mich auf sie). Die Reduzierung der Distanz zum Gipfel war zu gering, um sie zu erfassen. Zudem stolpere ich fortlaufend über meine eigenen Füße, wenn mein Blick stets aufs Ziel ausgerichtet ist und ich mich nicht auf das Wegstück konzentriere, auf dem ich gerade unterwegs bin. Die Lösung?

Die Lösung ist eigentlich simpel. Ich sehe nicht mehr ständig hoch zum Gipfel, sondern konzentriere mich auf meine Füße und die Schritte, die unmittelbar anstehen. Ich tätige einen Schritt nach dem anderen, stelle sicher, dass jeder Schritt ein gelungener Schritt ist, stabil und zielführend. Und währenddessen ich mich langsam, aber sicher meinem Ziel annähere, genieße ich auch die wunderbare Aussicht, die sich mir auch schon während des Aufstiegs bietet.

Will heißen: Erarbeiten Sie mit Ihrem Kind Etappenziele. Was sind die unmittelbar anstehenden Schritte, was kommt als Nächstes? Brechen Sie eine lange Strecke in mundgerechte Stücke herunter. Sich nicht nur auf das Ziel zu konzentrieren, sondern auf die einzelnen Schritte, die dahin führen. Die längste Wanderung besteht immer aus der Aneinanderreihung einzelner Schritte. Ein langer Weg mag abschreckend wirken, ein einzelner Schritt nicht so sehr.

Zurück zur oben genannten Berg-Übung: Ergänzen Sie die Etappenziele auf der Zeichnung, die den Weg zum Gipfel säumen. Visualisieren Sie so, was als Nächstes ansteht. Es ist Ihr Plan zum Gipfelsieg.

Bestimmen Sie nicht nur Etappenziele auf dem Weg zum Ziel Ihres Kindes, sondern feiern Sie diese auch ausgiebig, wenn erreicht. Vielleicht ist es ein Etappenziel, dass Ihr Kind die Schule wieder regelmäßig besucht, dann veranstalten Sie eine Party, wenn es das geschafft hat. Markieren Sie Siege auch auf dem Berg-Bild, hängen Sie es in der Küche auf, machen Sie jede Errungenschaft offensichtlich, feiern Sie die Erfolge Ihres Kindes. Es hilft, eine längere Durststrecke zu überwinden, wenn man zwischendurch immer mal wieder einen Schluck Wasser trinken darf.

Hindernisse aus dem Weg räumen

Die am besten ausgesuchten Bergtouren scheitern gelegentlich, weil unterwegs zu viel Hindernisse den Weg versperren. Vom Alpaufzug, zu Verschüttungen durch Steinlawinen, zu Starkregen und Gewitter und vielem mehr. Wie hätte das verhindert werden können? Durch eine solide Planung, die vorausschauend mögliche Hindernisse miteinbezogen hätte. Ein Blick ins Internet hätte verraten, dass heute Alpaufzug ist, ebenso, dass der Wanderweg verschüttet ist, die Wettervorhersage hätte verraten, dass ein Unwetter bevorsteht.

Es lohnt sich, einen Blick auf mögliche Hindernisse zu werfen, und zwar ehe man diesen tatsächlich begegnet. Überlegen Sie gemeinsam mit Ihrem Kind, welche dies sein könnten. Welche Stolpersteine könnten auf dem Weg zum Ziel Ihres Kindes liegen? Beziehen Sie dies in Ihre Überlegungen und Planungen mit ein und räumen Sie Stolperfallen a priori aus dem Weg.

Widerstandskraft

Unter Widerstandskraft wird verstanden, wie gut jemand mit Belastungen wie bspw. Mobbing umgehen kann – das Fachwort dazu lautet Resilienz. Dieser Begriff beschreibt die Güte des Anpassungsprozesses angesichts von Stress. Es gibt Personen, denen scheint Stress wenig anzuhaben. Es sind Stehaufmännchen und es gelingt ihnen rasch, in einen entspannten Zustand zurückzufinden. Diese Personen verfügen wahrscheinlich über ein hohes Ausmaß an Widerstandskraft. Andere hingehen haben damit mehr Schwierigkeiten und weisen eine geringere Widerstandskraft auf.

Um herauszufinden, wie hoch die eigene Widerstandskraft ist, können Ihrem Kind (und vielleicht sich selbst?) die folgenden Fragen gestellt werden. Ist es noch klein, antworten Sie für es:

- Erholst du dich schnell nach Stress?
- Kehrst du nach Stress schnell in den Normalzustand zurück?
- Kommst du mit stressigen Zeiten gut klar?
- Überstehst du Rückschläge, Niederlagen oder Verluste rasch?

Wie viele Ja-Antworten zählen Sie? Umso mehr, desto höher scheint die Widerstandskraft zu sein und desto leichter fällt es Ihrem Kind, sich an stressreiche Ereignisse anzupassen. Umso weniger Jas, desto schwieriger ist es für Ihr Kind, aufzustehen, nachdem es umgefallen ist.

Falls Ihr Spross eher nicht zu den Stehaufmännchen gehört, habe ich eine gute Nachricht parat: Die eigene Widerstandskraft ist nicht in Stein gemeißelt. Tatsächlich variiert sie über das Leben hinweg. Sollten Sie nur wenige Ja-Antworten haben, grämen Sie sich nicht, denn: Die Widerstandskraft ist veränderbar. Wie das geht?

Das Positive sehen

Früher fokussierte die Psychotherapie vor allem auf das, was nicht gut läuft und konzentrierte sich stark auf die Probleme der zu Behandelnden. Heutzutage achtet die Psychotherapie mehr und mehr auch auf das, was gut läuft, auf die individuellen Stärken, und zielt darauf ab, diese zu vergrößern und zu erweitern. Anhaltende Änderungen können besser erreicht werden, wenn die individuellen Stärken in die Psychotherapie miteinbezogen werden. Die Fachwelt nennt dies Ressourcenorientierung, oder in anderen Worten: Das Positive sehen. Dazu zeige ich Ihnen die Waage-Übung:

> Welche Stärken hat Ihr Kind? Was in seinem Leben macht, dass es ihm gutgeht? Durch was laden sich seine Batterien auf? Was würden andere Personen aus dem nahen Umfeld sagen, welche Stärken es aufweist? Wenn Sie mögen, zeichnen Sie gemeinsam mit Ihrem Kind eine Waage und schreiben Sie die Antworten in eine der Waagschalen. Beschriften Sie diese Waagschale mit »Mein Schutz«.
>
> Und welche Schwächen hat es? Was in seinem Leben macht, dass es ihm nicht gutgeht? Durch was entladen sich seine Batterien? Was

würden andere Personen aus dem nahen Umfeld sagen, welche Schwächen es hat? Notieren Sie diese Antworten in die andere Waagschale und benennen Sie diese »Meine Risiken«.

Betrachten Sie die Waage Ihres Kindes mit den beiden Waagschalen. Wie sieht die Bilanz aus? Überlegen Sie sich, was sich am einfachsten zu Gunsten Ihres Kindes verändern ließe. Hat Ihr Kind eine Idee? Dann versuchen Sie gemeinsam, es zu verändern. Eins ums andere, verändern Sie die Bilanz der Waagschalen. Schritt für Schritt – das Prinzip der kleinen Schritte. Nicht alles auf einmal, sondern eins nach dem anderen. So baut Ihr Kind allmählich Schutz auf und Risiken ab.

Rechtliche Aspekte

Gelegentlich verstößt Mobbing gegen geltendes Recht. So zum Beispiel im Fall von Judith, die im Abschnitt über den Selbstwert porträtiert wird. Wenn Sie sich unsicher sind, ob dem so ist, wenden Sie sich an einen Rechtsanwalt oder an die Opferhilfe. Diese berät Sie im Hinblick auf das weitere Vorgehen, unter anderem Beweissammlung und Anzeige.

Ob rechtliche Schritte eingeleitet werden sollten oder nicht, das obliegt dem jeweiligen Familiensystem und ist auch von der Schwere des Übergriffs abhängig. Aus dem Bereich der kriminologischen Forschung weiß man, wie wichtig es für ein Opfer sein kann, wenn ein Unrecht offiziell festgestellt wird. Die Unrechtsfeststellung kann ein wesentlicher Schritt in Richtung Genesung sein. Und manchmal verhindert ein offizieller Weg, dass weitere Kinder und Jugendliche Opfer derselben Täterinnen und Täter werden, sodass diesem Vorgehen auch eine Schutzfunktion zugesprochen werden kann. Dies besonders dann, wenn es nicht möglich ist, im direkten Kontakt mit den Aggressoren niederschwelligere Lösungen zu finden.

Nägelkauen

Lassen Sie sich versichert sein, dass es sich beim Nägelkauen insgesamt um ein relativ harmloses Verhalten handelt. Die meisten geben die Knabberei im Laufe der Jugend von selbst auf. Es wird dann bedeutsam, wenn es zu Verletzungen kommt, was manchmal auch im Sinne von Selbstverletzungen geschieht. Als Folge können sich Entzündungen des Nagelbetts einstellen. Weiter ist es für die Außenstehenden mitunter schwierig, das Kauen der Nägel auszuhalten, und schließlich wirken abgeknabberte Nägel wenig gepflegt. Die Feststellung solcher Probleme könnte Anlass sein, dieses Verhalten zu beenden.

Beobachten Sie!

Als ersten Schritt sollten Sie das unliebsame Verhalten beobachten und Ihre Beobachtungen in einem Beobachtungsprotokoll festhalten. Ich empfehle ein kleines Notizheft, das Sie auf dem Nachttisch deponieren und allabendlich, vor dem Schlafen gehen, für Ihre Beobachtungen nutzen. Notieren Sie für wenigstens zwei Wochen, in welchen Situationen Ihr Kind das unerwünschte Verhalten zeigt. In der Regel finden sich zwei Arten von Situationen: Stresssituationen und Leerlaufsituationen, das heißt beim Fernsehen, beim Lauschen einer Geschichte oder bei einem Videospiel.

Achten Sie auch auf Ausnahmen, also Situationen, in denen es nicht an den Nägeln kaut. Das sind wertvolle Beobachtungen, denn es gibt ganz sicher viele Momente, in denen es dies nicht tut. Jedes Verhalten hat Ausnahmen. Leisten Sie Detektivarbeit und finden Sie heraus, was dazu beiträgt, dass es nicht zu diesem Verhalten kommt. So erkennen Sie möglicherweise dem Knabbern abträgliche Bedingungen, die sich absichtlich herbeiführen lassen.

Wenn Sie durch Beobachtung herausfinden, welche Situationen Nägelkauen fördern und welche es verhindern, bekommen Sie das Rüstzeug, um gegenzusteuern.

Wenn es Stress ist

Stress entsteht selbstverständlich in unangenehmen Situationen wie bei Konflikten oder während Prüfungen, aber nicht nur. Auch Geburtstage, Feiertage oder eine Hochzeit können Stress auslösen. Das sind vermeintlich positive Ereignisse, dennoch können sie ihren Tribut fordern. Stress entsteht in der Regel dann, wenn die Anforderungen einer Situation die eigenen Möglichkeiten zu überschreiten drohen. Also wenn man das Gefühl hat, vor einer allzu herausfordernden Situation zu stehen oder einer, der man sich nicht gewachsen fühlt. Stress ist dabei subjektiv, das heißt der eine spürt ihn schon, wenn die Pöstlerin an der Tür klingelt, der andere erst, wenn ein weißer Hai mit weit aufgerissenem Mund direkt auf ihn zu schwimmt.

Wenn das Nägelkauen im Zusammenhang mit Stress entsteht, benötigt das Kind neue und nachhaltige Stressbewältigungsstrategien. Hier kommen Sie ins Spiel. Erarbeiten Sie mit ihm neue Möglichkeiten, wie es mit Stress umgehen kann. Die zentrale Frage dabei lautet: »Was brauchst du?« Für diese Arbeit stellt ein eigener guter Umgang mit Stress eine Voraussetzung dar. Wie gehen Sie selbst mit Stress um? Was machen Sie, wenn die Pöstlerin klingelt oder ein Hai auf Sie zuschwimmt? Wie kommen Sie mit Druck klar? Umso besser Sie selbst mit Stress umgehen können, umso besser können Sie diese Fertigkeit Ihrem Nachwuchs vermitteln. Wer wenig Ahnung von Mathematik hat, sollte kein Mathelehrer sein. Können Sie es selbst nicht gut, wundern Sie sich nicht, wenn es Ihrem Nachwuchs nicht gut gelingt. Erwarten Sie von Ihrem Kind nicht, was Sie selbst nicht zustande bringen, sondern kehren Sie zunächst vor der eigenen Tür.

Übrigens neigen immer wieder besonders perfektionistisch veranlagte Kinder zu Nägelkauen. Wer perfektionistisch ist, erlebt viel Stress, da es niemals möglich sein wird, immer alles perfekt zu machen. Hier dient das Nägelkauen in aller Regel dem Stressabbau. Auch hier gilt, dass das perfektionistische Kind neue Strategien im Umgang mit Stress benötigt. Darüber hinaus sollte auch der unrealistische Perfektionismus abgemildert werden. Manchmal helfen Fragen wie: »Wie realistisch ist es, dass du immer alles perfekt machst?«, »Würdest du anderen Menschen empfehlen, perfektionistisch zu sein? (Und warum nicht?)« und »Tut es dir gut, perfektionistisch zu sein, oder leidest du eher unter diesem Zug?« Starten Sie eine Diskussion über den Perfektionismus und sollte sich herausstellen, dass der Perfektionismus revisionsbedürftig ist, erarbeiten Sie mit Ihrem Kind eine neue Einstellung. Diese könnte lauten: »Ich gebe mir Mühe, meine Aufgaben genügend gut zu erledigen – perfekt muss nichts sein und ist sowieso unrealistisch.« Dies funktioniert meist dann nicht gut, wenn die eigenen Eltern perfektionistische Züge haben und selbst nichts daran ändern.

Wenn es Leerlauf ist

Haben Sie beobachtet, dass es sich bei Ihrem Kind eher um Leerlaufverhalten handelt, wenn es seine Nägel kaut? Dann genügt es manchmal, die im Folgenden aufgeführten Tipps einzusetzen. (Diese greifen in der Regel zu kurz, wenn es sich beim Nägelkauen um Stressabbauverhalten handelt, können aber teilweise gerne zusätzlich eingesetzt werden.)

- Lob: Loben Sie Ihr Kind, wenn es sich in einem Leerlauf befindet, ohne dass es Nägel kaut. Schimpfen Sie nicht, wenn es nicht gelingt. Fördern Sie somit das gewünschte Verhalten und ignorieren Sie das nicht gewünschte.
- Belohnungen: Für jeden per Ende Woche nicht abgekauten Nagel oder für jeden Tag, an dem das Kind nicht geknabbert hat (oder sonst irgendeine Regel), erhält das Kind 5 Cent oder Rappen in seine Kasse oder einen Sticker auf sein Belohnungsbrett. Damit das funktioniert und damit Nicht-Gelingen nicht zu zusätzlichem Stress führt, sollte das nur bei Kindern angewandt werden, die grundsätzlich dazu motiviert sind, mit dem Nägelkauen aufzuhören und bei denen sich Ausnahmen zuvor gut beobachten ließen.
- Bittere Lacke: Diese lassen sich auf die Nägel verteilen und der Geschmack soll das Kind vom Nägelkauen abhalten. Kann funktionieren, muss nicht.
- Beauty Nails: Schneiden, feilen, lackieren und dekorieren Sie die Nägel Ihres Kindes. Eine gelungene Maniküre spornt manches Kind dazu an, die schönen Nägel nicht zu zerstören. Vielleicht ist dies nicht jedermanns Ansporn, doch sicherlich ist es sinnvoll, die Nägel stets kurz zu

schneiden und Kanten rund abzufeilen. Das kann das Nägelkauen reduzieren.
- Ersatzhandlung: Die Finger können anderweitig beschäftigt werden. Hierfür eignen sich zum Beispiel Antistressbälle, Fidgetspinner, Igelbälle, Haargummis. Leider jedoch gibt es Momente, in denen das Kind nicht auf diese Tools zurückgreifen kann, wie bspw. in der Schule. Eine Alternative ist es, auf die Hände zu sitzen oder Fäuste zu ballen.

Das Kind kaut nicht aus böswilliger Absicht an den Nägeln; es ist eher so, dass es ihm passiert. Vielleicht vergleichbar damit, dass einem manchmal ein Glas herunterfällt, das dabei in tausend Scherbenstücke zersplittert. Niemand lässt absichtlich ein Glas fallen (üblicherweise ...) und hätte man besser aufgepasst und wäre weniger unachtsam gewesen, wäre es möglicherweise nicht passiert – aber es ist passiert. Seien Sie nicht böse, wenn ein Glas herunterfällt und seien Sie Ihrem Kind gleichsam nicht böse, wenn es mal wieder knabbert. Es hat einfach noch keine andere Möglichkeit gefunden, um mit Stress oder mit Leerlauf umzugehen, oder ist noch nicht so geübt darin. Sie helfen ihm nicht, wenn Sie mit ihm schimpfen, denn so erhöhen Sie den Stress, was wieder zu Knabbern führen kann. Sie helfen Ihrem Kind stattdessen dann am besten, wenn Sie es darin unterstützen, Alternativen zu finden. Seien Sie nachsichtig.

Nicht verlieren können

Manche Kinder haben Schwierigkeiten damit, eine Niederlage zu kassieren, und Sieglosigkeit ist mit ausgeprägtem Stresserleben verbunden. Da werden die Spielkarten wüst auf den Tisch geknallt, ein lautstarker Abgang ist vorprogrammiert oder der siegreiche Spielfreund wird arg beschimpft. Das kann so weit gehen, dass andere Kinder nicht mehr mit dem immer auf der Gewinnerstraße unterwegs sein wollenden Kind spielen mögen. Ist dem so, kann die soziale Entwicklung des Kindes beeinträchtigt werden, was natürlich ungünstig wäre.

Schauen wir uns das genauer an. In ▶ Tab. 1 finden Sie links drei Fragen und rechts meine Antworten. Beantworten Sie die Fragen doch zunächst selbst und lesen erst dann meine jeweilige Antwort.

Tab. 1: Fragen und Antworten

Sollte man …	
… Kinder, die nicht gerne verlieren, immer gewinnen lassen?	Nein, denn wie soll das Kind jemals die Fähigkeit, zu verlieren, erlernen, wenn es nicht üben kann? Diese Fähigkeit nicht zu erwerben, wäre ungünstig, denn ohne ist das Kind nur bedingt für alle noch kommenden Niederlagen im weiteren Verlauf seines Lebens gewappnet. Kinder brauchen ein gewisses Maß an Frusterlebnissen, um zu lernen, mit Frust umzugehen. Eigentlich liegt es auf der Hand: Ohne Frust kann kein Umgang mit Frust erarbeitet werden. Schließlich lernt man Schwimmen im Wasser. Dabei wirkt es, wie wenn diese Fähigkeit einigen Kindern quasi in die Wiege gelegt wurde, andere Kinder hingegen benötigen mehr Zeit, um sich die Fähigkeit anzueignen. Es gilt: Jedes Kind in seinem Tempo.
… das Kind trösten und sagen, dass es nicht schlimm ist, zu verlieren, dass jeder einmal verliert?	Das ist nicht schlecht, doch weiterhin nicht ideal, denn diese Vorgehensweise holt das Kind nicht da ab, wo es steht: Es will nun mal gewinnen und für es ist es nun mal eine Tragödie, wenn es verliert. Begeben Sie sich stattdessen auf die Gefühlsebene des Kindes, auf der der Inhalt weniger wichtig ist als der Prozess. Will heißen: Argumentieren Sie nicht über die Sache an sich, Sie werden ohnehin anderer Meinung sein, sondern fühlen Sie mit Ihrem Kind mit (lesen Sie dazu das Kapitel über herausfordernde Gefühle). Sagen Sie ihm zum Beispiel: »Jetzt fühlst du dich so richtig verärgert, stimmts? Und du möchtest am liebsten alles hinwerfen und davonlaufen, ja? Okay, das verstehe ich.« Probieren Sie es aus – was passiert, wenn Sie Ihrem Kind in den Prozess folgen, anstatt mit Ihm auf der Sachebene uneins zu sein?

Teil 2: Kinderprobleme und Lösungsideen

Tab. 1: Fragen und Antworten – Fortsetzung

Sollte man ...	
... das Kind zurechtweisen, Druck ausüben und sagen, dass es sich ans Verlieren gewöhnen sollte, so ist das Leben nun einmal?	Nein, auch damit holen Sie das Kind nicht ab. So reden Sie ihm schlimmstenfalls die Welt schlecht. Es gilt dieselbe Antwort wie für die zweite Frage.

Lassen Sie mich Ihnen von Martina erzählen. Die 25-Jährige begab sich wegen psychosomatischen Kopfschmerzen in unsere Klinik. Die ersten Tage lief es gut, sie machte gut mit, kam bei den anderen gut an. Alles reibungslos. Doch dann begannen die Telefonanrufe durch ihren Vater. Er kontaktierte uns und erteilte Handlungsanweisungen in Bezug auf seine Tochter, die sie zuvor ihm mitgeteilt hatte. Das war für uns als Team befremdlich, schließlich handelte es sich bei Martina um eine erwachsene Person, mit der wir gerne persönlich über ihre Anliegen und Wünsche diskutiert hätten, doch das ließ sie nicht zu. Ein Blick zurück in Martinas Leben ergab das Folgende: Scheinbar kannte Martina keinen Frust bzw. ihr Vater war immer sehr bemüht gewesen, ihr jeglichen Frust abzunehmen. So war er es, der den Arbeitgeber über Krankheiten informierte, er war es, der Freundinnen anrief, wenn Martina sich mit diesen zerstritten hatte, er war es, der den Arzt kontaktierte und Symptome und Behandlungen diskutierte. Es schien, als ob der Vater alles Unangenehme im Leben von Martina stets regelte, sodass sie – vermeintlich – auf der Sonnenseite leben durfte. Er kümmerte sich um allfälligen Schatten. Er sagte mir im Gespräch: »Ich will doch nur, dass es meinem Mädchen gutgeht!« Die Absichten waren sicher redlich, doch was brachte das Martina? Erwarb sie sich so die Fähigkeiten, um als erwachsene Person im Leben bestehen zu können? Immerhin befand sie sich nun in einer Klinik.

Grundsätzlich gilt, dass jedes Kind lernen kann, mit Misserfolgen umzugehen. Es kann das nicht nur – es soll das auch! Welch wichtige Fähigkeit für das ganze Leben! Schließlich ist jedes Leben eine Berg- *und* Talfahrt, wir haben Sonnentage *und* Schattentage. So wird es immer sein und dagegen anzukämpfen, ist nichts als Energieverschleiß, eine sinnfreie Abnutzung. Anstatt sich gegen das Unvermeidliche aufzureiben, geht es vielmehr darum, sich einen funktionalen Umgang mit Niederlagen anzueignen. Wie gelingt dies? Durch Übung. Und vielleicht möchten Sie die nachfolgend beschriebenen Ideen in Betracht ziehen.

Zunächst geht es darum, ein Gespräch darüber zu führen, warum es nützlich und förderlich ist, verlieren zu können. Suchen Sie sich hierfür einen ruhigen Moment aus und nicht genau dann, wenn Ihr Kind soeben eine Niederlage eingesteckt hat – das wäre schlechtes Timing: die Emotionen kochen gerade hoch, da ist wenig Platz für Ratio. Diskutieren Sie: Was sind die Vorteile? Verhalten, das Sinn ergibt, wird eher ausgeübt. Vielleicht finden Sie Gründe wie: »Ich würde häufiger von anderen zum Spielen eingeladen werden«, »Andere würden mich häufiger in ihre Mannschaft wählen«, »Spiele würden nicht so oft in einem Streit enden«, »Meine Gefühle wären nicht mehr so belastend« oder »Spiele würden mir wieder mehr Freude bereiten«. Diskutieren Sie, aber indoktrinieren Sie nicht. Lassen Sie Ihrem Kind Raum für eigene Ideen und Meinungen.

Suchen Sie mit Ihrem Kind nach einem Vorbild. Vielleicht mag es Tennis und Roger Federer? Sehen Sie sich mit Ihrem Kind Videos von Matches an, bei denen Roger Federer gewann wie auch solche, bei denen er verlor. Es tut gut zu sehen, dass auch Idole Niederlagen zu verbuchen haben. Beobachten Sie gemeinsam mit Ihrem Kind das Verhalten, das das Idol jeweils zeigt. Roger Federer ist bekannt für Fairplay: Auch bei einer herben Niederlage macht er einen Handshake und gratuliert dem siegreichen Kontrahenten.

Anschließend spielen Sie das vorbildliche Verhalten von Roger Federer (oder von jemand anderem, der sich durch Fairplay auszeichnet) nach. Nehmen Sie die Federballschläger hervor und üben Sie Niederlagen. Sobald das gut gelingt, übertragen Sie das Fairplayverhalten auf andere Spiele oder Situationen. Spielen Sie mit Ihrem Kind um des Verlierens willens. Steigern Sie den Schwierigkeitsgrad allmählich – vielleicht fällt es dem Kind leichter, gegen Sie zu verlieren, als gegen den Bruder. Dann üben Sie zunächst alleine mit ihm und nehmen den Bruder erst im weiteren Verlauf dazu. Machen Sie aus dem Verlieren ein Spiel. Der Sinn dahinter: Gut eingeübtes Verhalten kann dann, wenn es gebraucht wird, eher abgerufen werden. Das ist wie beim Theater: man muss proben, ehe man in der Hauptvorstellung brillieren kann.

Geben Sie Ihrem Kind immer in jedem Fall eine positive Rückmeldung – egal ob es gewinnt oder verliert. Gratulieren Sie ihm zum erfolgreichen Sieg oder eben zur erfolgreichen Niederlage. Bei einem Sieg freut man sich mit ihm, bei einer Niederlage freut man sich immer noch, und zwar über die gemeinsam verbrachte Zeit. Zeigen Sie, dass es Ihnen gefällt, Zeit mit Ihrem Nachwuchs zu verbringen. Bedanken Sie sich nach jedem Spiel für das Battle, machen Sie es auf Roger Federer-Art und handshaken Sie. So generieren Sie in Ihrem Kind das sichere Gefühl, dass es wertgeschätzt wird, egal, ob es gewinnt oder verliert.

Pflichten im Haushalt

Darüber, ob und inwiefern Kinder im Haushalt mithelfen und Pflichten übernehmen sollten, lässt sich streiten. Manche sagen, dass Kinder nichts tun sollten, andere sagen, dass Kinder feste Aufgaben zu übernehmen und für das Familienwohl beizutragen haben. Am Ende ist es Ihre Entscheidung, wie Sie das aufgleisen möchten. Wichtig ist, dass Sie eine klare Haltung haben und diese vertreten.

Meiner Meinung nach sind kleine, an das Alter des Kindes angepasste Aufgaben durchaus diesem zuzumuten. So kann auch das kleinere Kind den Tisch decken, das Geschirr nach dem Essen in die Küche tragen oder das eigene Zimmer abends wieder ordentlich(er) machen. Erwarten Sie jedoch nicht zu viel, halten Sie die Aufgaben überschaubar und dem Alter entsprechend. Überlegen Sie sich, was Sie von Ihrem Kind erwarten und helfen Sie ihm, es umzusetzen. Kindern entfallen solche Dinge gerne, erinnern Sie es freundlich, üben Sie sich in Nachsicht. Lassen Sie Ihr Kind die Aufgaben in seinem eigenen Tempo umsetzen, übernehmen Sie die Aufgabe nicht abrupt, auch wenn Sie es viel schneller könnten. Auch soll es gestalterische Freiheit haben – es soll die Dinge auf seine Art machen, solange die Art in einem gewissen Rahmen bleibt.

Vergessen Sie nicht, gutes und erwünschtes Verhalten anzuerkennen. Übertreiben Sie nicht, aber bedanken Sie sich jeweils zum Beispiel mit den Worten: »Danke dir, gut gemacht.« Bezahlen Sie eher nicht mit Geld, sondern die Währung heißt Dankeschön und Anerkennung der Leistung.

Wer ist das primäre Rollenmodell, von dem Ihr Kind das eigene Verhalten abkupfert? Sie. Wenn Sie wollen, dass Ihr Kind ein ordentliches Zimmer hat, sollten Sie die anderen Räume auch ordentlich halten. So hatte sich einmal ein Vater mir gegenüber beschwert, dass sein Kind das Zimmer nie aufräume. Ich befragte ihn nach seinem eigenen Zimmer (er hatte ein eigenes Büro im Familienhaus) und es stellte sich heraus, dass es im Chaos versank: Kleider, Briefe, Sportsachen und weiteres lagen auf dem Boden. Was hatte er denn erwartet? Erwarten Sie von Ihrem Kind nicht mehr als von sich selbst.

Finden Sie einen Mittelweg zwischen Regeln und Freiheit. Wenn das Kinderzimmer zum Beispiel allabendlich zumindest einen Weg zum Bett freilässt, sodass Sie Ihrem Kind gefahrenlos eine gute Nacht wünschen können, soll es in Ordnung sein, sofern keine Essensreste herumliegen und das Zimmer wenigstens einmal in der Woche, bspw. immer sonntags, ganzheitlicher aufgeräumt wird. Halten Sie nach der goldenen Mitte Ausschau, denn Ihr Kind braucht sowohl Regeln wie auch Freiheit, um einfach nur Kind sein zu dürfen.

Und wenn es mit den Haushaltspflichten nicht klappt? Überdramatisieren Sie nicht, bleiben Sie klar, konsequent und freundlich. Geben Sie einfache Anweisungen in der Ich-Form wie: »Ich bitte dich, den Meerschweinchen Futter zu geben. Sie haben bestimmt Hunger.« und nicht in der »Du-musst-Form«.

In seltenen Fällen ist es möglich, die eigenen Aufgaben im Haushalt zu Demonstrationszwecken ebenfalls zu vernachlässigen. Im Sinne von: »Wenn du deine Aufgabe vernachlässigst und die Meerschweinchen nicht fütterst, dann weiß ich nicht, warum ich meine Aufgaben nicht auch vernachlässige und nicht mehr für die Familie koche, einkaufe, staubsauge und dich zum Fußballtraining fahre.« Das sollten Ausnahmen bleiben, da diese Strategie einen zwischenmenschlichen Misston enthält – kann aber mal gut nützlich sein. Wichtig ist: Wenn Sie etwas ankündigen, setzen Sie es um (aber bitte füttern Sie die Meerschweinchen zumindest heimlich, notfalls mitten in der Nacht …).

Vielleicht liegt es an der Aufgabe selbst, dass es diese nicht umsetzt. Es kann ja sein, dass Ihrem Kind die Fütterung der Meerschweinchen abgrundtief missfällt –, dann seien Sie flexibel, es kann auch eine andere Aufgabe sein. Verhandeln Sie mit Ihrem Kind, eventuell liegt ihm das abendliche Tischdecken mehr und die Tierfütterung übernimmt die kleine Schwester. Sowieso habe ich noch nie erlebt, dass sich die Hauspflichten nicht im Laufe der Zeit gewandelt hätten. Wie wunderbar, wenn das Kind auf diese Art lernt, die eigenen Bedürfnisse wahrzunehmen und dafür einzustehen.

Manches Kind setzt auf Liebesentzug, wenn es die jeweilige Aufgabe nicht tun will, aber muss. Lassen Sie sich darauf nicht zu sehr ein. Ihr Kind wird Sie immer lieben, auch wenn es den Meerschweinchen eine Karotte reichen oder etwas anderes erledigen muss – davon hängt Liebe nicht ab. Gerade neulich erzählte mir eine Mutter, dass sie selbst als Kind die Pflichten im Haushalt verabscheut hätte, doch heute in der Retrospektive den Wert ebendieser erkenne. Sie erinnere sich an viele Abende, an denen die ganze Familie zusammen den Abwasch gemacht und dabei über alles Mögliche geredet habe. Es sei Qualitätszeit gewesen, sagte mir diese Mutter.

Und auch wenn die Liebe, die Ihr Kind Ihnen gegenüber empfindet, sich durch die Ausübung von Pflichten im Haushalt reduzieren sollte (was unwahrscheinlich ist, aber gehen wir mal davon aus): Ihr Kind ist nicht dazu da, Sie zu lieben. Hauptsache, Sie lieben es – wobei Liebe nicht mit Verwöhnung verwechselt werden darf. Liebe heißt auch, manchmal etwas Unbequemes zu verlangen, das dem Wohl des Kindes dient, auch wenn es das im Moment selbst nicht erkennen kann und einen dafür auch mal verschmäht.

> Beim Thema Verwöhnung denke ich an Marie-Louise. Die heute 58-Jährige hatte eine von Gewalt geprägte Kindheit erlebt. Ihre Eltern hatten sie immer wieder kritisiert, beschimpft, geschlagen. Nebst der Schule hatte Marie-Louise von klein auf im Haushalt und dem großen Frisörsalon der Eltern mitzuarbeiten. Ihr Selbstwert hatte verständli-

cherweise sehr unter dem familiären Klima gelitten. Marie-Louise war dann selbst früh Mutter geworden. Ihrer eigenen Tochter ließ sie vieles durchgehen. Zum einen, weil sie sich nicht traute, der Tochter etwas vorzuschreiben, zumal diese im Laufe der Zeit immer resistenter und frecher wurde, zum anderen, weil sie ihrer Tochter die Liebe schenken wollte, die sie selbst nie erhalten hatte – doch sie schien Liebe mit Verwöhnung verwechselt zu haben. Was geschah? Die Tochter rebellierte massiv gegen die Mutter, räumte ihr Zimmer niemals selbst auf, half nicht im Haushalt mit, erfüllte keine Bitte der Mutter, und stellenweise wurde die Mutter von der Tochter geschlagen. Mittlerweile ist die Tochter erwachsen und von daheim ausgezogen, zwischen Mutter und Tochter besteht kein Kontakt mehr.

Das Leben wird vorwärts gelebt und rückwärts verstanden, schrieb der Philosoph Kierkegaard. Und wir werden nie erfahren, wie sich die Beziehung zwischen Marie-Louise und ihrer Tochter entwickelt hätte, wäre es ihr gelungen, der Tochter gegenüber klarer aufzutreten. Gut möglich jedoch, dass das Ergebnis für Mutter und Tochter positiver gewesen wäre.

Psychosomatische Symptome

Der Begriff der Psychosomatik beschreibt die Beziehung zwischen Psyche und Körper. Diese sind nicht voneinander unabhängig, sondern sie sind wie die zwei Seiten ein und derselben Medaille. Und dass die Psyche und der Körper eng verbunden sind und einander beeinflussen, ist völlig normal. So hat die Psychosomatik zunächst nichts mit Krankheit zu tun, sondern dahinter liegen gewöhnliche Prozesse, also Alltagssymptome. Zum Beispiel eine Schülerin, die bewegungsarm an ihrem Pult sitzt, eine schwierige Prüfung vor sich liegend, und das Herz schlägt ihr schnell und stark bis zum Hals. Warum tut es das? Es gibt keinen körperlichen Grund, dies zu tun – sie sitzt ruhig am Tisch und rennt nicht etwa vor einem Tiger davon. Oder zum Beispiel ein Junge, der entspannt auf einer Parkbank sitzt und ein wunderschönes Mädchen erblickt, wobei ihm der Atem stockt. Warum stockt ihm der Atem? Es gibt auch hier keinen körperlichen Grund für diese körperliche Empfindung. In beiden Beispielen wirkt sich etwas, das psychisch ist (Prüfungsstress bzw. Sich-verlieben), auf den Körper aus. Sind die körperlichen Reaktionen auf psychischen Stress einmalig, selten oder kurzfristig, so wie in diesen Beispielen, besteht für gewöhnlich kein Anlass zur Beunruhigung. Doch halten solche Symptome an oder kehren sie immer wieder zurück, lösen sie Leiden und Beeinträchtigungen aus, dann ist das Wechselspiel zwischen Psyche und Körper gestört und womöglich handelt es sich um eine psychosomatische Störung. Typisch für eine ebensolche ist es, dass ausführliche ärztliche Untersuchungen keine oder keine ausreichende organmedizinische Verursachung finden. Stattdessen finden sich psychische Probleme, wie bspw. ungelöste Konflikte, unterdrückte Gefühle oder nicht gelebte Wünsche, die nicht direkt gelöst werden (können) und der Körper bildet hierfür ein Ventil. So betrachtet sind die körperlichen Symptome eine Ersatzlösung.

Der Volksmund hat den Zusammenhang zwischen Psyche und Körper übrigens längst erkannt, nicht umsonst kennt man Redewendungen wie »einem hat etwas auf den Magen geschlagen«, »man findet etwas zum Kotzen«, »einem brummt der Schädel« oder »einem schmerzt das Herz«. Fallen Ihnen weitere ein?

Psychosomatik spielt nicht nur bei Erwachsenen, sondern insbesondere auch bei Kindern eine Rolle. So kommen psychosomatische Symptome im Kindesalter relativ häufig vor. Denn noch mehr als Erwachsene haben Kinder oft noch keinen Umgang für ihre inneren Schwierigkeiten gefunden, sie können ihre Bedürfnisse noch nicht erkennen oder auf andere Weise zum Ausdruck bringen. Das Kind teilt uns seine Schwierigkeiten mit »verkörperlichten Signalen« mit. Wird dann das Ventil Körper behandelt, ist das zwar nicht falsch, doch bleibt die psychische Ursache unbehandelt und ungelöst. Es ist nicht nur wichtig, sondern notwendig, hinter das Symptom zu blicken.

Psychische Schwierigkeiten und Konflikte können sich überall im Körper niederschlagen. Was am Kind erkrankt, ist abhängig von Prägungen und/oder Schwachstellen. Vielleicht hat das Kind miterlebt, wie der eigene Vater seit Jahren wegen Rückenschmerzen krankgeschrieben ist und entwickelt selbst, immer dann, wenn Schwierigkeiten vorliegen, Schmerzen. Das ist ein Beispiel für eine Prägung, ein weiteres Beispiel ist: Ein Kind, das mit einer Mutter aufgewachsen ist, die sich bei Stress stets ans Herz fasste und sagte: »Oh, bei so viel Stress bleibt mir das Herz stehen.« Auf diese Weise geprägt, kann (muss aber nicht!) auch das Kind bei Stress ein unangenehmes Ziehen in der Herzgegend spüren. Ein Beispiel für eine Schwachstelle ist ein Kind, das von klein auf an Neurodermitis leidet (eine Hauterkrankung), und immer genau dann eine Verschlechterung zeigt, wenn Schulprüfungen anstehen oder sich die Eltern streiten. Oder ein anderes Kind, das im Rahmen einer Bronchitis viel Zuwendung erfährt, und Jahre später, im Rahmen der Scheidung der Eltern, beginnt es zu husten, ohne dass Ärzte eine organmedizinische Erklärung finden können. Es hatte das Husten als etwas abgespeichert, für das es Zuwendung bekommt, und zwar von beiden Eltern, die zusammen an seinem Bettrand sitzen – auch das ein Beispiel für eine Schwachstelle. Aufs Ganze gesehen, treten psychosomatische Probleme in der Regel nicht völlig überraschend auf, der Zeitpunkt spielt eine Rolle und Auslöser liegen vor. Prinzipiell ergeben die Symptome bei genauer Betrachtung auf individuelle Weise irgendwie Sinn.

Die Rolle der Familie

Für psychosomatische Störungen bei Kindern spielen familiäre Merkmale oft eine wesentliche Rolle. Kein Kind (und auch sonst kein Mensch) lebt in einem sozialen Vakuum, wir alle sind umgeben von anderen. Bei Kindern nehmen die Eltern bzw. die eigene Familie eine besonders wichtige Position ein. Probleme von Kindern sollten in erster Linie immer im Kontext der Familie und dem nahen sozialen Umfeld gesehen werden. Nicht selten entstehen sie da, also sind sie da zu lösen.

Fragen über Prägung, Schwachstelle, Zeitpunkt und Auslöser

Ihr Kind leidet an körperlichen Symptomen, die organmedizinisch nicht oder nicht ganz erklärbar sind? Stellen Sie sich doch mal diese Fragen:

- Prägung: Gibt es diese oder ähnliche Symptome häufiger in Ihrer Familie? Wie haben Sie und Ihre Familie möglicherweise zu genau dieser Symptomatik beigetragen? Gibt es wichtige andere Bezugspersonen, die zu einer Prägung beigetragen haben könnten?
- Schwachstelle: Verfügt das Kind vielleicht genau da, wo es die körperlichen Missempfindungen hat, über eine Schwachstelle? Hat oder hatte es eine Vorerkrankung, die hier eine Rolle spielt?
- Zeitpunkt: Warum treten die Symptome ausgerechnet jetzt auf? Warum ergibt es gerade jetzt Sinn, dass das Kind die Symptome zeigt? Fanden wichtige Ereignisse unmittelbar vor Symptombeginn statt? Oder standen oder stehen wichtige Entwicklungsschritte an? Warum jetzt und nicht vor zwei Jahren oder in zwanzig Wochen? Warum ausgerechnet jetzt?
- Auslöser: Ist etwas vorgefallen, woraufhin sich die Symptome eingestellt haben? Ist das Kind durch etwas gestresst oder besonders herausgefordert? Oder ist etwas nicht vorgefallen, weil die Symptome da sind?

Diese Fragen können Hinweise auf die psychischen Herausforderungen des Kindes liefern, die dessen körperlichen Problemen zugrunde liegen. Denn nicht selten gibt es eine Prägung, eine Schwachstelle, der Zeitpunkt passt und einen Auslöser hat es auch noch.

Basierend auf diesen Überlegungen ist es oftmals möglich, das eine oder andere zu ändern. Zum Beispiel: Hadert das Kind mit der Scheidung der Eltern, dann können Gespräche helfen, sei es mit den Eltern, die sich hierfür zusammenraufen (nur, wenn zumutbar) oder mit einem Kinderpsychotherapeuten, der sich dieser Thematik annimmt. Kämpft das Kind mit Stress wegen Schulprüfungen, benötigt es einerseits bessere Bewältigungsstrategien angesichts von Stress, anderseits hat es möglicherweise auch überzogene Erwartungen an sich selbst und seine Leistungen, die gemildert werden können. Vielleicht spielt da auch der Selbstwert mit rein, woran ebenfalls gearbeitet werden kann. Es gilt: Psychosomatische Symptome sind immer auf individuelle Weise zu verstehen und zu lösen.

Fallbeispiele

Die Psychosomatik ist eine wissenschaftliche Disziplin, sie ist ein Grenzgebiet zwischen den beiden Fachbereichen Medizin und Psychologie. Trotz aller Wissenschaftlichkeit mutet sie gelegentlich doch sehr fantasievoll an, und eine gute Portion Kreativität ist gefragt. Ich veranschauliche Ihnen dies anhand der folgenden Fallbeispiele.

Sabine: Sabine ist 8 Jahre alt und macht sich großen Druck, was ihre Schulnoten anbelangt. Sie ist die Erstgeborene in einer Familie, die ursprünglich aus dem Ausland stammt. Ihre Eltern waren in sehr armen Verhältnissen aufgewachsen, den Kindern soll es nun besser ergehen. Das ist gar nicht so einfach umzusetzen, wenn man neu in einem Land ist, die Sprache kaum kann und die eigenen Zertifikate aus dem Heimatland nicht anerkannt werden. So leben nun auch Sabine und ihre vier kleinen Geschwister in eher armen Verhältnissen. Seit einiger Zeit leidet Sabine an wiederkehrender Atemnot. Der Hausarzt stellte ein Asthma fest, doch trotz reger Nutzung ihres Inhalators gehen die Atemnotbeschwerden nicht ganz weg. Um dies näher zu beleuchten, trat sie stationär in die psychosomatisch ausgerichtete Klinik ein, in der ich damals arbeitete. Rasch stellten wir einen Zusammenhang zwischen den Atemnotanfällen und dem Schulstress fest und erarbeiteten mit ihr Strategien, um mit diesem Stress anders umzugehen und auch, um ihn insgesamt zu verringern. Sie reagierte gut auf die psychotherapeutische Behandlung und das vermeintliche Asthma verringerte sich so sehr, dass die Richtigkeit dieser Diagnose schließlich in Frage gestellt wurde. Sabines Beispiel zeigt, dass die alleinige Anwendung von auf den Körper gerichteten Mitteln bei psychischer Verursachung wenig zielführend ist.

Luis: Es ist ein absoluter Irrglaube anzunehmen, dass noch ganz kleine Kinder das, was um sie herum passiert, nicht registrieren. Die Wahrheit ist: Bereits die Allerkleinsten nehmen ganz genau wahr, was um sie herum vorgeht. Schon ab Geburt (und auch schon vorgeburtlich) spüren die Kinder, wenn etwas nicht in Ordnung ist. Selbstverständlich können sie es noch nicht einordnen, nicht verstehen, doch ihr emotionales System ist zum Zeitpunkt der Geburt schon so weit entwickelt, dass sie erkennen, wenn es der primären Bezugsperson nicht gut geht. Ist dem so, ist dies für das Kleine sehr verunsichernd. Die depressive Erkrankung eines Elternteils kann ein kleines Kind sehr verunsichern und gilt als Risikofaktor für Fehlentwicklungen beim Kind. So auch im Fall des anderthalbjährigen Luis, dessen Mutter an einer postpartalen Depression litt – woran 15–20 % der Mütter nachgeburtlich erkranken – und sich folglich nur bedingt um ihn kümmern konnte. Als ich Luis kennenlernte, hatte er seit mehreren Wochen kaum mehr gegessen. Ich vermutete, dass dies eine Reaktion auf die Depression der Mutter sein könnte und reagierte auf diese Situation so, dass ich zweierlei veränderte: Erstens benötigte die Mutter eine psychotherapeutische Behandlung der Depression, denn Psychotherapie ist das Mittel erster Wahl bei dieser Erkrankung. Antidepressiva können (und je nach Schweregrad sollen) zusätzlich verschrieben werden, aber nicht ausschließlich. Zweitens benötigte Luis Halt bei einer anderen, sicheren Bezugsperson, zumindest so lange, wie es der Mutter nicht möglich war, ihm zu geben, was er brauchte. Dem Vater von Luis war es möglich, eine mehrmonatige Auszeit von seinem Beruf zu nehmen und kümmerte sich fortan um den Kleinen. Nach kurzer Zeit aß Luis wieder. Warum? Wahrscheinlich war Luis verunsichert und benötigte Sicherheit in einer stabilen, positiv gefühlvollen Beziehung. Nach sechs Monaten war die depressive Erkrankung der Mutter abgeklungen, sie konnte sich ihrem Sohn wieder mit Herz zuwenden, der Vater steigerte sein Pensum allmählich wieder. Hätte man sich ausschließlich auf das Essverhalten von Luis konzentriert, hätte man verpasst, worum es eigentlich gegangen war. Er brauchte keine Sonde, sondern gute Bindung.

Antonia: Antonia ist zehn Jahre alt und litt, als ich sie kennenlernte, an einem schweren neurodermitischen Schub. Das heißt, dass sich ihr Hautbild im Rahmen ihrer Hauterkrankung rapide verschlechtert hat. Die alleinige Behandlung der Haut führte zwar zu einer Verbesserung, doch nur in begrenztem Ausmaß. Auch sie trat wie die vorhin vorgestellte Sabine in unsere Klinik ein. In den Gesprächen mit ihr stellten wir fest, dass Antonia innerhalb weniger Jahre mehrere Schicksalsschläge erlitten hatte. Ihr Vater starb vor zwei Jahren an einem plötzlichen Herzstillstand. In der Folge war ihre Mutter, alleine mit drei

Kindern, völlig überfordert, sodass Antonia nicht die emotionale Zuwendung zu teil wurde, die sie in dieser schwierigen Zeit gebraucht hätte. Genau dann kam im Rahmen der Corona-Pandemie der Lockdown und Antonia befand sich mehrere Monate lang im Homeschooling – weder sah sie ihre Klassenkameraden, noch konnte sie ihren Hobbies nachgehen, beides wären wichtige Ressourcen gewesen, die ihr durch den Trauerprozess hindurch Kraft verliehen hätten. Antonia litt mehr und mehr an alldem und hatte niemanden, mit dem sie ihre Sorgen hätte teilen können. So kam der neurodermitische Schub und brachte sie in unsere Klinik. Hier nahmen wir uns ihrer an, wir wendeten uns ihr intensiv zu und gaben ihr die Möglichkeit, sich auszusprechen. Insbesondere erarbeiteten wir neue Wege des Umgangs mit Gefühlen und initiierten eine ambulante Psychotherapie. Das Hautbild verbesserte sich durch die dermatologischen und psychotherapeutischen Behandlungen rasch.

Liam: Am Vortag seines ersten Kindergartentags erkrankte Liam an einem Schnupfen. Natürlich wäre es möglich gewesen, ihn daheim zu behalten, schließlich ist er doch krank! Doch seine Mutter brachte ihn stattdessen in den Kindergarten und der Schnupfen war bald kein Thema mehr. Warum hatte die Mutter so gehandelt? Der erste Kindergartentag hatte für den Kleinen wahrscheinlich eine große Herausforderung dargestellt. Doch nicht nur stand der erste Kindergartentag bevor, sondern noch vieles mehr war für ihn neu gewesen, denn er und seine Mutter waren zwei Wochen zuvor gerade umgezogen, die Umgebung war neu, das Haus war neu, sein Kinderzimmer war neu, die Kindergartenlehrerinnen waren neu, die Kinder waren neu, der Weg zum Kindergarten war neu. Viele Veränderungen in kurzer Zeit überfordern jede Person, unabhängig vom Alter. Hätte die Mutter Liam daheim behalten, hätte sie ihm geholfen, seinen Stress zu vermeiden, was gut gemeint gewesen wäre, doch wahrscheinlich die falsche Hilfestellung. Stattdessen erkannte sie den psychosomatischen Anteil an seiner verstopften Nase (hatte er die Nase voll von all diesen Veränderungen?) und gab ihm stattdessen Nähe, Aufmerksamkeit und Schutz, um diese Herausforderung zu meistern. Und brachte ihn in den Kindergarten, wo es ihm fortan sehr gefiel.

Psychosomatische Symptome bei Kindern sind häufig und die allermeisten erleben sie hie und da. Mit wenig reflektiertem Verhalten tragen wir schlimmstenfalls dazu bei, dass diese Symptome chronifizieren und zu einer Bewältigungsstrategie unserer Kinder werden, die sie, wenn es ungünstig läuft, auch in künftigen, ähnlich gelagerten Situationen anwenden. Durch Reflektion erkennen wir die Psychosomatik hinter den Symptomen, nämlich dass es sich um eine verkörperte Kommunikation von Schwierigkeiten handelt. Sobald Sie als Eltern verstanden haben, worum es bei Ihrem Kind dabei eigentlich geht, können sie gegensteuern.

Entspannung

Stress gehört zum Leben dazu und unsere Aufgabe als Eltern ist es nicht, ihn von unseren Kindern fernzuhalten – selbstverständlich vorausgesetzt, er hält sich in gewissen Grenzen, bei schwerwiegenden Stresserfahrungen ist die Lage anders. Auch im weiteren Verlauf der Leben unserer Kinder werden immer wieder stressgeladene Situationen auf sie zukommen, mit denen sie zurechtkommen müssen, auch ohne uns. Lernen sie in der Kindheit nicht, damit umzugehen, ist es denkbar, dass sie dazu auch im Erwachsenenalter nicht in der Lage sein werden. Was Hänschen nicht lernt, lernt Hans nicht nimmermehr, aber sicherlich ist es feiner, dies während der Kindheit zu erlernen, als im Erwachsenenalter nachzuholen.

Viele von psychosomatischen Symptomen betroffene Kinder profitieren von Entspannungstechniken zur Stressbewältigung. Diese helfen, sich in herausfordernden Situationen bewusst zu entspannen sowie das eigene Anspannungsniveau durch die Anwendung solcher Strategien außerhalb von Stresssituationen generell tief zu halten.

Es gibt Entspannungstechniken in Hülle und Fülle und das ist gut so. Jeder Mensch ist anders, reagiert auf solche Techniken anders und braucht etwas anderes. Entsprechend zeugt es von Minimalismus, wenn ich Ihnen nachfolgend lediglich drei Techniken zeige, nämlich Gedankenreise, Atmen und Bewegung. Sehen Sie diese drei als Starterkit, als ersten Stein des Anstoßes. Wenn diese drei nicht diejenigen sind, die Ihrem Kind (bzw. Ihnen) guttun, dann recherchieren Sie nach anderen, sei es im Internet, in

Büchern, im Freundeskreis, oder erkunden Sie sich bei einer Psychotherapeutin.

> **Gedankenreise**
>
> Jeder, und vielleicht insbesondere Kinder, kann seine Fantasie nutzen, um auf Entspannungsreise zu gehen. Und solche Imaginationen (Vorstellungen) werden im Gehirn ähnlich verarbeitet wie reelle Erfahrungen und Erlebnisse, sind aber natürlich weniger intensiv. Legen Sie sich zusammen mit Ihrem Kind ins Bett oder machen Sie es sich sonst irgendwie bequem. Schließen Sie beide die Augen. Entwerfen Sie dann eine schöne Geschichte, zum Beispiel:
> »Wir gehen nun zusammen auf eine Reise. Direkt vor unserem Haus wartet ein kleines, kuscheliges Flugzeug auf uns. Wir Eltern steigen zusammen mit dir ein. Wir winken unserem Haus zum Abschied zu. Dann erhebt sich das Flugzeug sanft und weich und steigt immer höher. Unser Haus und die Stadt, in der es steht, wird immer kleiner. Draußen ziehen Wolken an uns vorbei, die Sonne scheint, es ist ganz ruhig. Wir fliegen durch zuckerwattige Schäfchenwolken hindurch. Schon landen wir auf einer Insel und steigen aus. Sie ist umgeben von tiefblauem Meer. Wir gehen sofort an den Strand. Das Badezeug haben wir schon an. Wir fühlen den herrlich warmen Sand unter unseren Füßen und rennen in die Wellen des Meeres. Wir ziehen unsere Schnorchel und Taucherbrillen an und beobachten nebeneinander herschwimmend kleine bunte Fische. Danach legen wir uns zum Trocknen an den Strand. Die Sonne scheint und wir fühlen uns einfach nur wohl. Du baust eine Sandburg und wir Eltern schauen dir dabei zu. Wir essen Kokosnüsse und trinken frischgepressten Orangensaft. Palmen spenden uns Schatten. Wir atmen tief durch – tief ein, tief aus. Schließlich wird es Zeit, nach Hause zu gehen. Wir steigen wieder in das kleine, kuschelige Flugzeug und fliegen zufrieden und müde vom schönen, langen Tag nach Hause. Hier legen wir uns in unsere Betten und schlafen ein.«
> Ich habe diese Geschichte für meinen Sohn erfunden, sie hilft ihm abends, sich zu entspannen, sodass er in den Schlaf findet. Die Ge-

schichte kann auch in anderen Situationen zum Einsatz kommen, immer dann, wenn es darum geht, herunterzufahren. Verändern Sie die Geschichte nach Belieben – schwimmt Ihr Kind nicht gerne, dann machen Sie während Ihrer Gedankenreise etwas anderes.

Atmen

Es ist nicht möglich, nervös und aufgeregt zu sein, wenn man eine Weile lang ruhig und tief geatmet hat. Probieren Sie's! Das bewusste tiefe Atmen führt unweigerlich dazu, dass sich der Körper entspannt. Ihr Kind soll sich eine Hand auf den Unterbauch legen, die andere auf den Oberbauch. Auf diese Weise fühlt es, ob es tief nach unten atmet und sich der Unterbauch bewegt, oder doch eher oberflächlich, was dann der Fall ist, wenn sich nur der Oberbauch bewegt. Legen Sie sich daneben und machen Sie dasselbe. Atmen Sie gemeinsam tief ein, sodass sich die Hand auf dem Unterbauch hebt, atmen Sie wieder aus, sodass sich die Hand auf dem Unterbauch wieder senkt. Die Hand auf dem Oberbauch bewegt sich dabei kaum. Machen Sie das eine Weile lang, solange, wie es sich für Sie und Ihr Kind gut anfühlt. Machen Sie das nicht an einer spezifischen Zeitdauer fest. Was soll eine solche Zahl schon aussagen? Machen Sie die Durchführungsdauer von Ihrem Körpergefühl abhängig: Wenn der Körper findet, es reicht, dann beenden Sie die Übung. Das Körpergefühl ist aussagekräftiger als irgendeine Zahl.

Bewegung

Ja, Sie lesen richtig: Bewegung zählt als eine Entspannungsstrategie. Manche Personen entspannen bei ruhigen Aktivitäten wie Gedankenreisen oder Atmen, andere entspannen bei intensiver Aktivität. Auch gibt es Hybridwesen, ich persönlich bin ein solches – ich entspanne bei allen möglichen Aktivitäten. Alle Kinder benötigen ein gewisses Maß an Bewegung, um ihre Spannungen abzuladen. Hierfür kommt vieles in Frage: Fußballverein, Skifahren, Spielplatz, Schwimmbad, aktives Kinderyoga. Finden Sie gemeinsam mit Ihrem Kind heraus, was ihm Spaß bereitet und guttut. Regelmäßige Bewegung ist für die körperliche und seelische Entwicklung von Kindern wichtig, auch ganz unabhängig von Stress. Liegt Stress vor, kann zusätzlich darauf zurückgegriffen werden. Dann Fußball in die Hand und rüber zur nächsten Wiese.

Externalisieren

Hinter dem Wort »externalisieren« verbirgt sich eine von mir häufig angewandte, psychotherapeutische Methode. Dabei wird das ungewünschte Symptom aus dem Kind herausgenommen und ins Außen verlagert. Zum Beispiel so: Ein Kind, das seit Monaten unter Kopfschmerzen leidet, für das es keine oder keine ausreichende organmedizinische Erklärung gibt, kann gebeten werden, den Kopfschmerz zu zeichnen. Oder das Kind kann ein Bild aus einem seiner Kinderbücher heraussuchen, das diesen darstellt. Vielleicht ergibt sich das Bild einer bösen Hexe? Schwupps, schon ist das psychosomatische Symptom draußen, sprich »externalisiert«. Und was vor den Augen ist, kann man sich besser ansehen als etwas, das hinter den Augen ist.

Nun kann mit dem Bild der bösen Hexe ein Gespräch geführt werden. Die Familie (idealerweise die Eltern mit dem betroffenen Kind, allenfalls weitere wichtige Bezugspersonen) setzt sich hierfür an den Familientisch und die böse Hexe (bzw. das Bild der bösen Hexe) wird ebenfalls auf einen Stuhl gesetzt. Alle sind nun eingeladen, der Hexe Fragen zu stellen, wie: »Wer bist du?«, »Wie heißt du?«, »Was willst du?«, »Warum bist du da?« und »Wie kriegen wir dich wieder los?« Der Fantasie sind dabei keine Grenzen gesetzt. Da das betroffene Kind die Hexe am besten kennt, sollte es die Fragen möglichst selbst beantworten, die Familie darf aber gerne als Publikumsjoker agieren und helfen. Durch ein solches, zugegeben etwas besonderes Gespräch ergeben sich häufig gute Inputs und Lösungsideen, zum Beispiel, dass die böse Hexe immer dann erscheint (bzw. das Kind immer dann Kopfschmerzen hat), wenn sich die Geschwister streiten. In diesem Fall bräuchte es neue Bewältigungsstrategien für die Konflikte der Geschwister, sodass die böse Hexe nicht mehr kommen muss. Oder die böse Hexe erscheint dann, wenn der Vater gestresst von der Arbeit nach

Hause kommt. Der Vater könnte ergo an seinem Umgang mit Stress arbeiten, sodass auch hier die Hexe nicht mehr zu kommen hat, da es für sie nichts mehr zu tun gibt.

Ist der erste Schritt gelungen, könnte der nächste erfolgen. Warum nicht der bösen Hexe einen Abschiedsbrief schreiben? Setzen Sie sich mit Ihrem Kind hin, ähnlich wie beim ersten Gespräch mit der bösen Hexe. Dieses Mal jedoch entwerfen Sie gemeinsam einen Brief, in dem Sie und Ihr Kind festhalten, dass es die Hexe jetzt nicht mehr in seinem Leben haben will. Führen Sie die Gründe hierfür auf, wozu die Kosten gehören, die die Hexe verursacht. Schreiben Sie auch, was das Kind mit der Familie nun unternimmt, sodass es die Hexe überhaupt nicht mehr braucht. Vergessen Sie nicht, sich zu bedanken, denn vielleicht hatte die Hexe nur versucht, zu helfen. Wichtig ist immer die aktive Beteiligung des Kindes. Wenn es noch klein ist, dann soll es dem Brief eine Zeichnung hinzufügen, wie das Leben ohne die Hexe sein wird, oder wie es der Hexe hinterherwinkt, wenn diese davonfliegt. Übernehmen Sie die Führung dieser Übung und unterstützen Sie, aber es braucht zwingend die Mitarbeit des Kindes, übernehmen Sie nicht zu viel. Stecken Sie den Brief nun in ein Couvert, frankieren Sie ihn und ab in den Postkasten. Natürlich kommt dieser Brief nie an, die Post wird ihn aussortieren und wegwerfen, weil unzustellbar – und doch wird es sich irgendwie so anfühlen, als ob der Brief sein Ziel erreichen würde, nur darum geht es. Oder gehen Sie an den nächstgelegenen See und lassen Sie den Brief, den Sie wie ein Schiff gefaltet haben, davonfahren. Winken Sie mit Ihrem Kind hinterher. Oder bestimmen Sie einen Hexenbriefkasten im Wald und lassen Sie ihn dort. Die meisten Kinder machen bei so was gerne mit, haben gar ein wenig Spaß, und das ist gut so, denn dann bleibt es haften. Es spricht überhaupt nichts dagegen, dass psychotherapeutische Techniken Freude bereiten dürfen – im Gegenteil!

Auch wenn es sich bizarr anhört, ist Externalisierung eine oft erfolgreiche Strategie. Und dies auch deshalb, weil das Kind merkt, dass es kein Problem *ist*, sondern eins *hat*. Wäre es eins, könnte man es nicht aus ihm herausnehmen, also hat es eins. Ein Problem zu *sein* bedroht die Selbstwertentwicklung des Kindes weit mehr, als eines zu *haben*.

Externalisierungen sind psychotherapeutische Kunst. Vielleicht gelingt es Ihnen nicht oder nicht sofort. Es ist denkbar, dass Ihnen ein guter Kinderpsychotherapeut weiterhelfen kann, wenden Sie sich doch an einen.

Indianernamen

Eine lustige Möglichkeit, einen Fortschritt zu markieren, ist die Verleihung eines Indianernamens. Bestimmen Sie im Beisein aller Familienmitglieder, was es braucht, damit ein solcher Name gegeben werden kann. Was ist die Schwelle hierfür? Wann ist ein wichtiger Fortschritt erreicht? Vielleicht, wenn die böse Hexe (siehe vergangener Abschnitt) nur noch zweimal pro Woche vorbeikommt? Oder vielleicht, wenn der Schulbesuch wieder täglich und regelmäßig möglich ist? Sobald die Schwelle erreicht ist, kommen sie alle zusammen und verleihen dem erfolgreichen Kind einen zuvor im stillen Kämmerlein ausgesuchten Indianernamen. Stellen Sie das Kind auf einen Stuhl, alle anderen Familienmitglieder stellen sich rundherum auf. Stecken Sie dem Kind eine schöne Feder ins Haar. Gemeinsam wird der Indianername ausgesprochen. Dieser könnte lauten: »Der Junge, der dem Husten gezeigt hat, wer der Meister ist« oder »Das Mädchen, das den Kopfschmerzen den Gar ausgemacht hat«. Es soll ein Name sein, der beschreibt, was das Kind geschafft hat. In der Zeit danach versteht es sich von selbst, dass für das Kind, wenn immer möglich, dieser Namen verwendet wird. So wird das Kind immer wieder daran erinnert, was es neuerdings kann und wozu es in der Lage ist. Man kann sagen, diese kleine Intervention funktioniert wie eine regelmäßige, ständig wiederkehrende Booster-Impfung.

Wichtig

Dass es sich bei den körperlichen Beschwerden Ihres Kindes um psychosomatische Symptome handeln *könnte*, heißt nicht, dass Sie Ihr Kind niemals dem Hausarzt vorstellen sollen. Tatsächlich sollen Psychotherapeuten psychosomatische Störungen erst dann behandeln, wenn *zuvor* organmedizinische Abklärungen stattgefunden haben. Nur, wenn kein organmedizinischer Befund vorliegt oder einer, der die Symptome nicht ganz zu erklären vermag, darf und soll eine psychosomatische Erklärung in Betracht gezogen und entsprechend behandelt werden.

Richtig streiten

Was denken sie über Streit? Sind Sie eher jemand, der konfliktfreudig ist und sich gerne ins Feuer wirft, der den Tiger auch mal rauslässt und die Boxhandschuhe gar nie erst auszieht? Oder eher jemand, der jedem Anzeichen von Streit tunlichst aus dem Weg geht, konfliktscheu ist bis zur Unkenntlichkeit, bei Problemen die Farbe der Hintergrundwand annimmt?

Streit gehört zu jedem Leben dazu und ist normal, schließlich ist es unmöglich, dass zwei Personen immer dasselbe denken, wollen oder brauchen und stets mit allem einverstanden sind. Das ist Wunschdenken, eine Utopie. Das gibt's nicht. Die Wahrheit ist, dass es im Zusammensein mit anderen Personen immer Bedürfnisse gibt, die nicht übereinstimmen und miteinander kollidieren. Und wer mir in meiner Praxis erzählt, dass er niemals streitet, den habe ich im Visier, dass er mit sich selbst in Konflikt steht, weil er es allen anderen immer recht zu machen scheint, sich verbiegt, sodass Streit gar nicht erst entsteht. Oder mich angelogen hat.

Es lassen sich grob vier Streittypen unterscheiden:

- Es gibt den Typus Märtyrer, der alles mit sich machen lässt und stets um die Bedürfnisse der anderen besorgt ist. Ich nenne Personen mit diesem Typus insgeheim runde Menschen. Alles lassen sie mit sich machen, opfern sich auf, Kanten gibt es keine. Doch der Preis ist hoch: die eigenen Bedürfnisse bleiben häufig auf der Strecke. Entweder explodieren diese Personen eines Tages oder sie implodieren bzw. werden depressiv, überängstlich oder ähnliches.
- Dann gibt es den Typus Krieger. Um immer sofort alle Bedürfnisse befriedigt zu bekommen, gehen diese Personen über die Leichen des eigenen Umfeldes. Niemals geben sie nach und ohne gehörigen Vorteil für sich selbst sowieso nicht. In meinen Augen sind es eckige Menschen, denn sie ecken an, fordern, wollen, es ist nie genug. Es sind Personen mit allzu argen Kanten. Krieger umgeben sich übrigens gerne mit Märtyrern. Wehe aber, ein noch größerer Krieger kreuzt ihren Weg.

- Weiter gibt es den Typus Gummiball. Sie springen den anderen nach und fordern ihre Bedürfnisse ein, ohne wirkliches Gehör zu bekommen. Umso höher sie springen, umso weniger erreichen sie meist. Bis sie erschöpfen und resignieren.
- Schließlich gibt es den Typus Waage und das ist, was man anstreben sollte. Die Waagen vereinen von jedem Stil das Gute: Sie suchen die Balance zwischen den eigenen Bedürfnissen und denjenigen der anderen. Ihnen ist ein Gleichgewicht wichtig, sie suchen den Mittelwert, die Ausgeglichenheit, den Kompromiss.

Diese Typen sind überzeichnet dargestellt, im Alltag sind sie in der Regel weniger deutlich. Darüber hinaus ist es auch möglich, dass zwischen den Typen gewechselt wird: Während man eine Märtyrerin der eigenen Mutter gegenüber ist, ist man eine Kriegerin gegenüber dem Ehemann und ein Gummiball gegenüber dem Kind. Die Typen sind nicht fixiert. Und das ist gut so, denn stellen Sie gerade fest, dass Sie in eine ungünstige Richtung tendieren, dann ändern Sies doch. Weil eben: die Typen sind nicht fixiert.

Hiermit erteile ich Ihnen und Ihren Kindern einen Freipass fürs Streiten. Denn dass gestritten wird, ist allgegenwärtig und unumgänglich, allzu menschlich. Die Frage tangiert ausschließlich das »Wie«. Sind Sie ein Märtyrer, ein Krieger, ein Gummiball oder eine Waage? Was sind Ihre Kinder? Selbstverständlich beeinflusst die Art und Weise, wie Sie streiten, maßgeblich die Streitkultur Ihrer Kinder. Nutzen Sie diese Chance und bringen Sie Ihren Kindern eine gute Streitkultur bei – Ihre Kinder werden es Ihnen ein Leben lang danken (aber meist erst, wenn sie erwachsen sind, circa ab 30 Jahren).

XYZ-Technik

Es gibt eine einfache Faustregel, nach der die Kommunikation von Bedürfnissen gut gelingen kann, sie nennt sich: XYZ.

- X ist das Ereignis,
- Y das Gefühl
- und Z der Wunsch.

Wenn Sie ein Bedürfnis mitteilen, dann beschreiben Sie zunächst das Ereignis, benennen Sie anschließend das dadurch in Ihnen hervorgerufene Gefühl, verkünden Sie schließlich Ihrem Gegner bzw. Gegenüber den Wunsch, der aus all dem resultiert. Beachten Sie dabei, das Ereignis objektiv und sachlich zu beschreiben, das hervorgerufene Gefühl in der Ich-Form zu kommunizieren und einen Wunsch zu formulieren anstelle eines Vorwurfs.

Besuchen wir Hanna und Pedro. Hanna ärgert sich, dass Pedro erneut eine leere PET-Flasche in den Hausmüll geworfen hat. Für Hanna ist Umweltschutz sehr wichtig und dazu gehört, den Müll zu trennen. Sie hat Pedro in der Vergangenheit schon mehrfach auf die PET-Flaschensituation hingewiesen, doch jetzt musste sie entdecken, dass er sich schon wieder nicht daran gehalten hat. Sie geht zu ihm und bittet ihn um ein Gespräch. Er sagt, es sei gerade ungünstig. Sie entgegnet, dass das kein Problem sei, und sie vereinbaren einen Gesprächstermin eine Stunde später. Hanna sagt das folgende:

»Pedro, vielen Dank, dass du dir kurz Zeit nimmst. Es geht auch nicht lange, ich weiß, du hattest einen langen Tag. Ich habe heute eine leere PET-Flasche im Müll gefunden. Ich ärgere mich darüber, denn ich engagiere mich seit Jahren für den Umweltschutz und hatte dich deswegen darum gebeten, ebenfalls darauf zu achten. Ich habe Angst, dass unser Planet vor die Hunde geht und würde so gerne mehr tun. Ich möchte wenigstens auf diese kleinen Dinge achten. Ich wünsche mir von dir, dass du das nächste Mal kein PET mehr in den Müll wirfst.«

Wie wahrscheinlich ist es, dass es nun zu einem Streit kommt? Die Wahrscheinlichkeit ist eher gering (wenn auch nicht ausgeschlossen), denn Hanna hält sich an die XYZ-Regeln. Sie informiert kurz über die Situation (X), dann über die Gefühle, welche die Situation in ihr auslösen (Y), schließlich äußert sie einen Wunsch (und keinen Vorwurf!) (Z). Auch hatte sie zunächst gefragt, ob der Zeitpunkt günstig sei, hat einen Termin ausgemacht und sich vorab für das Gespräch bedankt – Entgegenkommen sowie Etikette helfen immer.

Ein weiterer Punkt ist die Trennung von Inhalt und Prozess. Dass Sie sich inhaltlich nicht immer einig mit den anderen Erdenbewohnern sind, ist vorprogrammiert, Sie werden nie jedes Verhalten aller anderen Personen gut finden. Doch der Prozess sollte immer so gestaltet werden, dass einander wertschätzend und respektvoll begegnet wird. Nehmen Sie das Beste voneinander an, denn zumindest die meisten Menschen sind mit guten Absichten unterwegs. Auch wenn stellenweise das Verhalten anderer Personen ungünstig ist, ist deswegen die Person an sich nicht verachtenswert – das ist die Trennung von Inhalt und Prozess.

Wie lässt sich dies auf Ihre Kinder übertragen? Indem Sie es vorleben. Halten Sie sich bei der Kommunikation von Bedürfnissen an die XYZ-Regel. Leben Sie vor, was Sie bei Ihren Kindern sehen wollen. Ein respektvoller Umgang und Anstand werden nicht angeboren, diese werden anerzogen – insbesondere durch elterliches Modellstehen.

Begrüßen Sie ab sofort jedes ungestillte Bedürfnis als freudigen Anlass dazu, es mittels der XYZ-Technik mitzuteilen. Suchen Sie den Dialog mit Ihrem Partner, Ihren Kindern, Ihren Eltern, der Frau im Supermarkt, dem Mann an der Kinokasse, egal, wen es betrifft. Achten Sie auf Wording und Timing. Dass Ihre Kinder Sie beobachten und im Laufe der Zeit kopieren werden, ist nicht sicher, aber sehr wahrscheinlich.

Konfliktmanagement

Kommt es doch einmal zu einem lauten Streit, ist das noch längst nicht das Ende der Welt. »Besser raus als rein!« sagte der Oger Shrek in seinem gleichnamigen Film. Alles mal rauszulassen, kann befreiend wirken. Seien Sie nicht zu streng mit sich. Wir müssen nicht zu Engeln mutieren, als Menschen sind wir gut genug. Solange weder zu viel Geschirr zerschlagen wird (bzw. lieber keins), noch solange das nicht oft vorkommt, ist alles okay.

Das wirklich Entscheidende in Bezug auf Konflikte ist nicht deren Vermeidung, sondern deren Management. Es ist eine Frage dessen, wie ein Konflikt gehandhabt wird, ist er einmal da. Dazu gehört, dass eine Analyse des Stattgefundenen erfolgt. Nur, wer sich im Nachhinein zusammensetzt, klärt, was los war, und offene Bedürfnisse stillt, entkommt der Endlosschlaufe, die sich bei ungelösten Konflikten gerne entwickelt, sodass diese immer wieder abgespult werden. Wer denselben Streit immer wieder durchlebt, der hat nicht geklärt, worum es ging, was auf ein noch ausbaufähiges Fehlermanagement hinweist.

Nach einem Streit besonders geeignet ist im Übrigen die Strategie der Wiedergutmachung, die im Kapitel übers Lügen beschrieben ist.

So ein Theater!

Ich erinnere mich an einen knallroten Pullover meiner Mutter, den sie früher, als ich noch klein war, häufig trug. Darauf stand in großen Lettern: »Life is a Cabaret!« Worte, mit denen ich aufwuchs, die mir all die Jahre hängengeblieben waren, doch deren Wahrheitsgehalt ich im Laufe der Zeit verwarf. Es war dann doch nur ein oller Spruch auf einem typischen 80er-Jahre-Pullover. Denn das Leben ist kein Theater. Im wahren Leben erfolgt immer sogleich die Hauptaufführung – kaum je eine Chance, etwas nochmals durchzuspielen, zu verbessern, anders zu machen. Und umso älter man wird, umso mehr blickt man zurück auf verpasste Chancen und Möglichkeiten zurück, lauter Dinge, die man gerne anders gelöst hätte, aber solange es keine Möglichkeit gibt, wie Marty McFly zurück in die Zukunft bzw. Vergangenheit zu reisen, kann man es niemals mehr ändern. Da kann man schon mal verbittern. Sind Ihnen auch schon ältere Personen aufgefallen, die verbittert wirken? Gut möglich, dass der Verbitterung Verpasstes, Nichtgelebtes und Fehler zugrunde liegen. Aber das ist ein anderes Thema.

Auch wenn das wahre Leben nichts gemein hat mit einem Theater, wie der Pullover meiner Mutter behauptet hatte, kann man sich das Theater zunutze machen, um im wahren Leben besser abzuschneiden. Besonders kleinere, manchmal auch größere Kinder schätzen es, bestimmte Situationen aus dem Alltag, die schwierig waren oder noch sind, per Theater nachzuspielen oder im Vorfeld einzuüben. Im oft Spaß bereitenden So-tun-als-ob-Spiel lässt sich kniffliges Verhalten einüben und was geübt ist, kann dann, wenn es benötigt wird, besser abgerufen und umgesetzt werden.

Probieren Sie hierfür doch Folgendes: Erstellen Sie irgendwie eine Bühne. Es macht gar nichts, wenn diese maximal improvisiert ist. Zum

Beispiel spannen Sie ein Seil quer durch den Raum von Türgriff zu Fenstergriff und hängen ein Tuch darüber. Ihr Kind nimmt auf einem Kissen vor dem Tuch Platz, Sie verbergen sich hinter dem Tuch, oben, dem Seil entlang, kann gespielt werden. Alternativ suchen Sie sich einen großen Karton, vielleicht einen Umzugskarton, und gestalten daraus eine Bühne. Wählen Sie aus dem Spielzeugarsenal Ihres Kindes Figuren aus. Es müssen keine speziellen Handpuppen sein – Stofftiere eignen sich zum Beispiel bestens. Ihr Kind kann gerne bei der Auswahl helfen. Spielen Sie mit den Stofftieren einen handfesten Streit vor, der ungünstig gelöst wurde, vielleicht ähnlich wie Ihr Kind ihn schon erlebt hat. Zeigen Sie, wie sich die Figuren verhalten und wie es diesen danach geht. Aller Wahrscheinlichkeit sind alle Figuren nachher unglücklich. Fragen Sie Ihr Publikum, was es von der Situation hält und was man anders hätte tun sollen. Oftmals weiß das Publikum Rat. Spulen Sie zurück – denn im Theater, anders als im wahren Leben, geht das problemlos – und spielen den Streit erneut vor, dieses Mal jedoch gemäß dem Rat des Publikums oder auch mit XYZ. Zeigen Sie auch hier, wie sich die betroffenen Stofftiere verhalten und wie es ihnen danach geht. Eventuell ist dies immer noch nicht die ideale Lösung, na dann alles auf Anfang und noch einmal. Danach wechseln Sie mit Ihrem Kind den Platz, Ihr Kind verbirgt sich nun hinter dem Tuch oder der Kartonschachtel und Sie nehmen als Publikum auf dem Kissen Platz. Nun soll Ihr Kind einen (eventuell kürzlich selbst erlebten) Streit vorspielen. Auch hier sollen anschließend weitere Szenen bespielt werden, solange, bis eine optimale Lösung da ist. Beenden Sie das Theaterspielen immer mit der Ideallösung, denn Informationen am Ende kann man sich psychologisch betrachtet mit am besten merken.

By the way: Nebst dem Theaterspielen eignen sich hier auch Bildergeschichten wie bspw. im Kapitel über Aggressionen schon vorgestellt als kleine Intervention.

Gesundheit und Wut

Überkontrolliert zu sein und die Wut nie rauszulassen, ist schädlich für die Gesundheit. Unterkontrolliert durchs Leben zu gehen und alles und jeden stets beim kleinsten Anzeichen einer Unstimmigkeit blind vor Wut niederzutrampeln, ist – natürlich – ebenfalls nicht gut. Die Wut muss raus, aber sie soll möglichst konstruktiv rausgelassen werden.

Da die Wut ein Energielieferant ist, sollten Sie darauf achten, diese extra Portion an Energie abzulassen. Finden Sie einen individuellen Weg, zum Beispiel indem Sie bei Wut eine Runde im Wald spazieren gehen, Gartenarbeit verrichten, einen Boxsack malträtieren, mehrmals einen Ball gegen eine Wand werfen oder ähnliches. Geben Sie der Wutenergie ein Ventil. Zeigen Sie Ihrem Kind, wie Sie mit ihrer eigenen Wut umgehen, eventuell macht es Ihnen das einfach nach. Oder aber, Sie unterstützen Ihr Kind dabei, einen eigenen Weg zu finden, der sich vielleicht dergestalt zeigt, als dass bei Wut Igelbälle an die Wand geworfen oder ein Kissen geschlagen wird. Wichtig ist, dass anschließend eine Analyse erfolgt, also: Was war los und was brauche ich nun? Wut ist gesund, wenn konstruktiv mit ihr umgegangen wird.

Schlafen

Warum schlafen wir eigentlich? Im Wesentlichen, weil Körper und Psyche im Schlaf die Zeit finden, sich zu regenerieren, so dass wir neue Kraft für die Anforderungen des nächsten Tages schöpfen können. Der Schlaf gewährleistet eine Erholung vom Wachsein. Während des Schlafs finden wichtige Verarbeitungsprozesse statt, das Gehirn bearbeitet das Erlebte und integriert die Dinge des Tages. Der Schlaf ist eigentlich, wider Erwarten, ein sehr aktiver Zustand. Liegen Schlafstörungen vor, werden dadurch mitunter wichtige Verarbeitungsprozesse beeinträchtigt.

Der gesunde Schlaf zeichnet sich durch fünf Schlafstadien aus, die in der Regel 90 Minuten dauern und vier bis fünf Mal pro Nacht durchlaufen werden: Einschlafphase, Leichtschlafphase, mittlere und tiefe Tiefschlafphase und Traumschlafphase. Die letztgenannte Phase ist auch bekannt als REM-Phase, aus dem Englischen: »rapid eye movement«. Man geht davon aus, dass in den verschiedenen Schlafphasen unterschiedliche Verarbeitungsprozesse stattfinden, die allesamt wichtig sind. Auf dies anspielend soll übrigens der Schriftsteller Robert Desnous jeweils nachts ein Schild an seine Zimmertüre angebracht haben, auf dem zu lesen war: »le poète travaille«, also der Dichter ist am Arbeiten.

Es werden drei Formen von Schlafstörungen unterschieden: Einschlaf- und Durchschlafstörung sowie verfrühtes Erwachen. Bei Erstgenannter ist die Einschlafphase übermäßig lang, bei Zweitgenannter werden die Stadien unterbrochen und bei Letztgenannter ist die REM-Phase, die am Ende der Nacht am längsten ist, gestört. So kommt es an verschiedenen Stellen zu einer Beeinträchtigung oder Verhinderung der Verarbeitungsprozesse. Werden diese Prozesse beeinträchtigt, erwachen Sie morgens nicht putzmunter, sondern fühlen sich müde und erschöpft. Nicht von ungefähr führte der Philosoph Immanuel Kant den Schlaf als einen von drei Dingen auf, die helfen, die Mühseligkeiten des Lebens zu ertragen (nebst der Hoffnung und dem Lachen). Und der Dalai Lama habe auf die Frage, was ihn glücklich mache, geantwortet: vor allem guter Schlaf!

Wie steht es um Ihre Kinder, sind diese ausgeschlafen? Wer übermüdet ist, ist nicht Herr oder Herrin seiner Sinne. Übermüdung kann dazu führen, dass man gereizt ist, dass vermehrt kleinere Unfälle geschehen, dass man sich in der Schule nicht recht konzentrieren kann und vieles mehr. Oder wie es Jürgen Zulley, der ehemalige Leiter eines Deutschen Schlaflabors in einem Interview sagt: »Zu wenig Schlaf macht dick, dumm und krank.« Nicht umsonst wird Schlafentzug als Foltermethode eingesetzt und kommen Schlafstörungen bei den meisten psychischen Störungen vor. Ein regenerierender Schlaf hat den Wert von Gold, was die Gesundheit anbelangt. Darum schauen wir uns das noch ein wenig genauer an. Doch ehe wir das tun, unternehmen wir einen Abstecher in die griechische Mythologie.

Hypnos und Thanatos

Kennen Sie sich ein wenig in griechischer Mythologie aus? Ich leider nur bedingt, ich würde mich gerne ausführlicher damit beschäftigen, denn viele dieser alten Geschichten haben wenig von ihrer Aktualität verloren. Sie handeln von Dingen, die heute so aktuell sind wie damals, und die Heutiges auf einfache Weise zu erklären vermögen. Es dünkt mich spannend, dass sich vieles über die Zeit hinweg nicht verändert zu haben scheint, und es fühlt sich gut an und gibt mir ein Gefühl von Geborgenheit, dass diese menschlichen, allzu menschlichen Probleme schon die frühen Griechen bewegten. Dieser Effekt des sich verstanden Fühlens in einer Gruppe, die ähnliches durchmacht, zeigt sich dann auch in Gruppenpsychotherapien – mitunter die wirksamste therapeutische Form überhaupt.

Eine mir bekannte griechische Überlieferung ist die Geschichte von Hypnos. Dieser ist eine griechische Gottheit und gilt als der Gott des Schlafes. Er hat die Fähigkeit, Menschen in den Schlaf zu versetzen, und gilt als dem Menschen freundlich gesinnt. Seine Mutter war passenderweise Nyx, die Nacht. Und wer war sein Zwillingsbruder, mit dem er häufig zusammen dargestellt worden war? Es handelte sich um Thanatos. Thanatos ist der Tod.

Der Schlaf ist demnach der kleine Bruder des Todes. Wie wirkt diese Vorstellung auf Sie? Und wie denken Sie über den Tod? Ängstigt Sie die Vorstellung, eines Tages zu sterben und nicht mehr zu sein, oder sehen Sie diesem »totsicheren« Ereignis gelassen entgegen? Auch manch eigentlich hartgesottener Erwachsene bekommt kalte Füße, wenn es um das eigene Ableben geht. Der berühmte Psychotherapeut Irvin D. Yalom hat diesem Thema ein ganzes Buch gewidmet, mit Titel »In die Sonne schauen«, da er auf Basis seiner lebenslangen Arbeit mit Patienten die Angst vor dem Tod als eine der tiefsten und zentralsten Ängste erkannt hatte, die womöglich vielen emotionalen Problemen zugrunde liegt.

Bedenkend, dass der Schlafzustand dem Zustand des Todes wohl am nächsten kommt – immerhin sind Hypnos und Thanatos Brüder –, habe ich viel Verständnis dafür, dass es manchen Personen schwerfällt, abends loszulassen, sich dem nächtlichen Nichts hinzugeben. Gerade auch Kinder, welche noch nicht den Erfahrungshintergrund eines Erwachsenen haben, kann dieses sich Hingeben Mühe bereiten, gerade jenen, in deren Leben ohnehin schon Unsicherheiten bestehen. Umso mehr braucht das Kind elterliches Verständnis für seine Schlafprobleme, welcher Natur sie auch immer sind, auch wenn Thanatos dabei keine Rolle spielen sollte.

Von der griechischen Mythologie entfernen wir uns wieder und bringen den Schlaf in Zusammenhang mit einer Grundvoraussetzung für eine gute Kindheit: eine sichere Bindung.

Schlaf und Bindung

Jedes Kind hat ein tief verankertes Bedürfnis nach Bindung, und um ideal gedeihen und sich entwickeln zu können, ist die Stillung ebendieses Bedürfnisses eine unabdingbare Grundvoraussetzung. Das ist zu vergleichen mit einer Seefahrt: Nur dasjenige Schiffchen, das daheim einen sicheren Hafen hat, in das es zurückkehren kann, wann auch immer es mag, vielleicht weil es müde ist oder weil die See tobt, kann überhaupt erst getrost auslaufen, die Welt entdecken, und sich auf seinen Schlaf sicher einlassen. Exploration des Unbekannten braucht Bindung an das Bekannte.

Ein sicher gebundenes Kind, also eines, das die Erfahrung gemacht hat, dass es die Nähe und den Schutz seiner Eltern stets bekommt, wenn es dies braucht, wird prinzipiell weniger Mühe mit seinem Schlaf haben. Ein solches Kind scheint sicher gebunden und eine sichere Bindung hängt mit gutem Schlaf zusammen. Derjenige, der nicht ängstlich und unsicher ist, sondern sich weitgehend sicher und geborgen fühlt, kann Hypnos eher entgegentreten. Im ersten Teil des Buches haben Sie bereits über Bindung gelesen, wenn nicht, mögen Sie es eventuell nun nachholen, denn eine sichere Bindung ist das A und O einer jeden Kindheit.

Ein unsicher gebundenes Kind hat ein erhöhtes Risiko für etwaige Schwierigkeiten im Zusammenhang mit seinem Schlaf. Wenn Ihnen bei Ihrem Kind Hinweise für eine nicht sichere Bindung auffallen, dann sollten Sie die Korrektur ebendessen zuoberst auf Ihre Prioritätenliste schreiben. Ich empfehle hierfür die Kontaktaufnahme mit einer psychotherapeutischen Fachperson. Tun Sie das auch dann, wenn Ihr unsicher gebundenes Kind keine Schlafprobleme hat. Denn eine unsichere Bindung kann sicherer gemacht werden – es lohnt sich!

Schlafrhythmen sind individuell

Menschen haben unterschiedliche Schlafrhythmen, und dem eigenen nicht zu entsprechen, ergibt keinen Sinn. Aus Lerchen werden keine Eulen und aus Faultieren keine Wachhunde – und umgekehrt. Schlafrhythmen sind meist fix. Die meisten Menschen benötigen etwa acht Stunden Schlaf pro Nacht, doch einige kommen mit weniger klar, andere brauchen mehr. Respektieren Sie Ihre eigenen individuellen Schlafbedürfnisse – Sie haben keine Wahl.

Kompliziert ist es meist, wenn die Mitglieder einer Familie unterschiedliche Schlafrhythmen aufweisen. Zum Beispiel wenn der Vater gerne 4–5 Stunden schläft, die Mutter jedoch 8–9 Stunden benötigt. Oder die Kinder immer um 6:00 Uhr morgens erwachen, die Eltern aber Schlaf bis um 9:00 Uhr bräuchten, um sich wie sich selbst zu fühlen. Oder um einen Spruch aus der Werbung leicht abgewandelt zu verwenden: Du bist nicht du, wenn du nicht wie du geschlafen hast.

Wie damit umgehen? Tatsächlich können arg unterschiedliche Schlafbedürfnisse als Risikofaktor für Beziehungen erachtet werden. Grundsätzlich ist es förderlich, wenn sich die Personen im selben Haushalt in wichtigen Eckpunkten möglichst entsprechen, und dazu gehören auch Schlafbedürfnisse – es nicht zu tun, bedeutet, im ständigen Kompromiss miteinander zu leben. Auf der einen Seite können ständige und allzu häufige Kompromisse Beziehungen belasten, auf der anderen Seite ist dies auch als Chance zum Lernen und Festigen von Toleranz zu werten. Und nur, weil etwas nicht besonders gut ist, ist es noch lange nicht schlecht.

Und so kann ich Ihnen diesbezüglich an dieser Stelle keinen besseren Input geben als den, den eigenen Schlafbedürfnissen möglichst zu entsprechen und einen mit Kompromissleistungen, hoher Toleranz sowie Nachsicht bestückten Weg zu finden, wenn die Mitglieder Ihrer Familie andere diesbezügliche Bedürfnisse haben. Leben Sie Ihren Kindern Toleranz vor, sie werden sie Ihnen nachahmen – welch wertvolle Fähigkeit!

Körperliche Aktivität

Bewegung ist ein Grundbedürfnis und selbstverständlich braucht jedes Kind (bzw. jeder Mensch) ein gewisses Maß an Bewegung sowie immer mal wieder die Möglichkeit, den Körper an seine Energiegrenzen zu bringen. Denn ein junger Kinderkörper steckt voller Energie. Idealerweise finden viele Aktivitäten draußen in der Natur statt, frische Luft belebt, tut jedem gut und wirkt sogar anti-depressiv. Dies bei jedem Wetter – schließlich gibt es kein schlechtes Wetter, nur schlecht passende Kleidung.

Hat Ihr Kind genügend Möglichkeiten, seine ihm zu Verfügung stehende Energie im Laufe des Tages abzubauen?

Ich lerne in meiner Praxis regelmäßig (insbesondere männliche) Jugendliche kennen, die über Schlafstörungen klagen. Bei genauerer Betrachtung ihres Tagesablaufs stelle ich nicht selten fest, dass sie viel Zeit sitzend verbringen, bspw. in der Schule und am Computer. Dies fordert sie zwar mental, aber kaum körperlich. Dieser Lebensstil ist suboptimal bei einem vor jugendlicher Kraft strotzendem Körper. Und so sind diese Energiebündel abends nicht ausgepowert und schlafen schlecht und spät ein.

Ich stelle im Gespräch mit diesen Jugendlichen gerne einen Vergleich mit Hunden an und erlaube es mir auch hier. Man denke an einen Hund, der den ganzen Tag drinnen verbringt. Er hat zwar Spielzeug, Hundeknochen, Fressen, (vermeintlich) alles war er braucht. Aber ist er am Ende des Tages glücklich und ausgeglichen? Geht es ihm nach Ablauf einer Woche, eines Monats, eines Jahres gut? Wahrscheinlich nicht. Warum nicht? Weil er nie draußen war. Der Wauwau müsste täglich mehrmals raus, um zu rennen, zu toben, zu spielen. Warum? Einfach, weil es so ist – ein Naturgesetz. Alles andere ist Tierquälerei. Und so anders sind wir Menschen nicht. Auch wir müssen täglich raus – einfach, weil es so ist.

Verfallen Sie bzw. Ihr Kind nun nicht in übertriebenen Aktivismus! Einige Eltern, denen ich diesen Input gegeben haben, meinten es dann zu gut und näherten sich rasant einem Bewegungsburnout. Suchen Sie stattdessen nach einem idealen Gleichgewicht zwischen Entspannung und Anspannung. Manchmal helfen dabei Stundenpläne.

> Nachfolgend ist eine Art Stundenplan aufgedruckt (▶ Tab. 2). Bitte schreiben Sie für die vergangenen sieben Tage auf, wann Ihr Kind was gemacht hat. Bspw. am Montag:
>
> von 07:00 bis 08:00 Uhr »aufstehen, essen, anziehen, in Kindertagesstätte gehen«,
> von 08:00 bis 12:00 Uhr »Kindertagesstätte«,
> von 12:00 bis 13:00 Uhr »Mittagstisch«,
> von 13:00 bis 17:00 Uhr wieder »Kindertagesstätte«,
> von 17:00 bis 18:00 Uhr »abholen und nach Hause gehen«,
> von 18:00 bis 19:00 Uhr »essen«,
> von 19:00 bis 20:00 Uhr »Fernsehen«,
> von 20:00 bis 21:00 Uhr »ins Bett gehen« und
> von 21:00 bis 07:00 Uhr »schlafen« usw.
>
> Werden Sie nicht zu detailliert, aber tragen Sie die wichtigsten Dinge ein. Schließlich soll jedes Feld befüllt sein.
> Anschließend entwenden Sie Ihren Kindern bunte Farbstifte und malen:
>
> - mit roter Farbe diejenigen Felder aus, in denen Ihr Kind in der Kindertagesstätte, im Kindergarten oder in der Schule war,
> - mit oranger Farbe diejenigen Felder, in denen es Termine wie bspw. Zahnarzt oder Schulpsychologie hatte,
> - mit gelb, wenn es Hausaufgaben erledigt hat,
> - mit pink, wenn es im Zimmer gespielt hat,
> - mit lila, wenn es Dinge erledigt wie Essen, Zähne putzen, Pyjama anziehen usw.,
> - mit blau, wenn es sich mit Freunden traf
> - und mit grün, wenn es Bewegung hatte.
>
> Selbstverständlich können Sie ein eigenes Farbschema und eigene Rubriken wählen, so dass es spezifisch passt, dies hier ist nur ein Vorschlag.

Tab. 2: Stundenplan

Wochentag/ Uhrzeit	Mo	Di	Mi	Do	Fr	Sa	So
06:00							
07:00							
08:00							
09:00							
10:00							
11:00							
12:00							
13:00							
14:00							
15:00							
16:00							
17:00							
18:00							
19:00							
20:00							
21:00							
22:00							
23:00							
00:00							
01:00							
02:00							
03:00							
04:00							
05:00							

Geschafft? Dann stellen Sie sich nun zusammen mit Ihrem Kind die folgenden Fragen: Wie sieht die Farbbilanz aus? Welche Farben dominieren? Wie häufig kommt grün vor? Ist grün in ausreichendem Ausmaß da?

Vollständig ist die Übung allerdings erst dann, wenn Sie diese mit Ihrem Kind wiederholen. Bitte planen Sie und Ihr Kind nun also die nächsten sieben Tage startend mit morgen. Die Wiederholung und damit der neue Stundenplan sollen gewährleisten, dass die Farbbilanz besser ausfällt – es sei denn, die Farbbilanz war vorher schon gut, dann lassen Sie die zweite Runde aus. Beachten Sie eine ausgewogene, stimmige Farbbilanz, gleichzeitig auch, dass Realität kein Fremdwort ist.

Was hat sich vom ersten zum zweiten Stundenplan geändert? Ließe sich mit der Ausübung des zweiten Stundenplans das Wohl Ihres Kindes steigern? Was meint Ihr Kind? Wenn ja, setzen Sie den neuen Stundenplan eine Woche lang um und resümieren anschließend, getreu dem Motto »testen statt verhindern«, ob er beibehalten oder nochmals abgewandelt werden sollte.

Übrigens ist es hilfreich, wenn Sie für sich selbst ebenfalls einen Stundenplan erarbeiten, der die eigene Farbbilanz abbildet. Entwerfen Sie dann einen zweiten und setzen Sie diesen zeitgleich mit demjenigen Ihres Kindes um. Diese Aufgabe gemeinsam zu stemmen, hilft dem Kind und optimiert vielleicht Ihren Alltag.

Routine

Üblicherweise profitiert jedes Kind (und jeder Erwachsene) im Hinblick aufs Schlafengehen von klaren Abläufen. Gewöhnen Sie sich einen festen abendlichen Ablauf an. Ein regelmäßiger Tagesablauf gibt dem Kind Orientierung, erhöht das Gefühl von Sicherheit und wirkt sich förderlich auf den Schlaf aus.

Bei uns daheim sah diese Routine mehrere Jahre lang wie folgt aus: Wir essen mit unserem Sohn in der Regel um 18 Uhr zu Abend. Danach spielen wir manchmal noch ein Gesellschaftsspiel am Tisch, wir reden noch ein wenig und/oder er darf den Sandmann sehen. Während dem Sandmann trinkt er noch eine Tasse Kakao. Im Anschluss geht er Zähneputzen, zieht sich das Pyjama an. Dann darf er sich ein Buch auswählen und wir lesen ihm im Bett liegend eine Geschichte vor. Nach der Lektüre fragen wir einander nach den Highlights des Tages. Mögliche Fragen sind: »Was hat dir heute gefallen?« oder »Für was bist du heute dankbar?« Im Anschluss daran singe ich immer dasselbe Nachtlied vor, das ich für meinen Sohn erfunden habe. Es ist auf Schweizerdeutsch und mein Sohn liebt es. Sie müssen nun nicht ebenfalls Schweizerdeutsche Lieder erfinden und hierfür diese »wunderschöni Sprach« lernen. Verwenden Sie ein anderes Nachtlied, ehe Ihnen mein geliebtes Schweizerdeutsch die Zunge bricht. Sie können sich auch ein Buch mit Nachtliedern erwerben und Ihr Kind darf allabendlich eines aussuchen, das Sie ihm vorsingen oder das gemeinsam gesungen wird. Egal, wie Sie es aufgleisen, die Sache ist die: Gemeinsames Singen wirkt beruhigend und verbindend (womit wir wieder bei der Bindung sind). Nach dem Singen gibt es Küsse, eine Umarmung und bei angelassenem Nachtlicht gehen wir Eltern aus dem Kinderzimmer. Der Kleine schlief schon bald. An Feiertagen oder in den Ferien wichen wir von dieser Routine ab, ansonsten aber zogen wir das geduldig durch und es funktionierte jahrelang bestens.

Natürlich dürfen Sie einen eigenen Ablauf entwickeln und brauchen nicht den hier dargestellten zu übernehmen. Machen Sie, was für Ihre Familie passt.

Schlafplatz

Grundsätzlich profitieren Kinder davon, immer im gleichen Bett zu schlafen. Denn ist der eigene Schlafplatz gut vertraut, schlafen Kinder sowohl abends wie auch nach nächtlichem Aufwachen in der Regel schnell wieder ein. Wo dieser Schlafplatz allerdings ist, dafür gibt es keine klare Empfehlung. Entscheiden Sie individuell, ob es für Sie und Ihren Partner oder Ihre Partnerin stimmt, dass Ihr Kind immer im eigenen Bett oder im Elternbett schläft. Es ist wichtig, dass es nicht nur für jemanden stimmt, zum Beispiel für Ihr Kind, wenn es im Elternbett schlafen will, sondern für alle anderen Beteiligten. Denn wenn Sie oder das andere Elternteil dadurch beeinträchtigt werden, ist es der falsche Weg.

In meiner Familie gab es eine solche Pattsituation. Unser Sohn wollte immer bei uns im Elternbett schlafen, wir aber mochten das nicht jede Nacht. So haben wir die Regel erstellt, dass unser Sohn einmal pro Woche mit mir im Elternbett schläft, während mein Partner in dieser Nacht in einem anderen Zimmer nächtigt. Unser Sohn darf auswählen, welche Nacht dies betrifft, der Rest der Woche aber schläft er im eigenen Bett. Mit dieser Regel waren alle zufrieden. Mittlerweile ist er schon größer und schläft lieber im eigenen Bett. Und welche Konflikte Sie auch immer mit Ihrem Nachwuchs punkto Schlafplatz austragen: Diese Konflikte werden enden – das Kind wird größer und irgendwann sowieso im eigenen Bett schlafen wollen.

Ängste in der Nacht

Einige Kinder schlafen von Anfang an problemlos durch und das bleibt auch so. Andere haben von klein auf Mühe, in der Dunkelheit der Nacht ein Auge zuzutun. Wiederum anderen gelang es, zunächst angstfrei durchzuschlafen, doch dann stellten sich Ängste ein und hinderten sie am Schlafen.

Wenn Ängste aufkommen, ist dies weder als Fehlentwicklung noch als Rückschritt zu werten, sondern einfach nur als Teil der individuellen Entwicklung dieses Kindes zu erachten. Alles ist möglich und alles ist in Ordnung. Grundsätzlich gilt: Jedes Kind entwickelt sich in seinem eigenen Tempo sowie auf seine eigene, wunderbare Art und es geht darum, das jeweilige Kind auf individuelle Weise bei seiner Entwicklung zu fördern.

Nehmen Sie die Ängste Ihres Kindes immer ernst, reden Sie sie ihm nicht aus. Kinder, denen dieses wichtige, gute Gefühl ausgeredet wurde, verlernen, es wahrzunehmen und darauf einzugehen. Als Erwachsene können das bspw. Personen sein, die nicht im Einklang mit den eigenen Bedürfnissen leben, oder Personen, die sich immer wieder hohen Risiken aussetzen. Der natürliche Umgang mit dem Gefühl der Angst wurde untergraben – lesen Sie dazu das Kapitel über herausfordernde Gefühle.

Bedenken Sie: Auch wenn Sie die Ängste Ihrer Kinder möglicherweise nicht nachvollziehen können, haben Sie Respekt vor den Gefühlen anderer inkl. Ihrer Kinder. Dazu gehört, die Gefühle anderer nicht zu schmälern, sondern so anzunehmen, wie sie sind.

Kindern, die unter Ängsten in der Nacht leiden, können vielleicht die folgenden Überlegungen und Mini-Interventionen über das zuvor schon Vorgestellte hinaus helfen:

- Angstlösender Faden: Spannen Sie einen Faden vom Bett Ihres Kindes bis zu Ihrem eigenen Bett. Verwenden Sie einen ganz dünnen, der sofort reißt, wenn man daran fester zöge, sodass keine Erstickungsgefahr aufkommen kann. So hat das Kind eine »gefühlt« direkte Verbindung zu Ihnen.
- Monsterjagd: Lassen Sie sich auf die Ängste Ihres Kindes ein. Jagen Sie die Monster, die es im Dunkeln wähnt. Bewaffnen Sie sich mit Kochlöffeln und Topfdeckeln als Schilder. Sehen Sie in jedem Winkel nach (vgl. Kapitel über Ängste)
- Mamas Kuschelschal: Geben Sie Ihrem Kind einen viel getragenen Schal oder sonst ein Kleidungsstück mit ins Bett. Ein solches duftet herrlich vertraut nach Ihnen, was beruhigend auf das Kind wirken kann.

Abschließend noch ein Tipp aus dem eigenen Nähkästchen: Mein Sohn und ich verabreden uns allabendlich beim Gutenachtsagen an unserem imaginativen Strand, wie im Kapitel über psychosomatische Probleme bei den Entspannungsstrategien bereits beschrieben. Es scheint ihm zu helfen, dass wir uns beim Gutenachtsagen nur vermeintlich trennen, denn in Bälde sehen wir uns im Traum am Strand. Bei ihm funktioniert's.

Tipps zum Schluss

Manchmal sind es kleine Dinge, die eine große Wirkung entfalten können. Ich gebe Ihnen abschließend und zusammenfassend einige Tipps, wer weiß, ob nicht das eine oder andere den durchschlagenden Erfolg bringen wird, so simpel es auch klingen mag.

- Schlechte Schlafhygiene: Achten Sie darauf, dass Ihr Kind stets zur selben Uhrzeit zu Bett geht und wieder aufsteht. Bei Schlafproblemen in

der Nacht ist es oft besser, keinen Tagschlaf mehr zu machen oder ihn zu reduzieren.
- Zu wenig Bewegung: Achten Sie auf ausreichende körperliche Betätigung während des Tages. Der Körper des Kindes braucht Aktivität, damit es abends müde ist und schlafen mag.
- Keine Überstimulierung am Abend: Das Kind übt abends keine aktivierenden, stimulierenden Tätigkeiten mehr aus, sondern es geht ruhigen Beschäftigungen nach. Dazu gehören: baden, lesen, sanftes Kinder-Yoga, Puzzle.
- Schlafzimmerambiente: Das Schlafzimmer sollte ruhig und eher dunkel, das Bett und die Bettwäsche sollten bequem sein. Lüften Sie nochmals, ehe Sie Ihr Kind zu Bett bringen.
- Vermeidung blaues Licht: Meiden Sie die Beschäftigung mit Handy, TV oder PC, denn das blaue Licht, das hierbei ausgestrahlt wird, verhindert die Produktion von Melatonin, das den Schlaf anregt.
- Intensive Gefühle: Wer intensive Gefühle wie bspw. Angst oder Wut hat, aktiviert damit den eigenen Körper. Der Körper wird so auf »Fight or Flight« eingestellt und eher nicht auf eine erholsame Nachtruhe. Kümmern Sie sich um die emotionalen Konflikte Ihrer Kinder.

Kinderarzt

Bei Schlafstörungen können immer auch körperliche Gründe vorliegen. Bitte konsultieren Sie den Arzt Ihres Kindes.

Schulabsentismus

Schulabsentismus beschreibt das Fernbleiben von der Schule. Erfolgt dies punktuell, wie bspw. bei einer Grippe, ist wenig Gefahr in Verzug. Doch dauert es an oder kommt es immer wieder vor, gilt es als entwicklungsgefährdend, da das Kind Gefahr läuft, den Schulstoff und damit einhergehend wichtige Entwicklungsschritte zu verpassen. Es geht nicht nur um die Beeinträchtigung der schulischen Ausbildung, sondern auch um die Ausgestaltung sozialer Beziehungen und Kompetenzen.

Gelegentlich stellt das Fernbleiben von der Schule einen Lösungsversuch für Probleme dar, die nichts mit Grippe oder Ähnlichem zu tun haben. Hängt daheim der Haussegen schief, gelingen die Prüfungen nicht, plagen einen die anderen Kinder, ist das Geschwisterchen chronisch krank – oder etwas anderes quält die Kinderseele – kann die Schule mit all ihren Herausforderungen eine Überforderung darstellen und von dieser fernzubleiben entspannt. Kurzfristig geht diese Problemlösestrategie auf, denn immerhin entkommt man der Herausforderung, doch langfristig ist die Strategie unsinnig, denn es bauen sich zusätzliche Probleme auf – und das eigentliche Problem bleibt auch ungelöst. Schulabsentismus dient häufig der Vermeidung. Doch Scheuklappenstrategien funktionieren nur bei Kutschenpferden, bei allen anderen sind sie zu überdenken. Mehr noch: Schulabsentismus gilt als Risikofaktor für die Aufrechterhaltung und auch Verschlimmerung bestimmter Symptome wie bspw. psychosomatische Symptome.

Auch im Zusammenhang mit Schulabsentismus ist es zunächst wichtig zu verstehen, warum das Kind nicht in die Schule gehen kann. Liegt es an den Mitschülern? An den Prüfungen? Dem Lehrer oder der Lehrerin? Fürchtet es sich vor dem Schulweg? Ist ihm neulich etwas Peinliches passiert, alle haben gelacht und es hat Angst, dass ihm dies erneut passiert? Knisterts zu Hause? Um was geht's? Die Funktion hinter dem Symptom zu verstehen, ist oft ein wichtiger erster Schritt.

Gute Fragen

Es gibt nicht die eine Psychotherapie, sondern innerhalb der Psychotherapie gibt es verschiedene Schulrichtungen. Die bekannteste derzeit dürfte die kognitiv-verhaltenstherapeutische Psychotherapie sein. Es handelt sich um eine problemorientierte Ausrichtung, bei der es vereinfacht darum geht, für konkrete Probleme konkrete Lösungen zu finden. Bekannt dürfte auch die psychoanalytische Psychotherapie sein. Sie ist sozusagen die Urform der Psychotherapie und zielt auf unbewusste Konflikte als Ursache psychischer Probleme ab. Ich wende die systemische Psychotherapie an, die psychische Probleme nicht oder nicht nur als Störung einer einzelnen Person begreift, sondern als Ausdruck von Schwierigkeiten in einem System, das heißt in der Familie, in der Schule etc. Ein Hauptmerkmal der systemischen Psychotherapie ist es, anhand von guten Fragen neue Informationen im System zu generieren, die im Idealfall der Problemlösung Hand bieten. Denn nicht der Therapeut verfügt über eine Lösung für das Problem des Klienten, sondern dieser selbst – mittels guter Fragen kann die Lösung zugänglich gemacht werden. Zu Recht könnte man sagen, dass die systemische Psychotherapie das Fragenstellen zur Kunst erkoren hat. Entsprechend stelle auch ich viele Fragen und mindestens einmal am Tag entgegnet mir ein Patient: »Das ist eine gute Frage!«

Ihrem Kind gute Fragen zu stellen, dient demselben Zweck. Es gibt ein Problem? Okay, dann suchen Sie das Gespräch mit ihm, stellen Sie gute Fragen und helfen Sie so Ihrem Kind herauszufinden, wie es das lösen kann. Auch wenn es nicht auf Anhieb klappt, entsteht in Ihrem Kind zumindest das gute Gefühl, dass Sie da sind und sich für es und seine Sicht der Dinge interessieren.

Die folgenden Fragetypen könnten helfen:

- *Ausnahmen:* In der Regel hat jedes Problem Ausnahmen. Fragen Sie danach. Wann gelingt es dem Kind, in die Schule zu gehen? Warum gelingt es dann und was ist dann anders? Wenn es aktuell gar nicht mehr zur Schule geht, ist es immerhin früher gegangen – fragen Sie, was früher anders war. Häufig ist durch die Erarbeitung der Ausnahmen vom Problem ein Rückschluss auf die Lösung möglich.
- *Publikums-Joker:* Fragen Sie Ihr Kind nach dessen Schulkolleginnen und was diese raten würden. Oder nach der Meinung von Oma und Opa. Oder was die Fußballtrainerin wohl empfähle. Was würden diese Ihrem Kind raten? Hätten diese einen guten Tipp?
- *Vorbilder:* Gibt es Klassenkameradinnen, denen der regelmäßige Schulbesuch gut gelingt? Wie machen die das? Warum ist das bei denen so? Oder gibt es jemanden aus Film und Fernsehen, die oder der das Kind bewundert? Vorausgesetzt, diese Person verfügt über eine weiße Weste (Achtung Modelllernen – prüfen Sie im Vorfeld gut, von wem Ihr Kind

lernen soll), recherchieren Sie zusammen mit Ihrem Kind, wie diese Person das macht. Vielleicht lässt sich ein Gespräch arrangieren? Hier gibt es kein Copyright – gibt es Verhaltensweisen von Vorbildern, die Ihr Kind kopieren könnte?

- *Übereinstimmung:* Im Anschluss an Antworten aus vorangegangenen Fragen könnten Übereinstimmungen mit anderen Personen geprüft werden. Sie könnten fragen, ob der Papa das ebenfalls so sähe, wenn er hier wäre und dieselbe Frage gestellt bekommen hätte, oder ob er ganz anders antworten würde. Oder ob die beste Freundin zustimmen oder ablehnen würde. Dieser Typ von Fragen eignet sich dann, wenn das Kind sich in unrealistische Antworten verrennt, oder auch um Koalitionen, also spezielle Beziehungen zwischen Personen, festzustellen, im Sinne von: Wer mit wem?
- *Möglichkeiten:* Stellen Sie Fragen über kreative neue Möglichkeiten. Beginnen Sie hierfür die Frage mit:»Gesetzt den Fall, dass ...«, »Angenommen, dass ...« oder »Was wäre, wenn ...«. Dieser Typ Fragen weckt die kreative Ader, man begibt sich auf Lösungssuche. Man beginnt zu träumen und überlegt, was sein müsste, dass es einem besser gehen könnte.

Damit die Fragen gut platziert werden können, ist ein behutsamer Einstieg ins Gespräch mit Ihrem Kind vorteilhaft. Sie könnten wie folgt starten: »Mir ist aufgefallen, dass es dir in letzter Zeit mehrere Male schwergefallen ist, in die Schule zu gehen. Ich mache mir Sorgen, dass du den Anschluss verpasst und möchte mit dir über das Thema Schule sprechen. Ich verstehe nicht, warum du nicht mehr zur Schule gehen magst, ich möchte es aber wirklich gerne verstehen und deine Gründe erfahren.« Hier sind mehrere wichtige, kommunikative Elemente enthalten, darunter: Es wird die Ich-Form verwendet, es werden eigene Gefühle zum Ausdruck gebracht, dass man sich Sorgen macht und dass man sich interessiert. Auf diese nicht-vorwurfsvolle Art zu kommunizieren, wirkt entwaffnend und hilft beim Auftakt eines solchen Gesprächs.

Rollenspiel

Nicht jedes Kind macht beim oben beschriebenen Fragen-Antwort-Prozedere mit. Manche sind schüchtern, manche mögen keine Fragen beantworten, manche sind noch zu jung, wie auch immer: Das ist in Ordnung, jedes Kind auf seine zauberhafte Art. Dann machen wir etwas Anderes. Eine Alternative stellen Rollenspiele dar, die Sie gemeinsam mit Ihrem Kind ausüben. Wenn ich diese einem erwachsenen Patienten vorschlage, stoße ich bei neun von zehn auf Ablehnung (eher mehr), doch bei Kindern ist die Rate spiegelverkehrt. Sie müssten also gute Karten haben (aber auch mit einem guten Blatt kann man haushoch verlieren).

Laden Sie Ihr Kind zu einem Rollenspiel ein. Dabei ist zunächst der eine der Lehrer, der andere der Schüler, danach wird gewechselt. Im ersten Rollenspiel ist es so, dass der Schüler gerne in die Schule geht. Fragen Sie, wenn Sie in der Rolle des Lehrers sind: »Wie kommts, dass du gerne dahin gehst? Was macht dir Spaß? Wie könnte man die Freude an der Schule noch erhöhen?« Im zweiten Rollenspiel ist es so, dass der Schüler nicht gerne in die Schule geht. Fragen Sie als Lehrer: »Wie kommts, dass du nicht gerne dahin gehst? Was hält dich davon ab, zur Schule zu gehen? Was könnten deine Eltern anders machen, damit du wieder gerne gehst? Wie kann man die Situation verbessern? Was bräuchtest du, damit das klappt?« Sie können die Rollen gerne auch verkehren, hin- und herwechseln, es darf Spaß machen und gelacht werden. Und trotz des Spaßes: Nicht selten zeigen sich durch Rollenspiele Lösungswege auf.

Konstruierte Welt

In der kinderpsychotherapeutischen Arbeit geht es immer auch darum, das Expertenwissen eines Kindes ans Tageslicht zu befördern. Denn jeder ist der Experte für sich selbst, was auch für Kinder gilt, und es wäre überheblich, von außen wissen zu wollen, was im Inneren eines anderen vorgeht. Alles, was man von außen über das Innere einer anderen Person »wissen« kann, bewegt sich irgendwo zwischen Meinung, Annahme, Ahnung und Spekulation.

Ein diesem Zusammenhang relevanter psychologischer Fachbegriff ist Konstruktivismus. Das bedeutet, dass jede Person die eigene Wirklichkeit »konstruiert« sprich erbaut. Dabei wird die Umwelt mittels der Sinnesorgane wahrgenommen, diese Wahrnehmung wird dann von Erfahrungen, Prägungen und Vorwissen gefiltert und daraus wird schließlich die eigene Realität formiert. Ergo ist der Konstruktionsprozess nicht passiv, sondern ganz schön aktiv, denn nicht die objektive Wirklichkeit wird wahrgenommen, sondern durch das individuelle Filtersystem erschafft sich jeder seine eigene Realität.

Somit darf man getrost sagen, dass wir alle ein Stück weit in unserer eigenen Welt leben. Hat ein Kind in seiner ihm eigenen Welt Unterstützungsbedarf, kommen wir nicht daran vorbei, uns auf seine Welt einzulassen und uns dahin zu begeben, denn nur dort findet sich die für dieses Kind passende Lösung für sein Problem. Deswegen helfen einem Tipps von anderen oft nur bedingt weiter, denn es sind Tipps anderer, die für deren Welt passen, was auch für die eigene passen kann, aber nicht muss. Ein solider Psychotherapeut wird gemeinsam mit Ihnen versuchen, für Sie persönlich eine individuelle, maßgeschneiderte Lösung zu finden. Und genau das sollten Sie mit Ihrem Kind tun: Suchen Sie die für Ihr Kind spezifische Problemlösung, und zwar da, wo sie ist: in Ihrem Kind.

Ressourcen

Angesichts der Widrigkeiten, die jedes Leben unvermeidlich mit sich bringt, hilft es, dagegen gewappnet zu sein. Wenn man von Ressourcen spricht, dann ist damit all das gemeint, was einer Person dabei hilft, ihrem eigenen Leben ein hohes Wohlbefinden zu verleihen. Es sind besondere Fähigkeiten, Fertigkeiten, Talente und vieles mehr.

Zeigt Ihr Kind Schulabsentismus, dann steht irgendein Problem im Raum. Zur Überwindung eben dieses kann die Aktivierung von Ressourcen nie schaden. Ich zeige Ihnen nachfolgend vier kleine Übungen, die darauf abzielen, die eigenen Ressourcen aufzubauen. Darüber hinaus verweise ich auf andernorts beschriebene Übungen, die stärkenden Charakter haben.

Dankbarkeitstagebuch: Überlegen Sie allabendlich gemeinsam dreierlei Dinge, für die Sie beide am jeweiligen Tag dankbar sind. Idealerweise machen Sie das dann, wenn Sie Ihr Kind zu Bett bringen – Sie könnten diese Übung als fixen Bestandteil in Ihr Abendritual aufnehmen. Denken Sie nicht zu weit: Man kann für alles Mögliche dankbar sein. Für das Dach über dem Kopf, das Essen auf dem Tisch, einander zu haben, ein gerade erhaltenes Geschenk, die Sonne, die heute geschienen oder für den Regen, der heute den Blumen das benötigte Wasser geschenkt hat. Halten Sie die drei Dankbarkeiten des Tages schriftlich in einem kleinen Dankbarkeitstagebüchlein fest. Wenn Ihr Kind noch nicht schreiben kann (und eventuell auch dann, wenn es das schon kann), zeichnen Sie die Dinge. Alternativ können Sie jeden Abend einen Dankbarkeitszettel beschriften oder bezeichnen und diesen jeweils in ein großes Marmeladenglas legen. Im Laufe der Zeit summieren sich diese Dinge und Sie erhalten ein Sammelsurium an Dankbarkeit – entweder in Buchform oder in einem Glas. Und wie wunderbar, dass Sie und Ihr Kind jederzeit vergangene Dankbarkeiten nachlesen können, vielleicht in Zeiten, die gerade nicht so rosig sind.

Listen: Setzen Sie sich mit Ihrem Kind mit Papier und Stift bewaffnet an einen Tisch. Erstellen Sie nun gemeinsam zwei Listen. Kann das Kind noch nicht lesen, verwenden Sie keine Worte, sondern zeichnen oder schneiden Sie passende Bilder aus Magazinen. Die erste Liste heißt: »Ich mag an mir …«, die zweite: »Ich kann gut …« Es handelt sich hier um keine Einkaufsliste, daher kritzeln Sie nicht in Eile, sondern nehmen Sie sich Zeit für eine gründliche Listenerstellung. Achten Sie darauf, dass das Blatt voll wird. Wenn oben in der Ecke nur zwei Worte stehen, ist das nicht nur optisch nicht schön, sondern auch, weil der Rückschluss sein könnte, dass es kaum Gutes am Kind gäbe.

Karteikarten: Legen Sie immer dann, wenn Ihr Kind ein schönes Erlebnis hatte, zusammen mit ihm eine Karteikarte dafür an. Kleben Sie ein Foto vom Anlass auf, wenn es eines dazu gibt, oder lassen Sie Ihr Kind etwas zeichnen. Notieren Sie dann, was wann wo und mit wem stattgefunden hatte. Legen Sie die Karteikarten in eine Box. Wie herrlich ist es doch, in der Box zu blättern und sich vergangene gute Momente zu vergegenwärtigen, wenn einem das Leben gerade Zitronen schenkt. Eine gute Technik, um Limonade herzustellen. Eine Alternative dazu stellen Fotoalben dar, doch diese sind träge, meist werden Ereignisse über einen längeren Zeitraum gesammelt, ehe das Album fertig ist. Um Schönes unmittelbar sichtbar zu machen, dünken mich Karteikarten besser.

Postkarten: Vielleicht tun Sie das sowieso schon, wenn nicht, könnten Sie nun damit starten. Reisen Sie regelmäßig in eine andere Stadt. Es muss nicht immer New York City oder Sydney sein – auch die nächstgelegene Stadt um die Ecke mit minimalem Budget tuts. Denn meist ist es weniger wichtig, »was« wir »wo« tun – entscheidender ist oft das »mit wem«. Sehen Sie sich die Stadt an, gehen Sie einkaufen, besuchen Sie den Zoo oder den botanischen Garten – egal, was. Und dann senden Sie dem Kind eine Postkarte. Neuerdings ist es möglich, dies über eine App zu tätigen mit dem Aufdruck eines Ihrer Fotos. Oder Sie machen es old-fashioned und kaufen sich eine Postkarte am Kiosk. Auf der Postkarte kann ein Eindruck des Städtetrips festgehalten, ein Wunsch notiert, ein einnehmendes Zitat darauf geschrieben oder auch einfach eine Zeichnung darauf gekritzelt werden. Diese Postkarten können nun in einem kleinen, nett gestalteten Karton oder dergleichen aufbewahrt werden und analog zu den oben beschriebenen Karteikarten dann gezückt werden, wenn es in der Seele gerade regnet. Erinnerungen an schöne Ausflüge sind Ressourcen, die mittels Postkarten sichtbar gemacht werden.

Selbstwert

»Ich heiße Judith und beende soeben einen achtwöchigen Klinikaufenthalt auf einer psychosomatischen Abteilung. Dieser Aufenthalt war die Alternative zu einem Aufenthalt in einer Psychiatrie, was mir wenig behagt hätte. Im Folgenden bringe ich zusammen mit meiner behandelnden Psychologin zu Papier, was mich hierhergeführt hat und was das mit meinem Selbstwert zu tun hat – und was das überhaupt ist.

In meinen bisherigen 13 Jahren auf dieser Erde hatte ich oft mit Menschen zu tun, die mich an meinem Selbstwert zweifeln ließen. Zum Beispiel war ich in meiner Schule massivem Mobbing ausgesetzt, was etwa vor zwei Jahre angefangen hat und bis zum Klinikeintritt andauerte. In der Folge besuchte ich die Schule immer weniger, bis ich mitunter wochenlang fehlte. Ich blieb einfach zu Hause und tat nichts. So entkam ich zwar all dem Schlechten, aber gleichzeitig erlebte ich auch kaum noch etwas Gutes. Ich versuchte, doch immer wieder zur Schule zu gehen, doch es fühlte sich stets wie ein Kampf an und abends fiel ich todmüde ins Bett. Die Anstrengung, mich diesem Ort auszusetzen, raubte mir meine ganze Kraft. Ständig hatte ich Angst, dass wieder ein Übergriff erfolge und manchmal war dem auch so. Das ging so lange, bis mein eigener Kopf anfing, den Worten meiner Mobber zu glauben, sodass ich schließlich auch der Meinung war, dass ich zu nichts tauge.

Schließlich wandelte sich mein psychischer Schmerz in körperlichen um. Ich konnte nicht mehr richtig atmen und gehen, ich litt unter ständigen Bauchschmerzen, so kam ich ins Spital. Eine lange Reihe verschiedener Tests wurde durchgeführt, doch es konnte keinerlei organmedizinische Ursache gefunden werden. Was war los?

Schließlich wurde ich entlassen, einzig ein Termin bei einer Schmerztherapeutin stand noch aus. Diese meinte, dass die Schmerzen psychisch seien. Sie zeigte mir Atemübungen, die bei Schmerzen helfen sollten, aber das taten sie nicht. Ich hielt es nicht mehr aus, es musste sich etwas ändern. Und so landete ich endlich in dieser Klinik. In den letzten Wochen konzentrierte ich mich das erste Mal seit langer Zeit auf mich selbst und so gut wie jetzt ging es mir seit Beginn des Mobbings nicht mehr. Ich merke, dass das mit meinem Selbstwert zu tun hat.«

Was bedeutet Selbstwert?

In aller Munde und doch wenig verstanden: Der Begriff des Selbstwerts ist mit vielen Bedeutungen aufgeladen und stellt viele vor ein Rätsel. Also folgt zunächst eine Bedeutungsklärung. Grundsätzlich wird mit Selbstwert der Wert beschrieben, den man sich selbst zumisst. Das wird sowohl davon beeinflusst, wie man sich aktuell einschätzt, als auch davon, wie man über die eigene Vergangenheit denkt. Diese Einschätzung folgt basierend auf der Bewertung der eigenen Fähigkeiten, des Könnens, des Aussehens, der Talente und so weiter. Ein positives Selbstwertgefühl resultiert aus einem gesunden Selbstwert: Bewerte ich mich positiv, dann fühle ich mich in Bezug auf mich selbst positiv und mein Selbstwert ist gesund. Ein negatives Selbstwertgefühl ist die Folge eines negativen Selbstwerts: Bewerte ich mich negativ, dann fühle ich mich in Bezug auf mich selbst negativ und mein Selbstwert ist ungesund.

Mit etwas Humor lassen sich grob drei Typen unterscheiden, nämlich – an den Titel eines Filmklassikers angelehnt – »the Good« (die Guten), »the Bad« (die Schlechten) und »the Ugly« (die Hässlichen):

- »The Good« verfügen über einen guten und stabilen Selbstwert. Es sind Personen, die sich für okay halten, die selbstsicher auftreten, ihre eigenen Ziele verfolgen und dabei weitgehend frei von Selbstzweifeln sind.
- »The Bad« leiden unter einem geringen Selbstwert, sie zweifeln an sich, sind unsicher, trauen sich wenig zu, halten sich nicht für liebenswert. Sie stellen die eigenen Bedürfnisse hinter diejenigen von anderen Personen. The Bad ist das Gegenteil von the Good.
- »The Ugly« sind Personen, die nur auf den ersten Blick über einen hohen Selbstwert verfügen, doch auf den zweiten sich als Maskenträger entpuppen. Sie zeigen manchmal pompöse Shows und wenden mitunter unsympathische Verhaltensstrategien an, um das Schauspiel aufrechtzuerhalten. Tatsächlich jedoch sind sie eigentlich unsicher und besitzen nur einen geringen Selbstwert.

Selbstwertprobleme sind ein transdiagnostisches Problem, das heißt sie treten bei vielen unterschiedlichen Störungsbildern auf, teils als Ursache, teils als Folge. Auf jeden Fall lohnt es sich, an Selbstwertproblemen zu arbeiten, da der Selbstwert eine zentrale Bedeutung für die psychische Gesundheit innehat.

Entweder/Oder

Wie es um den Selbstwert bestellt ist, kommt in zwei Momenten zum Vorschein:

- Entweder bei akuten Krisen, sei es der Arbeitsplatzverlust, das Ende einer Beziehung, bei einer Niederlage des Sportvereins und Weiterem. Durch diese Krisen kann der Selbstwert herabgesetzt werden und Leiden auslösen.
- Oder wenn der Selbstwert andauernd vermindert ist, wirkt er sich fortlaufend und andauernd auf viele Bereiche des Lebens des betroffenen Individuums aus, sei es in der Schule, im Beruf, in der Partnerschaft, bei der Wahl des Freundeskreises usw.

Reduzierung des Selbstwerts

Es gibt drei Strategien im Zusammenhang mit dem eigenen Selbstwert, die Sie *nicht* ausüben sollten: Selbsterhöhungen, Vermeidung von Bewertungen und Ertragen. Ich erkläre dies als Nächstes.

Personen, die in Krisenzeiten zu Selbsterhöhungen tendieren, legen eine Maske auf und erinnern an den oben beschriebenen Typus »the Ugly«. Man versucht aufzufallen, besonders und besser zu sein als andere Personen, mehr zu haben als andere, sich aufzuwerten durch die Abwertung anderer oder Mitglied einer hoch angesehen Gruppe zu sein. Diese Strategie zur Selbstwertsteigerung ist oft nicht mehr als heiße Luft, resultiert in einem aufgeblasenen Größenselbst und geht mit sozialen Kosten einher, mitunter macht es einen unsympathisch und andere wenden sich von einem ab.

Personen, die Situationen vermeiden, in denen sie bewertet werden würden, in denen Sie Publikum hätten, in denen sie im Mittelpunkt ständen, Herausforderungen auf sich nähmen, entgehen dadurch zwar potenziell negativer Bewertung, erhalten somit aber auch keine positiven Bewertungen, aus denen sich der Selbstwert nähren könnte. Sie wollen nicht anecken, verhalten sich passiv, passen sich an, bringen die eigene Meinung nicht zum Ausdruck, lenken sich ab und verbiegen sich dadurch. Auch diese Strategie geht mit sozialen Kosten einher, denn wer andere vermeidet, wird irgendwann eventuell selbst vermieden.

Ertragen ist ebenfalls keine sinnvolle Strategie bei Selbstwertproblemen. Diese Personen ordnen sich unter, gehorchen, lassen sich schlecht behandeln, verharren in schlechten Beziehungen, vernachlässigen sich, opfern sich auf, machen es anderen recht. Diese Strategie ist mit hohen eigenen Kosten verbunden, quasi ein Eigentor.

Knapp zusammengefasst sind das die wesentlichen No-Go's im Bereich des Selbstwerts. Doch was sind die Go's?

Steigerung des Selbstwerts

Bindung, Kompetenzerleben und Selbstbestimmung – sowohl in der Gegenwart wie auch im Sinne biografischer Erlebnisse – sind Nährquellen des Selbstwerts. Dabei sind alle drei wichtig, wie ein dreibeiniger Stuhl, der nur stehen kann, wenn alle drei Beine vorhanden und einigermaßen gleichmäßig beschaffen sind. Die nachfolgend beschriebenen Ideen beinhalten diesen Nährquellen.

Positive Erlebnisse mit den Eltern: Achten Sie darauf, regelmäßig qualitative Zeit mit Ihrem Kind zu verbringen. Suchen und finden Sie Aktivitäten oder Unternehmungen, die Ihnen beiden Freude bereiten. Idealerweise gibt es jeden Tag Inseln des Zusammenseins, die für beide zufriedenstellend sind. Darüber hinaus sollte zumindest einmal in der Woche ein längerer Zeitraum geschaffen sein, den Sie mit Ihrem Kind verbringen. Sagen Sie Ihrem Kind in positiv miteinander verbrachten Momenten, dass Sie gerne Zeit mit ihm verbringen – das sind wichtige Worte, die es regelmäßig hören sollte.

Zuneigung zeigen: Sagen Sie Ihrem Kind, dass Sie es liebhaben, nehmen Sie es immer mal wieder in den Arm oder streicheln seinen Rücken. Zeigen Sie Ihre Zuneigung auf eine für Sie beide passende Weise. Gehen Sie nicht davon aus, dass Ihr Kind schon weiß, dass Sie es lieben, sondern sagen und zeigen Sie es fortlaufend, seien Sie proaktiv.

Elterliche Präsenz: Nehmen Sie an den Fußballturnieren, Ballettaufführungen oder Schultheatervorführungen Ihres Kindes teil, lassen Sie möglichst nichts aus. Setzen Sie sich in die erste Reihe, nicht in die letzte. Applaudieren Sie am lautesten. Zeigen Sie Ihrem Kind, dass Sie sich für es interessieren und toll finden, was es macht. Lassen Sie sich die Pokemon-Karten Ihres Kindes zeigen, kennen Sie die Namen aller Paw Patrol-Hunde, spielen Sie – wenn es für Sie zumindest halbwegs stimmt – die von Ihrem Kind vorgeschlagenen Spiele, nicht immer aber immer mal wieder. Lassen Sie sich in die Welt Ihres Kindes reinziehen, interessieren Sie sich. Interessieren Sie sich auch dann, wenn Sie selbst wenig damit anfangen können. Vielleicht können Sie mit den Pokemon-Karten Ihres Kindes wenig anfangen, das verstehe ich, ich kann es auch nicht; aber sicherlich können Sie mit Ihrem Kind etwas anfangen, right? Wie an anderer Stelle schon angemerkt: Das »mit wem« ist wichtiger als das »was«.

Handy & Co.: Ich kann nicht genug betonen, wie wichtig es ist, dass Sie sich Ihrem Kind immer wieder bewusst zuwenden, und zwar ohne Handy, Laptop, TV oder sonst irgendeines technischen Tools. Legen Sie Handy & Co. (weit) weg, wenn Sie sich mit Ihrem Kind unterhalten oder es mit einem Anliegen auf Sie zukommt. Klappen Sie das Notebook zu und schalten Sie das Handy auf stumm, wenn Sie mit Ihrem Kind Zeit verbringen. Stellen Sie den Fernseher ab, wenn Sie und Ihr Kind zusammen sind. So signalisieren Sie: Du bist wichtiger! Unsere Kinder wollen spüren, dass Sie uns wichtig sind – welch wunderbare Selbstwertquelle.

Freundeskreis: Unterstützen Sie Ihr Kind dabei, einen Freundeskreis aufzubauen. Tragen Sie dazu bei, dass es die Gelegenheit hat, mit anderen Kindern zusammenzukommen. Gehen Sie mit dem Kind auf den Spielplatz, melden Sie es für den Turnverein an, laden Sie andere Kinder zum Spielen ein, veranstalten Sie Geburtstagspartys, usw. Von in der Kindheit erworbenen sozialen Kompetenzen wird Ihr Kind ein Leben lang profitieren.

Ressourcenstammbaum: Erstellen Sie gemeinsam mit Ihrem Kind einen Stammbaum für Ihre Familie. Beziehen Sie unbedingt Großeltern und Urgroßeltern und Tanten und Großonkel und so viele Familienangehörige wie möglich in den Stammbaum mit ein. Sobald das erledigt ist, überlegen Sie gemeinsam mit Ihrem Kind für jedes Familienmitglied mindestens drei positive Eigenschaften oder Fähigkeiten. Das können Dinge sein, die im Berufsleben oder im Privatleben zu Tage getreten sind. Notieren Sie dies beim Namen der Person im Stammbaum. Es entsteht eine Aufzeichnung aller positiven Attribute, die in Ihrer Familie summiert sind. Überlegen Sie dann mit Ihrem Kind, welche dieser bei ihm beobachtbar sind. Halten Sie diese auf einem separaten Blatt Papier fest, das Sie mit dem Namen des Kindes beschriften. Denken Sie auch darüber nach, welche zusätzlichen Attribute Ihr Kind möglicherweise in die Familie einbringt, notieren Sie auch diese. Bei jüngeren Kindern, die noch nicht lesen können, lohnt es sich, diese positiven Attribute, die bei ihm beobachtbar sind, im Sinne einer Collage mit Bildern aus Magazinen oder Zeitungen darzustellen, da es sonst nicht weiß, was gemeint ist. Manchmal bevorzugen auch größere Kinder solche Collagen. Danach können Sie weiter überlegen, über welche positiven Attribute Ihr Kind zusätzlich gerne verfügen würde. Denken Sie gemeinsam darüber nach, welches Verhalten zur Erhöhung dieser Fähigkeit oder dieser Eigenschaft führen könnte.

Der Vorname: Schreiben Sie den Vornamen Ihres Kindes auf ein großes Blatt Papier. Leiten Sie nun gemeinsam mit Ihrem Kind gute Eigenschaften und Fähigkeiten ab, die das Kind schon hat, gerne mehr davon hätte oder sich aneignen möchte. Machen wir ein Beispiel mit meinem Vornamen SANDY: S könnte für selbstbewusst stehen, A für autonom, N für neugierig, D für dankbar und Y (bzw. I) für interessiert. Manche Vornamen eignen sich nur bedingt für diese Übung. Dann verwenden Sie nur einige der Buchstaben des Vornamens und leiten dann von den Attributen, die (hoffentlich) besser geeignete Buchstaben enthalten, weitere positive Attribute ab. Auch hier können Sie mit passenden Bildern aus Zeitschriften oder Zeitungen, die das positive Attribut irgendwie darstellen, arbeiten und eine Collage erstellen. Am Ende entsteht etwas, das an ein Kreuzworträtsel erinnert, mit positiven Eigenschaften und Fähigkeiten Ihres Kindes, die kreuz und quer über das Blatt geschrieben sind. Hängen Sie das Selbstwert-Bild an gut sichtbarer Stelle auf. Über dem Bett des Kindes oder am Kühlschrank, wo auch immer: Hauptsache, man kommt täglich mehrmals dran vorbei.

Urkunden: Wenn Ihr Kind an einem positiven Attribut gearbeitet und es verbessert hat, dann beurkunden Sie das doch. Schreiben Sie auf die Urkunde zum Beispiel: »Wir, die Eltern, bezeugen, dass Thomas Müller eine ganze Woche lang viel Selbstbewusstsein gezeigt hat. Wir sind stolz auf unseren Sohn. Weiter so!« Unterschreiben Sie die Urkunde und überreichen Sie sie feierlich mit alkoholfreiem Sekt und Kuchen. Es hilft, eine große Sache aus der Urkundenübergabe zu machen, so tragen Sie zur Verankerung der neuen Fähigkeit Ihres Kindes bei.

Komplimente: Wenn sich Ihr Kind gut verhalten hat, sagen Sie es ihm. Sagen Sie nicht: »Du bist gut«, sondern »Du hast dich soeben gut verhalten.« In dem Sie das Verhalten und nicht das Kind an sich für etwas loben, entkoppeln Sie den Erfolg von der Persönlichkeit. Das trägt dazu bei, dass Misserfolg nicht persönlich genommen wird. Übertreiben Sie es nicht, aber bemerken Sie das Gute und merken es an.

Zurück zu Judith

Ein guter Selbstwert führt zu einem hohen Wohlbefinden und auch bei Judith trug (unter anderem) die Arbeit daran zu einer Verbesserung ihres Zustands bei. Nach dem Klinikaufenthalt wechselte Judith die Schule, und an der neuen Schule freundete sie sich rasch mit den Mitschülern an, Mobbing scheint kein Thema mehr zu sein. Die Arbeit an ihrem Selbstwert dauerte weiter an, Bauchschmerzen kamen nur noch vereinzelt vor.

Zurück zu Ihnen

Wie steht es um Ihren Selbstwert? Sie sind das primäre Rollenmodell Ihres Nachwuchses und durch das Ausmaß des Werts, das Sie sich selbst zumessen, beeinflussen Sie die Entwicklung des Selbstwerts Ihres Kindes maßgeblich. Es ist schwierig, den Selbstwert des Kindes zu optimieren, wenn Sie selbst einen knapp bemessenen Selbstwert haben.

Stören oder Rückzug bei Aufmerksamkeitsdefizit

Kinder, die das Gefühl haben, nicht gesehen zu werden, suchen nach Wegen, auf denen sie bekommen, was sie benötigen. Dabei lassen sich zwei gegensätzliche Verhaltensweisen beobachten: Stören und Rückzug. Während die einen Kinder im Versuch aufzufallen, fast wie Fliegen um einen herum surren, ziehen sich die anderen beinahe bis zur Unkenntlichkeit zurück, verschwimmen scheinbar mit dem Hintergrund, als ob sie aufgegeben hätten. Seien Sie nicht erstaunt, wenn die beiden Verhaltensweisen abwechselnd auftreten.

Da beide Verhaltensweisen Ausdruck und Folge von einem Aufmerksamkeitsdefizit sein können, lohnt es sich wenig, das Kind dafür zu schimpfen. Es stört oder zieht sich aus gutem Grund zurück. Es möchte gesehen werden, aber ist im Ausdruck dieses Bedürfnisses noch unbeholfen und sollte für seine Unbeholfenheit nicht an den Pranger gestellt werden.

Der Pädagoge Jesper Juul fasst die Situation wie folgt zusammen: »Kinder und Jugendliche, die ständig auf eine Weise nach Aufmerksamkeit suchen, die ihre Umgebung irritiert oder von ihnen selbst als demütigend erlebt wird, fühlen sich meist zu wenig ›gesehen‹ und akzeptiert. Je mehr oberflächliche oder irritierte Aufmerksamkeit sie bekommen, desto größer wird ihre Sehnsucht.«

Zeigen Sie, wie es geht

Gesehen werden zu wollen, ist ein Bedürfnis, das die meisten Menschen in sich tragen. Wie ist das bei Ihnen, wenn zum Beispiel Ihr Partner oder Ihre Partnerin eine Weile lang sehr in die eigenen Angelegenheiten vertieft ist: wie geht es Ihnen dann und wie reagieren Sie darauf? Sind Sie der Typ, der eine spitzfindige Bemerkung macht, lancieren Sie einen Streit oder ziehen Sie sich zurück und legen ein Pokerface auf? Oder suchen Sie das Gespräch und können Sie Ihr Bedürfnis nach Nähe und Zuwendung bzw. Aufmerksamkeit direkt zum Ausdruck bringen? Sagen Sie vielleicht konstruktiv: »Ich wünsche mir einen Abend mit dir?« Vielen Personen fällt ein direkter Ausdruck der eigenen Bedürfnisse schwer und die Ersatzhandlung fällt eher destruktiv aus (Angriff, Rückzug, Aushalten etc.).

Dadurch, dass Sie Ihren Kindern vorleben, wie die Kommunikation von Bedürfnissen geht, lernen sie es von Ihnen. Ich werde nicht müde, es zu sagen: Sie haben eine zentrale Vorbildfunktion. Zeigen Sie, wie es geht! Das ist die erste von drei hier beschriebenen Möglichkeiten, wie Sie intervenieren können.

Echte Aufmerksamkeit

Die zweite Möglichkeit, die nicht stattdessen, sondern zusätzlich zur ersten angewandt werden sollte (zeigen, wie Bedürfniskommunikation geht), ist, den Kindern – so banal es klingt – die Aufmerksamkeit zu geben, die sie benötigen. Doch wenn es so banal wäre, hätten Sie das sicher längst umgesetzt. Warum ist dem nicht so?

Viele haben eine verklärte Vorstellung davon, was unter echter Aufmerksamkeit zu verstehen ist. Aufmerksamkeit bedeutet nicht, dass Sie den ganzen Tag lang Ihr Kind bespaßen. Ich halte eine allzu ausführliche und ausufernde Bespaßung sogar für ungünstig. Denn das Kind lernt dadurch nicht, sich selbst zu beschäftigen. Ohne, dass es Zeit für sich hat, in der ihm nichts geboten wird, lernt es nicht, sich selbst etwas zu bieten. Durch chronische Bespaßung wird dem Kind die Gelegenheit verwehrt, selbst herauszufinden, was ihm gefällt, was es mag, was es gerne tut. Seine eigene Fantasie bekommt keine Spielfläche, die Muße der Langeweile wird nicht genutzt, was in späteren Erwachsenen münden kann, die keine Ahnung davon haben, was sie mit sich selbst im Leben anfangen sollen.

Ich kenne es aus meiner eigenen Familie: Mein Sohn möchte am liebsten jede Sekunde des Tages durch mich bespaßt werden. Und wenn ich gerade nicht mag (und das auch so kommuniziere), dann möchte er, dass ich den Fernseher einschalte – was ich kaum je tue. Das führt immer mal wieder zu Konflikten, doch immer mal wieder passiert auch das Folgende: Ich beobachte, wie mein Sohn ein eigenes Spiel findet und kreativ und fantasievoll sich selbst beschäftigt. Das ist von unschätzbarem Wert für seine persönliche Entwicklung und dafür nehme ich den Konflikt gerne in Kauf. Weder meine Dauerbespaßung noch der Fernseher können ihm diese Entwicklungschance geben.

Aufmerksamkeit bedeutet also nicht Bespaßung. Und Aufmerksamkeit heißt auch nicht, dass ich mich täglich halbherzig nach allen Aktivitäten des Kindes erkunde und mir eine Auflistung abhöre. Damit ich »aufmerksam« war und einen pädagogisch wertvollen Haken auf meiner internen Liste der Super-Mami setzen kann. Auch nicht, dass ich dem Kind alle Wünsche von den Augen ablese und erfülle, mit Spielzeug überhäufe, bis es darin erstickt, ihm stets das Neuste vom Neuen kaufe, ihn mit TV dauerberiesele. Mit solchen kurzsichtigen Verhaltensweisen verwöhne ich, doch mit Liebe hat das wenig zu tun und mit authentischer Aufmerksamkeit ebenfalls nicht. Selbstverständlich darf und soll man verwöhnen – doch in homöopathischen Dosen und nicht als Ersatz für Liebe, wozu echte Aufmerksamkeit gehört.

Echte Aufmerksamkeit liegt dann vor, wenn sich das Kind gesehen fühlt. Das Elternteil sieht hinter die Kulissen, entwickelt echtes Interesse am Individuum und nimmt das Kind so wahr, wie es ist. Wie kommt das zustande? Indem eine Verbindung eingegangen wird, Kontakt entsteht. Erzählen Sie sich gegenseitig von Ihrem Tag, von Ihren Gedanken, Ihren Gefühlen, Ihren Ansichten. Diskutieren Sie über für Sie beide spannende Themen, reden Sie. Es ist irrelevant, ob Sie dieselbe Ansicht vertreten, relevant ist, dass Sie tolerant und interessiert sind. Dies kann auch über gemeinsames Spiel oder gemeinsame Aktivitäten erfolgen – connecten Sie. Finden Sie Gemeinsamkeiten, finden Sie Unterschiede, zelebrieren Sie beides. Es geht darum, qualitative Zeit miteinander zu verbringen, bei der der Fokus auf die zwischen ihnen liegende Beziehung gerichtet ist. Aufmerksamkeit geht einher mit Verbundenheit. Dabei ist Aufmerksamkeit keine Einbahnstraße, es fährt Gegenverkehr: es geht um Beide.

Sollte es Ihnen schwerfallen, echte Aufmerksamkeit aufblühen zu lassen, fragen Sie sich: Warum ist das so? Wo habe ich gelernt, wie Aufmerksamkeit funktioniert? Wer hat mir in meinem Leben echte Aufmerksamkeit entgegengebracht? Oft hat es mit der eigenen Biografie in Bezug auf echte Aufmerksamkeit zu tun, dass es einem heute schwerfällt, diese auszuüben. Das wäre ein Anlass, an den eigenen Erlebnissen zu arbeiten, ansonsten laufen Sie Gefahr, etwas an Ihr Kind weiterzugeben, das so vielleicht nicht weitergegeben werden sollte.

Planung

Echte Aufmerksamkeit geht im Alltag allzu oft unter. Jeder ist hier und dort eingespannt und hat dieses und jenes zu tun. Ein Hinweis darauf, dass das Kind zu kurz kommt, ist sein störendes oder zurückgezogenes Verhalten. Spätestens dann sollten Sie Inseln schaffen, in denen Begegnungen wieder möglich sind. Planen Sie Begegnungszeit mit Ihrem Kind, wenn nötig machen Sie Termine in Ihrer Agenda. Mindestens mehrmals wöchentlich, geben Sie einer austrocknenden Blume lieber einen Schuss mehr Wasser. Schaffen Sie ein Gefäß für Qualität. Auch wenn es notfalls planerische Bürokratie erfordert: Hauptsache, die Beziehung zwischen Kind und Eltern wird immer wieder durch qualitative, gemeinsame Zeit genährt.

Positive Verstärkung

Die dritte Möglichkeit, die ebenfalls zusätzlich zu den beiden zuvor beschriebenen zu verstehen ist (zeigen, wie es geht, und echte Aufmerksamkeit), besteht darin, jedes Mal, wenn das Kind auf eine gewünschte Art um Aufmerksamkeit bittet, darauf einzugehen und das gewünschte Verhalten damit zu verstärken. Das bedeutet nicht, dass Sie jedes Mal wie ein dressiertes Hündchen genau dann Aufmerksamkeit aus vollen Eimern über das Kind gießen. Sie dürfen sagen, dass es jetzt gerade nicht passt, wenn dem so ist. Denn: Es muss für beide passen. Zum Beispiel: »Leider geht es bei mir gerade nicht.« Aber honorieren Sie, dass Ihr Kind soeben auf eine schöne, nicht störende Art darum gebeten hat. Sagen Sie: »Ich finde die Art gut, wie du mich soeben um Zeit gebeten hast.« Es ist nicht notwendig, überschwänglich zu werden. Zu viel gelobt ist auch die falsche Dosis (aber lieber zu viel als zu wenig). Wichtig ist, dass Sie dem Kind im selben Atemzug mitteilen, wann es zu seiner gebetenen Zeit kommt. Fügen Sie an: »Ich beende das, was ich gerade tue, in etwa einer halben Stunde. Ich kann dir anbieten, dann zu dir zu kommen und wir verbringen gemeinsam eine Stunde. Passt dir das?« Sie dürfen absagen, doch dann obliegt es Ihnen, eine Alternative anzubieten.

Aufmerksamkeits-Joker

Sie könnten einen Gegenstand oder eine Zeichnung als Aufmerksamkeits-Joker definieren. Wenn das Kind dringend Aufmerksamkeit benötigt, weil es ohne nicht mehr geht, kann es den Joker ziehen. Manchen Kindern fällt es auf diese Weise leichter, ein Bedürfnis kundzutun, zumal es spielerisch ist. Allerdings dürfte es sinnvoll sein, vorab zu definieren, wie oft der Teddybär oder die Zeichnung gezückt werden dürfen oder auch sollen. Denn schüchterne Kinder getrauen sich womöglich nicht, progressive Kinder hingegen könnten einen inflationären Gebrauch zeigen.

Innere Mannschaft

Wir alle sind Viele und bestehen aus einer Reihe von Selbst-Anteilen. Das ist immer dann besonders gut zu erkennen, wenn wir widersprüchliche Meinungen haben und hin- und hergerissen sind. Dann fragen wir uns vielleicht: »Soll ich xy machen oder nicht? Auf der einen Seite freut es mich, auf der anderen habe ich Angst.« Das sind zwei Teile: Einer, den es freut, einer, der Angst hat.

Dass wir nicht so homogen sind, wie wir manchmal denken, kann man sich zunutze machen. Probieren Sie doch das Folgende aus, wenn es bei Ihrem Kind um ein nicht ideal kommuniziertes Aufmerksamkeitsdefizit gehen könnte, das sich in Stören oder Rückzug zeigt. Nehmen Sie sich Zeit (!) und setzen Sie sich zusammen. Sie benötigen hierfür ein großes Blatt Papier oder ein größeres Holzbrett sowie irgendwelche Figuren. Es bieten sich (eher kleine) Figuren aus dem Kinderzimmer an, Schlümpfe, Tiere, Einhörner, kleinere Puppen, usw. Wichtig ist, dass es Auswahl gibt. Erklären Sie Ihrem Kind, dass Sie nun die Mannschaft zusammenstellen, die in ihm spielt, wenn es gerne Aufmerksamkeit hätte und in der Folge offensiv oder defensiv spielt. Das Kind wählt aus den Figuren die Spieler seiner inneren Mannschaft aus. Wer sind die Spieler der Mannschaft? Wer gehört alles dazu? Vielleicht hat es einen Spieler, der sehr frech ist und alle stört. Das Kind soll ihm einen Namen geben, zum Beispiel: »Der Störer!« Ein anderer Spieler könnte einer sein, der immer auf die Bremse tritt und sich lieber zurücknimmt, als zu sehr nach vorne zu preschen. Vielleicht nennt das Kind ihn: »Der Bremser!« Ein anderer könnte der Mannschaftskapitän sein, der den Ton angibt und die Manöver leitet: »Der Kapitän!« Oft lassen sich weitere finden, vielleicht finden Sie vier bis sechs Spieler (es müssen nicht zwingend elf sein). Ist die Mannschaft erstellt, kann besprochen werden, wie die Mannschaft dann, wenn es um Aufmerksamkeit geht, aufgestellt ist. Wer steht vorne, wer führt, wer bremst, etc. Danach wird darüber nachgedacht, ob diese Aufstellung jeweils dazu führt, dass ein Tor geschossen wird. Oder ob man mit dieser Aufstellung doch eher übers Ziel hinausschießt oder sich im Gegenteil nicht mal in der Nähe des Tors befindet. Wie müsste das Kind seine Mannschaft aufstellen, damit es das bekommt, was es will? Stellen Sie die Mannschaft so auf, dass diese ein Tor schießen kann (d. h. Aufmerksamkeit bekommt). Vielleicht müsste dem Kapitän eine zentralere Rolle zugesprochen werden? Dann gilt es, sich zu überlegen, wie man den Kapitän stärken kann, sodass er zukünftig seine Rolle als Mannschaftsleitung besser ausüben kann, ohne dass der Störer dazwischenfunkt. Oder vielleicht braucht es einen neuen Spieler: Wer könnte das sein? Welche Fähigkeiten bräuchte der? Wie bekäme er diese Fähigkeiten?

Diese Methode kann in vielerlei Situationen eingesetzt werden und oftmals machen Kinder erstaunlich gut mit; sofern die Eltern gut mitmachen – sonst nicht. Auch hier gilt: Sie gehen vor, das Kind folgt.

Worte auf der Goldwaage

Die Aussage, dass Worte nicht auf die Goldwaage gelegt werden sollen, haben Sie sicher auch schon gehört. Dass Worten kein zu großes Gewicht beigemessen werden sollte. Sehen Sie das auch so? Ich sage: Falsch! Ich lege Worte auf die Goldwaage, und zwar aus gutem Grund. Es nicht zu tun, wäre falsch. Denn: Unser Denken beeinflusst immer unsere Gefühle und unser Verhalten, und gedacht wird in Worten. Je nach dem, mit welchen Worten wir denken, beeinflussen wir Gefühle und Verhalten förderlich oder weniger förderlich. Es gibt Worte, die für das eigene Wohl förderlicher sind als andere, weil sie anderes in uns auslösen und wir uns entsprechend fühlen und verhalten. Entsprechend tut man gut daran, auf die Wahl der Worte zu achten, sie auf die Goldwaage zu legen.

Ich therapiere immer wieder depressive Patientinnen und Patienten, die dazu neigen, sich selbst mit ihren Worten abzuwerten. Wenn ihnen etwas misslungen ist, sagen sie zum Beispiel: »Ich bin so blöd.« Ist man blöd, wenn einem etwas misslingt? Was hat das damit zu tun? Mir sind schon viele Dinge misslungen – bin ich also blöd? Woran erkennt man, dass man blöd ist? Oder ist es nicht eher so, dass jeder Person bestimmte Dinge besser gelingen und andere Dinge weniger gut? Mein Partner würde sagen, dass mir die Haushaltführung nicht gut gelingt (womit er recht hat). Bin ich deswegen blöd? Nein. Solche und ähnliche Aussagen gegen das eigene Selbst höre ich in meiner Praxis häufig. Aber wie geht es jemandem, der sich immer wieder blöd nennt? Wie könnte der Selbstdialog stattdessen lauten? Die Person könnte sagen: »Diese eine Sache ist mir misslungen.« Das ist ehrlich, denn de facto ist etwas misslungen, Schönreden ist ein anderes Wort für Lügen und entspricht Vermeidung. Gleichzeitig bleibt es da, wo es hingehört: Bei einer einzelnen Sache, die misslungen ist.

Achten Sie bei sich selbst auf eine Ihr Selbst nicht schmälernde Sprache. Seien Sie freundlich zu sich selbst und beachten Sie den Ton, den Sie sich selbst gegenüber schenken. Sowohl Ihrem Wohl zuliebe als auch, weil Ihr Kind Ihnen gut zuhört und von Ihnen lernt. Wenden Sie selbstverständlich (!) auch Ihrem Kind gegenüber eine seinem Selbstwert nicht abträgliche Sprache an. Und korrigieren Sie Ihr Kind, wenn es sich selbst abwertet. Reagieren Sie bspw. auf »Ich bin zu doof für die Matheaufgabe!« nicht mit »Nein, das stimmt nicht!«, denn so gelangen Sie schnurstracks in einen

Machtkampf ohne Sieger. Stattdessen könnten Sie sagen: »*Bislang* ist es dir nicht gelungen, die Aufgabe zu lösen, das ist doof, da hast du recht. Aber das bedeutet in meinen Augen nicht, dass du doof bist. Was brauchst du, damit es dir gelingt?« So geraten Sie erstens nicht in ein Ping Pong-Gefecht, zweitens eröffnen Sie ein Gespräch über mögliche Lösungen, drittens verwenden Sie das Zauberwörtchen »bislang«. Die Verwandten von »bislang« lauten »in der Vergangenheit«, »früher«, »es war einmal« und »bis anhin«. Setzen Sie solche Wörtchen an den Anfang von Sätzen, die unerwünschtes Verhalten beschreiben. Zum Beispiel anstatt »Du hast Mühe mit Matheaufgaben.« sagen Sie »Früher hattest du Mühe mit Matheaufgaben, heute bist du hartnäckig und holst dir notfalls Unterstützung.« Merken Sie den Unterschied? In dem das Verhalten sprachlich in die Vergangenheit gesetzt wird, fühlt es sich auch schon ein Stück weit überwunden an.

Kennen Sie selbsterfüllenden Prophezeiungen? Das, was man glaubt, passiert auch eher. Wenn also das Kind sagt: »Ich schaff die Aufgabe niemals«, ist das ein Türöffner für eine selbsterfüllende Prophezeiung – die Wahrscheinlichkeit, dass es die Aufgabe tatsächlich nicht schafft, ist erhöht. Gewöhnen Sie sich bei solchen Aussagen Ihres Kindes an, mit: »Du hast es *noch* nicht geschafft« zu antworten (und nachzufragen, woran es hapert, denn so lassen sich Lösungen ableiten).

Achten Sie darüber hinaus auf Worte wie »immer« und »nie«. Sie treffen immer so gut wie nie zu – und das absolut und sowieso. Ein Beispiel: Indem Sie sagen »Nie verhältst du dich anständig«, zementieren Sie, dass Ihr Kind es niemals macht, dass es keine Ausnahmen gibt, die Fähigkeit hierfür wohl nicht hat und sich sicher nie anständig benehmen wird. Oder wenn Sie sagen »Immer störst du mich«, festigen Sie das unerwünschte Verhalten aus den gerade genannten Gründen ebenfalls. Anders ist es, wenn Sie durch Ihre Sprache bereits zum Ausdruck bringen, dass zuvor schon anderes Verhalten möglich war. Dass es grundsätzlich zu anderem Verhalten fähig ist. Alternativen zu den obigen Sätzen lauten: »Du hast dich jetzt gerade nicht anständig verhalten.« und »Manchmal verhältst du dich mir gegenüber störend.« Mit diesen sprachlichen Kniffen drücken Sie aus, dass es früher schon möglich war, dass es wieder möglich sein wird, dass es jetzt noch nicht getan wurde, aber nur eine Frage der Zeit ist ...

Schließlich möchte ich Sie bitten, darauf zu achten, wie Sie kritisieren und wie Sie loben. Ich hatte es an anderer Stelle schon angemerkt, hier nochmals offiziell: Kritisieren und loben Sie das Verhalten Ihres Kindes. Sagen Sie zum Beispiel dann, wenn es gerade etwas sehr Schlaues getan hat »Jetzt hast du dich sehr schlau verhalten« und nicht »Du bist sehr schlau.« Denn was ist, wenn es sich in einer anderen Situation nicht schlau *verhält* – *ist* es dann nicht mehr schlau? Wenn Sie kritisieren, sagen Sie zum Beispiel »Das hast du nicht gut gemacht« und nicht »Du bist nicht gut.« Merken Sie den gravierenden Unterschied? Im ersten Satz kritisieren Sie das Verhalten des Kindes, doch im zweiten Satz das Kind an sich. Letzteres ist Selbstwert bedrohend und kaum der Wahrheit entsprechend. Ihr Kind *ist* gut, aber vielleicht *verhält* es sich manchmal nicht gut.

Verbale Haarspalterei? Ja, das ist es, aber wenn's hilft, hilft's. Und das tut es!

Trennung

Eine Trennung, wozu ich der Einfachheit halber auch Scheidungen zähle, ist für jedes Familienmitglied eine Belastung. Dies auch dann, wenn die Trennung im gegenseitigen Einverständnis erfolgt und sich die ehemaligen Partner im Guten trennen. Letzteres hat Seltenheitswert und ist ein Glück im Unglück für alle, wobei noch mehr für die Kinder. Oft gehen Trennungen weniger glimpflich vonstatten, denn solchen gehen nicht selten Konflikte jedweder Art voraus. Für Kinder, welche die Geborgenheit in der Familie wie die Wüste das Wasser benötigen, sind Trennungen für gewöhnlich eine Katastrophe.

Dabei beeinträchtigt nicht die Familienstruktur an sich die Entwicklung eines Kindes. Ob es von einer Alleinerziehenden, in einer Patchworkfamilie, von homosexuellen Eltern oder sonst wie aufgezogen wird, ist nicht entscheidend. Entscheidend ist, wie die Qualität der Beziehungen zu den primären Bezugspersonen ist. Wächst das Kind in einem Haushalt auf, in dem man sich liebt, gegenseitig respektiert, einander anständig behandelt, miteinander gut reden kann und Konflikte fair und dramafrei gelöst werden? Oder ist die Geschichte ganz anders gestrickt? Wenn die Geschichte einen anderen Erzählstrang hat, dann ist im Hinblick auf die Entwicklung des Kindes eventuell Gefahr in Verzug.

Kommunikation

Sollten ehemalige Partner in der Trennungsphase alles versuchen, um sich auf der Elternebene begegnen zu können? Sollten sie sich möglichst zusammenraufen und trotz allem Unmut gemeinsam die Trennung vollziehen und zusammen für die Kinder da sein? Ja, das sollten sie. Gelingt das nicht, muss die Empfehlung eine Mediation sein. Mit der Unterstützung einer professionellen Drittperson steigt die Wahrscheinlichkeit, einvernehmliche Regelungen zu finden, ehe zu viel Geschirr zerschlagen ist, das sich nicht mehr kleben lässt. Im Vordergrund steht das gemeinsame Elternbleiben, auch wenn das Paar auseinandergegangen ist.

Eine Mediation ist aber nur dann die Empfehlung, wenn sie im Rahmen des Möglichen liegt. Es gibt Konstellationen, zum Beispiel in Fällen häuslicher Gewalt, in denen Zusammenraufen notfalls via Mediation nicht der Rat ist und nicht sein darf. Ich schildere Ihnen im Rahmen dieses Kapitels einige Eckpunkte aus der Geschichte von Monika, die häusliche Gewalt erlebt hat. Wenn Sie selbst Opfer häuslicher Gewalt geworden sind, dann überlegen Sie bitte gut, ob Sie dies lesen mögen, denn Monikas Geschichte kann triggern. Wenn dem so ist, dann überspringen Sie den nächsten Absatz.

Monika war Mitte dreißig und Mutter zweier kleiner Kinder, als sie im Beisein ebendieser beinahe von ihrem Exmann Jürg erstickt worden wäre. Dies war zwar nur die Spitze des Eisbergs an häuslicher Gewalt, die Monika erlitten hatte, und doch der Auslöser für ihre Trennung. Sie entschied sich, den Kontakt zu Jürg gänzlich abzubrechen, wandte sich an die Polizei und an mich, und ich unterstützte sie in ihrem Entscheid. Obwohl ihr Schlimmes angetan worden war und sie sich selbst komplett von Jürg zurückgezogen hatte, förderte sie die Kontakte zwischen Ihren Kindern und deren Vater. Meines Erachtens ist dieses Vorgehen in Ordnung und es ist sinnvoll, dass Monika eine klare Grenze zieht und sich schützt. Würde sie das nicht tun, begäbe sie sich zum einen in

Gefahr und würde zum anderen ihren Kindern vermitteln: »Im Leben darf man dir alles antun, du darfst dich nicht selbst schützen und du musst so tun, wie wenn nie irgendetwas passiert wäre.« Das wäre bzw. ist falsch. Wir dürfen, sollen, müssen Grenzen ziehen. Sicherlich wäre es für die Kinder angenehmer, wenn es zwischen den Elternteilen keinen Kontaktabbruch gegeben hätte. Angenehmer wäre es aber auch gewesen, der Vater hätte nicht versucht, die Mutter zu töten. Sind schlimme Dinge vorgefallen, kann ein Kontaktabbruch gerechtfertigt sein, sich um jeden Preis zusammenzuraufen ist realitätsfern. Gleichzeitig betrifft dies nicht die Kinder, und da Jürg den Kindern gegenüber nie gewalttätig war, ist es vertretbar und erwünscht, dass zu diesen weiterhin Kontakt besteht. Es ist Monika hoch anzurechnen, dass ihr diese Trennung gelingt und sie den Kontakt zwischen dem Vater und den Kindern weiter fördert.

Manchmal ist es nicht möglich, eine direkte Kommunikation aufrechtzuerhalten. In diesen Fällen sind klare, schriftliche Abmachungen, die mit Hilfe des Jugendamtes oder des Gerichts erstellt wurden, zentral. Diese halten die Rechte und Pflichten der Elternteile fest, was die direkte Kommunikation erleichtert, da sie auf ein Minimum beschränkt wird. Hilfreich ist es auch, wenn Kommunikationsregeln a priori vereinbart werden. Zum Beispiel, dass im direkten Austausch ausschließlich über die Kinder und über nichts anderes gesprochen werden darf. Weiter ergibt es für viele ehemalige Paare Sinn, Gespräche nicht am Wohnort des einen oder des anderen abzuhalten, sondern an einem neutralen Ort in der Mitte. Geht nichts mehr, dann geht immerhin der Gang zum Jugendamt. Hier kann unter anderem eine Person vermittelt werden, welche die Kommunikation übernimmt.

Anpassungsprozess

Das Auseinanderbrechen einer Beziehung führt zu vielen Veränderungen und jede Veränderung erfordert einen Anpassungsprozess. Nachher wird es anders sein, als es vorher gewesen ist. Ein solcher Anpassungsprozess kann sehr anstrengend sein. Eine Trennung mit Kindern ist eine umfassende Bewährungsprobe.

In der psychologischen Fachsprache wird eine Trennung als kritisches Lebensereignis bezeichnet. Das sind Ereignisse, aufgrund derer es zu einschneidenden Lebensveränderungen kommt. Nebst einer Trennung sind weitere Beispiele für kritische Lebensereignisse der Verlust einer Arbeitsstelle, die Auflösung einer wichtigen Freundschaft, Umzug an einen neuen Wohnort oder auch Isolation während der Corona-Pandemie. Aufgepasst, auch positive Ereignisse wie die Geburt eines Kindes oder eine Hochzeit können kritische Lebensereignisse sein. Definierend ist, dass es nach dem Ereignis nicht so weitergeht wie vor dem Ereignis, dass dieses also eine Veränderung der bisherigen Lebenssituation mit sich bringt.

Jeder reagiert anders auf Veränderungen. Dem einen gelingt es besser, dem anderen weniger. Solche Anpassungsprozesse sind sehr persönlich und rauben Energie. Viele sind im Rahmen einer Trennung müder als sonst, sind erschöpft und verfügen über weniger Energie für die täglichen Anforderungen. Viele sind gereizter als sonst und angespannt, schlafen schlecht, haben Mühe, sich zu entspannen. Vielleicht können es Ihnen die Kinder aktuell überhaupt nicht recht machen. Vielleicht sind Sie verstimmt, wechselhaft, wenig berechenbar, auch das kann sein. Sie reagieren auf Ihre Weise und (nahezu) jede Weise ist okay. Machen Sie sich Selbstvorwürfe? Was bringt Ihnen das? Seien Sie nachsichtig zu sich selbst in Zeiten, in denen Sie ein freundliches Schulterklopfen nötig haben.

Schulterklopfen

Haben Sie auch schon mal jemandem auf die Schultern geklopft? Warum taten Sie das? Vielleicht, um jemandem Nähe zu signalisieren, jemandem zu zeigen, dass Sie da sind? Weil es sich gut anfühlt, richtig? Klopfen Sie sich auch mal selbst auf die Schultern?

Wenn alles zu viel ist, klopfen Sie sich selbst wohlwollend auf die Schultern. Geben Sie sich das, was Sie auch einer Freundin geben würden. Auch Sie verdienen Freundlichkeit und Anerkennung.

Und die Kinder?

Ich habe Ihnen vorhin beschrieben, was eventuell bei Ihnen im Laufe der Trennung passiert ist. Ich habe angesprochen, wie lebenseinschneidend, belastend, angespannt, energielos, müde, gereizt oder sonst wie Sie sich (möglicherweise) fühlen. Und die Kinder? All das trifft auch auf die Kinder zu. Ihre Kinder erleben einen der schlimmsten Albträume im Leben eines Kindes. Es ist nicht das vermeintliche Monster unter dem Bett. Nicht die Matheprüfung. Nicht die Mitschüler, die es plagen. Mit das Schlimmste im Leben eines Kindes ist die Trennung der Eltern.

Für jedes Kind ist die Trennung der Eltern eine Herausforderung, und wahrscheinlich merken Sie als Mutter oder Vater es ihm an. Vielleicht beobachten Sie, dass sich Ihr Kind anders als üblich verhält. Es zieht sich verstärkt zurück, ist aggressiv gegenüber anderen Kindern, macht sein Spielzeug kaputt, missachtet Regeln, weint häufiger, spricht weniger als sonst, verliert oder gewinnt an Gewicht oder kann sich schlecht konzentrieren. Auch wenn Sie kein abweichendes Verhalten beobachten, ist es sehr wahrscheinlich dennoch belastet. Nur weil Sie nichts sehen, heißt das nicht, dass da nichts ist. Vielleicht will es Ihnen seine Belastung nicht zeigen oder zumuten. Vielleicht will es Sie nicht zusätzlich belasten. Eine elterliche Trennung hinterlässt stets Wunden, die mitunter lange Zeit benötigen, um zu heilen, manche heilen auch nie oder zumindest nie ganz.

Anerkennung

Kinder in Trennungssituationen tragen eine große Last auf ihren schmalen Schultern. Leider ist das kaum umgänglich. Machen Sie sich keine Vorwürfe, dass Ihr Kind das erleben muss, denn wahrscheinlich hatten Sie gute Gründe für die Trennung, machen Sie sich aber Vorwürfe, wenn Sie es dabei nicht gut unterstützen. Denn der Umgang mit dieser Belastung und Ihre Unterstützung spielen hier die Hauptrolle. Dazu gehört, dass die Leistung, diese Last zu tragen und auszuhalten, anerkannt wird. Es macht einen Unterschied, ob man das Gefühl hat, gesehen zu werden oder unsichtbar zu sein.

Gehen Sie proaktiv auf Ihr Kind zu, warten Sie nicht, bis es zu Ihnen kommt. Es gibt viele Gründe, warum es das vielleicht nie tun wird. Es ist die Aufgabe des Erwachsenen, auf das Kind zuzugehen, nicht umgekehrt. Sprechen Sie das Thema an, sagen Sie zum Beispiel: »Ich kann mir gut vorstellen, dass dich unsere Trennung belastet. Praktisch alle Kinder, deren Eltern sich trennen, sind dadurch belastet. Es wäre ganz normal, wenn es dir auch so ginge. Und wenn es so ist, dann tut es mir sehr leid, dass du dich so fühlst. Ich will, dass du weißt, dass ich für dich da bin.« Oder folgende Worte: »Es tut mir leid für dich, dass du in so einer schwierigen Situation bist. Es ist meistens nicht leicht für die Kinder, wenn die Eltern sich trennen. Ich will, dass du weißt, dass du mir alles erzählen kannst, was dir wegen der Trennung durch den Kopf geht. Und auch, dass dich überhaupt keine Schuld trifft.«

Anerkennen Sie, dass Ihr Kind belastet ist, holen Sie es da ab, wo es steht. Verwechseln Sie das nicht mit Schönreden. Sie müssen auch keine Lösung für die Belastung parat haben. Nur allein da sein und die Belastung anerkennen, ist sehr viel Wert.

Enttabuisierung

Ihr Kind braucht einen Gesprächspartner und im Idealfall sind das Sie. Wenn es Ihnen aber zu schwerfällt, das Thema anzusprechen, kann dies vorläufig eine andere Person für Sie übernehmen. Vorübergehend ist das okay. Vielleicht gibt es eine Großmutter oder eine Betreuerin aus der Kindertagesstätte, die die Rolle der vertrauten Gesprächspartnerin ausüben kann. Wichtig ist aber, dass Sie daran arbeiten, dies in absehbarer Zeit selbst tun zu können.

Enttabuisieren Sie das Thema Trennung. Familiäre Tabuthemen wirken wie Gift. Es reichert sich im Familiensystem an und raubt ihm die Vitalität. Als Folge des Nicht-Darüber-Sprechen-Dürfens fühlt sich das Kind allein gelassen, kann sich vielleicht nicht entspannen und auf die Entwicklungsaufgaben konzentrieren, die bei ihm anstünden. Zum Beispiel kann sich dies in schlechteren Schulleistungen widerspiegeln oder vermehrten Konflikten mit Schulfreundinnen.

Deswegen: Sprechen Sie mit Ihrem Kind über die Trennung. Achten Sie dabei auf die Art und auf den Inhalt. Es geht um das derzeit Wichtigste im Leben Ihres Kindes, nämlich seine Familie, es wird auf alle Signale achten, die Sie aussenden, und jedes Wort wie einen Schwamm einsaugen. Überlegen Sie sich im Vorfeld gut, was Sie wie sagen möchten. Nehmen Sie sich Zeit und schaffen Sie eine gute Gelegenheit hierfür – warten Sie nicht, bis eine solche vom Himmel fällt, das tut sie selten, machen Sie eine Gelegenheit.

Ich denke bei diesen Worten an einen Patienten um die vierzig, der sich an mich wandte wegen wiederkehrender und diffus anmutender Probleme. In der anfänglichen Exploration entdeckte ich, dass er in der Jugend eine schlimme Trennung seiner Eltern miterlebt hatte. Diese war tabuisiert worden, er hatte all die Jahre über nie jemanden gehabt, mit dem er über die Trennung hätte sprechen können. Wir fanden das Bild eines Autounfalls, um den sich viele Jahre lang niemand gekümmert hatte und der seither eine wichtige Hauptverkehrsachse blockierte. Entsprechend fokussierten wir in unserer Zusammenarbeit auf das Familienthema. Wir arbeiteten die Trennung auf und schließlich fühlte er sich stark genug, das Thema seinen Eltern gegenüber anzusprechen. Wider Erwarten waren seine Eltern bereit, offen über das Thema ihrer Trennung zu sprechen, die Gespräche verliefen außerordentlich gut und wirkten enttabuisierend. Als die Unfallstelle gereinigt war, floss der Verkehr wieder ungehindert. In der Folge lösten sich seine diffusen Probleme allesamt von alleine. Derzeit befindet er sich auf Weltreise, endlich hatte er sich getraut, diesen lang gehegten Wunsch wahr werden zu lassen. Wie wäre sein bisheriges Leben verlaufen, wenn die Eltern früher mit ihm gesprochen hätten, er Ansprechpartner für seine Sorgen gehabt hätte, er zur Trennung früher Fragen hätte stellen können? Allein am Unfallort war es ihm viele Jahre lang nicht gelungen, diesen zu bereinigen. Lassen auch Sie Ihr Kind nicht alleine am Unfallort zurück: Sprechen Sie mit ihm, seien Sie da. Tabuisieren Sie nicht.

Teil 2: Kinderprobleme und Lösungsideen

Trennungsgrund

Kinder haben ein Recht darauf, eine Begründung für die Trennung zu erhalten. Sie müssen wissen, warum die Eltern auseinandergegangen sind, sie brauchen eine Trennungsgeschichte. Diese Geschichte hat auf jeden Fall alters- und rollenadäquat zu sein. Sagen Sie nicht: »Der Papa hat mich verlassen, weil er mit seiner 20 Jahre jüngeren Sekretärin ...« Nein! Nichts dergleichen. Begründen Sie die Trennung ehrlich und authentisch, jedoch ohne, dass das Kind dadurch überfordert und ohne, dass der andere Elternteil in den Dreck gezogen wird. Eine Wahrheit mit Honig und Geschenkpapier. Das ist keine leichte Aufgabe, aber eine notwendige.

Monika aus unserem Beispiel (das Sie nicht gelesen haben, wenn Sie vom Bericht von häuslicher Gewalt getriggert werden würden) sagte Ihrem Kind: »Papa und ich konnten uns keine gemeinsame Zukunft mehr vorstellen. Wir sind über die Jahre sehr verschieden geworden, wollen mittlerweile andere Dinge und haben trotz Bemühens keinen Weg gefunden, um uns wieder anzunähern. Das ist uns nicht leichtgefallen, doch so haben wir uns nun schweren Herzens entschieden. Darum gehen wir nun getrennte Wege.« Wichtig ist, Worte zu finden, die der Wahrheit entsprechen, jedoch eine Wahrheit, die das Kind je nach Entwicklungsstadium verträgt sowie die Beziehung zum anderen Elternteil nicht belastet.

Es wäre wünschenswert, wenn beide Elternteile gemeinsam dem Kind von der Trennung berichten. Dann könnte die Begründung für die Trennung, die zuvor besprochen wurde, gemeinsam vorgetragen werden. Es gibt den Kindern Halt in der für sie oft verunsichernden Phase der Trennung, wenn es die Eltern trotz der Trennung gemeinsam erlebt, wenn diese trotz der Trennung weiterhin an einem Strick ziehen. Doch allzu häufig entspricht das Wunschdenken. Denn dass man nicht am selben Strick zieht, sich nicht gut verträgt, dass man nicht kommunizieren kann, dass man viele Dinge anders sieht, hat wahrscheinlich dazu beigetragen, dass die Beziehung überhaupt erst auseinander gegangen ist. Ein gutes Team trennt sich üblicherweise nicht. Ergo ist es nicht selten ein Ding der Unmöglichkeit, ein solches Gespräch gemeinsam zu führen. Wenn das Risiko hoch ist, dass ein Gespräch zu zweit in einem Fiasko endet, führen Sie es mit ihren Kindern alleine ohne den anderen Elternteil. Besser alleine und dafür gut als zu zweit und dafür schlecht.

Übergabesituationen

Es gibt eine Reihe von Situationen, die im Leben von getrenntlebenden Eltern zu Stress und Konflikten führen können. Dazu gehören die Übergabesituationen. Dies wahrscheinlich auch deshalb, weil diese Situation vielfach die einzig verbliebene Schnittstelle ist, in der sich das ehemalige Paar noch physisch von Angesicht zu Angesicht begegnet. Gerade weil es also eine außerordentliche Situation ist, sind die Antennen des Kindes weit ausgefahren und es nimmt alles wahr – und dies schon Stunden oder Tage vor der eigentlichen Übergabe. Zum Beispiel fühlt es die Anspannung des Elternteils, bei dem es noch ist und von dem es bald wegwechseln soll, und übernimmt sie. Vielleicht bringt es diese Anspannung mit Rückzug am Abend vor dem Wechsel zum Ausdruck, es verschwindet im Zimmer unter der Bettdecke und mag nichts essen. Oder es zankt sich mit seinen Freunden, erledigt seine Hausaufgaben nicht, schlägt sein Geschwister.

Ich habe immer mal wieder beobachtet, dass dann, wenn ein Kind solche Verhaltensweisen zeigt, die Mutter oder der Vater selbst durch die Übergaben gestresst ist. In diesen Fällen habe ich primär mit dem gestressten Elternteil gearbeitet und dessen Umgang mit Stress überholt. Gelingt es dann diesem Elternteil, mit den Übergabesituationen besser umzugehen, ließen die kniffligen Verhaltensweisen des Kindes – in der Regel Angriffs- oder Rückzugsverhalten – meist nach.

Es kann auch anders gelagert sein. Es kann sein, dass das Kind genuin durch die Wechsel belastet ist. Dass es sich um ein Kind handelt, das mit zu vielen Wechseln überfordert ist. Besonders bei Eltern, die nach dem Wechselmodell leben, sehe ich das oft. Das Wechselmodell scheint mir sowieso eher eine Lösung für die Eltern als eine für die Kinder zu sein. Hat Ihr Kind Mühe im Zusammenhang mit den Wechseln, sollten die Besuche des getrenntlebenden Elternteils anders aufgegleist bzw. das Wechselmodell aufgelöst werden. Denn das Wohl des Kindes ist wichtiger als die Rechte der Eltern. Ist das Kindeswohl nicht gewahrt, muss eine andere Lösung her.

Manchmal hat ein Kind Angst vor einem Wechsel zum anderen Elternteil. Nehmen Sie es ernst und gehen Sie dem Gefühl auf den Grund. Droht dem Kind beim getrenntlebenden Elternteil tatsächlich Gefahr, ist ein Wechsel selbstverständlich zu unterbinden bzw. sollte der Besuch ausschließlich begleitet erfolgen. Machen Sie eine Meldung an das Jugendamt oder wenden Sie sich an die Polizei, welche die Sachlage aus einer neutralen Perspektive heraus untersucht.

Meiner Erfahrung nach geht es manchmal auch darum, dass das Kind den Elternteil, bei dem es gerade ist, nicht verlassen mag, weil es verhindern möchte, dass dieser dann traurig oder einsam ist. Dem zu Grunde liegen meist Loyalitätskonflikte. »Darf ich gehen, wenn es meinem Papa danach nicht mehr gut geht?« könnte sich das Kind fragen. Fassen Sie sich ans eigene Herz: Senden Sie vielleicht solche Signale aus?

Zeigen Sie Ihrem Kind Ihre Gefühle, seien Sie authentisch. Unterdrücken Sie Ihre Gefühle bloß nicht. Tun Sie nicht so, wie wenn Sie nicht traurig wären, wenn Sie es doch sind, stehen Sie dazu. Ihr Kind spürt Ihre Gefühle und käme in eine unverständliche Ambivalenz, wenn es die Traurigkeit zwar spürt, sie aber negiert würde. Ihr Kind will keine Robotereltern. Seien Sie jedoch vor allen Dingen auch zumutbar für Ihr Kind. Will heißen: Überladen Sie Ihr Kind nicht mit Ihren Gefühlen und kümmern Sie sich selbst um deren Regulierung. Arbeiten Sie daran, was Sie so traurig macht. Jürg, den ich Ihnen schon vorgestellt habe, der Exmann von Monika, hatte sich wiederholt am Kind ausgeweint, wenn er es zurückgeben musste – das ist falsch! Ihr Kind darf die echten Gefühle seiner Eltern sehen, aber auch, dass sich diese selbst um deren Regulierung kümmern. Es darf die Gefühle (in einem gewissen Maß!) der Eltern mit- aber nicht abkriegen!

Unsere Kinder sind nicht dazu da, uns zu lieben, uns zu unterstützen und zu verhindern, dass wir uns nicht gut fühlen. Das ist die falsche Richtung: es geht von Generation zu Generation immer nur vor-, nicht rückwärts. Wir sind dazu da, unsere Kinder zu lieben und zu unterstützen, nicht sie uns. Mehr darüber lesen Sie im übernächsten Abschnitt über Loyalitätskonflikte.

Unterstützen Sie Ihr Kind im Vorfeld von Übergabesituationen, indem Sie ihm sagen: »Ich spüre, dass die Wechsel für dich schwierig sind. Und wahrscheinlich spürst du, dass ich angespannt bin. Aber ich kümmere mich selbst um mich, das ist nicht deine Aufgabe. Ich bin erwachsen, ich kann das selbst. Vielleicht meinst du, nicht von mir weggehen zu dürfen. Aber das darfst du. Du darfst gehen. Mir ist es wichtig, dass du mit Papa Kontakt hast, und ich unterstütze dich darin.«

Sollten sich in den Übergabesituationen Konflikte zwischen Ihnen und Ihrem ehemaligen Partner ergeben, dann setzen Sie Ihre Kinder dem nicht aus. Eine gute Möglichkeit ist, die Übergaben indirekt zu machen. Jürg hatte seinen Frust darüber, dass für ihn ein Lebensszenario eingetreten ist, das er verabscheute, in den Übergabensituationen bei Monika abgeladen. Die Kinder waren mehrmals mittendrin, als er Monika wüst beschimpfte. Dies miterleben zu müssen, war dem Wohl der Kinder abträglich und so entschied sich Monika, die Übergaben nicht mehr selbst zu machen. Ihre Mutter Margrith übernahm diese, woraufhin sich die Situation beruhigte.

Im Falle von Trennungen mit Kindern gibt es manchmal keine ideale Lösung. Manchmal ist es ein fortlaufendes Suchen und Testen neuer Lösungsversuche. Es gilt, den bestmöglichen Weg zu finden und flexibel zu bleiben.

Noch ein Wort zum Schluss: Viele Kinder bekommen im Rahmen von Übergabesituationen unter anderem Bauch- oder Kopfschmerzen. Reagiert Ihr Kind in diesen Situationen mit dem Körper, kann es sich um psychosomatische Symptome handeln. Lesen Sie mehr darüber im entsprechenden Kapitel über psychosomatische Probleme.

Die eigenen Wurzeln

Kinder lieben für gewöhnlich immer beide Eltern – das ist ein ungeschriebenes Gesetz. Und sie interessieren sich immer für beide Elternteile. Auch wenn gravierende Dinge vorgefallen sind, möchten Kinder in aller Regel beide Eltern kennen und Kontakt zu ihnen haben.

Das ist für manche Elternteile schwer nachzuvollziehen, gerade wenn Schlimmes vorgefallen ist wie bspw. häusliche Gewalt bei Monika und Jürg. Dennoch ist es so. Wenn zumutbar und gefahrenlos, ist der Kontakt mit dem anderen Elternteil immer zu fördern. Sollte sich das schwierig gestalten, wie bei Monika und Jürg, dann mit Hilfe von Drittpersonen oder sonstigen kreativen Lösungen.

Stellen Sie sich Ihr Kind wie einen Baum vor. Um stabil zu sein und den Stürmen des Lebens widerstehen zu können, muss es gut verwurzelt sein. Kennt ein Kind ein Elternteil nicht, ist das vergleichbar mit einem Baum, dem ein beachtlicher Teil der Wurzeln fehlt. Auch wenn dieses Elternteil keinen Preis für die beste Mutter oder den besten Vater gewinnen würde, gibt es ihrer Tochter bzw. ihrem Sohn immerhin Halt, sie oder ihn zu kennen. Die eigenen Wurzeln zu kennen, gibt Orientierung, auch wenn es eine Anti-Orientierung ist. Es bedeutet die Kenntnis darüber, woher die eigenen Gene zur Hälfte herkommen, ob man das mag oder nicht.

Loyalitätskonflikte

Bleiben wir bei Monika und Jürg, ich schildere eine Situation. An einem Sonntagabend brachte er das Kind zurück zu Monika. Beim Verabschieden presste er es fest an sich und weinte sich an den Schultern des damals zweijährigen Kindes aus. Die Großmutter Margrith stand schon draußen bereit, das Enkelkind entgegenzunehmen. Jürg flüsterte ihm zu: »Ich werde dich jede Sekunde vermissen. Es geht mir erst wieder gut, wenn ich dich wieder habe. Du machst, dass es mir gut geht. Ohne dich bin ich ganz allein. Du hast eine Rabenmutter. Sie will nicht, dass wir zwei uns sehen können. Sie torpediert unsere Beziehung.« Margrith klopfte von außen an das Autofenster. Widerwillig löste sich Jürg vom Kind und gab es ab. Das Kind war verwirrt und klammerte sich an Margrith. Im Haus warf es Monika zur Begrüßung einen wütenden Blick zu, wollte nicht zu ihr, hielt sich an Margrith fest. Nach etwa einem Tag daheim ist das Kind besänftigt und begegnet der Mutter wieder liebevoll.

Was passiert hier? Aufgrund der Worte und des Verhaltens des Vaters gerät das Kind in einen Konflikt: den Loyalitätskonflikt. Doch was ist damit eigentlich gemeint? Der Begriff der »Loyalität« stammt aus dem Französischen und bedeutet gesetzestreu. Da das Kind von den Eltern abhängig ist, muss es sich den »Gesetzen« oder den Vorgaben der Eltern unterwerfen, sich an diese anpassen, um überleben zu können. Sich den Eltern gegenüber loyal zu verhalten, bringt Vorteile, denn dafür bekommt es den notwendigen Schutz, Nahrung und weitere Bedürfnisse werden befriedigt. Solange die Eltern an einem Strick ziehen, eine elterliche Allianz bilden, geht das auf. Es geht auch auf, wenn dies den Eltern kurzweilig nicht gelingt, bspw. in einem elterlichen Streit – das Kind verkraftet eine Ambivalenz, wenn sie von kurzer Dauer ist und die Eltern in der Lage sind, den Streit wieder zu lösen.

Wenn nun aber getrennte Eltern andauernd unterschiedliche Anforderungen an das Kind stellen, insbesondere wenn dabei Schuldgefühle hervorgerufen werden oder auch die Würde des anderen Elternteils in Mitleidenschaft gezogen wird, so wie bei Monika und Jürg, dann entsteht im Kind ein Konflikt zwischen seiner Loyalität dem Vater gegenüber und seiner Loyalität der Mutter gegenüber.

Bis zum sechsten Lebensjahr gelingt es Kindern *nicht*, zu erkennen, dass ein- und dieselbe Person sowohl positive wie negative Eigenschaften haben kann. Es sieht die Welt in schwarz und weiß, es denkt in klaren Kategorien, Grautöne fallen ihm schwer. Sie wissen noch nicht, dass alles zwei Seiten hat, es besitzt noch keine Ambivalenzfähigkeit. Auch ältere Kinder können damit Mühe haben, insbesondere wenn sie emotional belastet sind.

Es entsteht bei langwährenden Konflikten der Eltern ein Konflikt im Kind: zu wem soll es halten? Loyalität dem einen Elternteil gegenüber bedeutet Illoyalität gegenüber dem anderen. In einem solchen Fall verhält sich ein kleines Kind oft so, dass es seine Loyalität ständig wechselt und an dasjenige Elternteil anpasst, bei dem es gerade ist. Das bedeutet: Ist es beim Vater, dann findet es den Vater gut und die Mutter schlecht und umgekehrt. Schwarz-weiß.

Diese Probleme beim Wechseln werden im obigen Beispiel gut dargestellt: das Kind begegnet der Mutter zunächst wütend, bis es wieder ganz bei ihr angekommen ist, dann ist es ihr gegenüber wieder freundlich.

Mit einem Loyalitätskonflikt kann ein Kind auf zwei Art umgehen. Entweder kommt es zur einseitigen Verbündung mit dem bevorzugten Elternteil. Dadurch wird der Konflikt aufgelöst, denn das Kind bezieht klare Stellung hinsichtlich Loyalität. Es stellt sich klar auf die Seite des einen Elternteils, meist dasjenige, zu dem es eine engere Bindung hat. Notabene wirkt sich dies ungünstig auf die Beziehung zum benachteiligten Elternteil aus. Oder das Kind löst den Loyalitätskonflikt nicht mittels einseitiger Verbündung auf und bleibt stattdessen im Konflikt stecken. Dabei stellen sich häufig Verhaltensauffälligkeiten ein. Das heißt, das Kind zeigt ein dysfunktionales Verhalten wie Hyperaktivität, mangelnde Leistungsbereitschaft in der Schule, soziale Probleme, depressive Verstimmungen oder eine erhöhte Aggressivität. Diese Strategien zeigen sich oft beim schon etwas älteren Kind, bspw. ab acht Jahren – aber auch früher oder später ist dies möglich.

Zurück zum unglücklichen Jürg. Er ist unzufrieden mit seinem Leben, fühlt sich einsam, hat sich zurückgezogen, trifft sich kaum mit anderen. Er hat seit Kurzem eine Freundin, die selbst Alleinerziehende ist, doch die Beziehung erfüllt ihn nicht. Der einzige Lichtblick seines Lebens sind die zweiwöchentlich stattfindenden Wochenenden mit seinem Kind. Er hängt sein Glück an die Anwesenheit des Kindes. Er wertet die Mutter weiterhin massiv ab, gibt ihr die Schuld und übernimmt keine Eigenverantwortung. Die Mutter versucht dies auszugleichen, begegnet dem Kind freundlich und mit Verständnis. Trotzdem ist das Kind einem hohen Risiko für Fehlentwicklungen ausgesetzt. Hier sollte eine Fachperson ins Spiel kommen. Geht nichts, geht zumindest immer das.

Kindsein zweier Eltern

Ich beschreibe Ihnen eine Übung, die Sie mit Ihrem Kind durchführen können, wenn meine obigen Worte insbesondere im Bereich der Loyalität nicht ganz neu für Sie waren.

> Erwerben Sie kleine Tiere aus Holz oder Plastik. Alternativ können Sie sie auch in einer Ludothek ausleihen. Achten Sie darauf, dass es eine Auswahl an verschiedenen Tieren gibt und dass jeweils ein großes und ein kleines von jeder Art vorhanden ist. Nun bitten Sie das Kind, ein kleines Tierchen für sich selbst auszusuchen und es auf dem Tisch aufzustellen. Sagen wir, es handelt sich um einen kleinen Löwen. Nun soll es ein großes Tier für Sie aussuchen – vielleicht ein großer Elefant – und es hinter das eigene Tierchen stellen. Als nächstes eines für den getrennten Elternteil, vielleicht ein Hund, auch das soll es hinter das eigene Tierchen stellen. Danach nehmen Sie einen kleinen Elefanten und einen kleinen Hund hervor und stellen diese links und rechts vom kleinen Löwen auf. Sagen Sie Ihrem Kind, dass es von beiden Eltern je einen Teil geerbt hat. Es ist nicht nur ein kleiner Löwe, also etwas Eigenes, das unabhängig von den Eltern ist, sondern immer auch ein kleiner Elefant und ein kleiner Hund. Es hat von beiden Eltern Anteile in sich, und zwar hälftig-hälftig. Und wenn der kleine Löwe mit kleinem Hund und kleinem Elefanten beim großen Elefanten sind, dann

> sind der kleine Löwe und der kleine Elefant glücklich, doch der kleine Hund vermisst den großen Hund. Und wenn der kleine Löwe mit kleinem Hund und kleinem Elefanten beim großen Hund sind, dann sind der kleine Löwe und der kleine Hund glücklich, doch der kleine Elefant vermisst den großen Elefanten.

Vielen Kindern tut es gut, dieses wichtige Thema sprichwörtlich auf den Tisch gebracht zu bekommen, quasi eine Plattform zu haben, auf der dies diskutiert werden kann. Manchmal können mittels dieser Tiere auch Szenen nachgespielt werden, die in der Vergangenheit schwierig waren, wie bspw. Übergabesituationen, und man kann neue Lösungen erspielen, wie diese Situationen künftig besser ablaufen könnten.

Patchwork

Wie wunderbar, wenn es nach der Trennung der Kernfamilie zu einer neuen Beziehung gekommen ist. Heutzutage spricht man weniger von Stiefeltern, sondern eher von Bonuseltern, die im Patchwork zusammenleben. Da es immer mehr Scheidungen gibt, die Zahl der Eheschließungen jedoch ebenfalls steigt, gibt es folglich immer mehr Patchworkfamilien. Diese bunt zusammengewürfelten Familien können eine Bereicherung für die betroffenen Kinder sein.

Können. Doch nach der ersten Phase der liebevoll verklärten Illusion stellen die meisten Patchworkeltern fest, dass diese Lebensform eine beachtliche Herausforderung darstellt. Immerhin steckt im Begriff bereits das englische Wort für Arbeit (»work«) drin. Und nicht umsonst ist das Risiko, dass die zweite Familie auseinandergeht, höher als bei der ersten. Stichworte sind: Akzeptanz, Konkurrenz, Eifersucht, Verwirrung, Konflikte.

Patchwork ist das, was man daraus macht. Es gibt nicht die eine Definition. Für manche ist es das Nachempfinden der Kernfamilie, was klappen kann, wenn es für alle Beteiligten stimmt. Für andere ist es eine komplett neue, von der Kernfamilie abweichende und losgelöste Lebensform und auch das geht in Ordnung, wenn es für alle Beteiligten stimmt. Was Patchwork ist, bestimmen die Patchworkmitglieder.

Was für die Erwachsenen bereits ein Balanceakt darstellt, ist es noch mehr für die Kinder. Die Kinder haben nicht nur zwei Elternteile, sondern plötzlich vier (zwei davon Bonus) und nicht nur vier Großeltern, sondern plötzlich acht (vier davon Bonus) und nebst den vielleicht bestehenden leiblichen Geschwistern kommen mitunter noch welche dazu, seien es mitgebrachte Kinder vom Bonuselternteil, oder gemeinsame Kinder der Patchworkeltern. Bonus-Geschwister besuchen ebenfalls die getrenntlebenden Eltern und sind mal da, mal weg. Der Alltag dieser Kinder ist oft ereignisreich und ein Stück weit ein Eiertanz.

Was diesen Kindern hilft, ist eine solide Planung. Basteln Sie zum Beispiel einen Familienkalender, zentral und für alle zugänglich in der Küche aufgehängt, in den Sie alle Termine aller Familienmitglieder, Bonus oder nicht, eintragen, alle Besuchstage, alle Feiertage, sodass alle Kinder immer wissen, was wann bei wem ansteht. Auch kleineren Kindern kann man so Halt bieten – hier werden Termine in den Kalender eingezeichnet. Das hilft, sich auf die Wechsel vorzubereiten. Die Erstellung eines solchen Kalenders ist in besonders komplexen Patchworkfamilien ein Mammutakt. Tun Sies trotzdem.

Meist noch mehr als in Kernfamilien zeigen die zusammengewürfelten Patchworkfamilienmitglieder unterschiedliche Bedürfnisse. Und oft bringen die verschiedenen Familien, die zusammenkommen, verschiedene Rituale mit. Es braucht eine besondere Portion Toleranz. Umso wichtiger ist ein gutes Konfliktmanagement – bspw. durch die in diesem Buch gezeigte XYZ-Methode oder den Familienrat –, zudem auch Aktivitäten, die teils in der Patchworkfamilie, teils in der Kernfamilie stattfinden. Gelingt dies, ist das Unter-einen-Nenner-bringen aller Bedürfnisse eine wunderbare Lernerfahrung für die beteiligten Kinder, von welcher sie ein Leben lang profitieren können. So zeigen auch Studien, dass in Patchworkfamilien Kinder mit hoher sozialer Kompetenz, Verantwortungsübernahme und beruflichem Erfolg heranwachsen. Wenn es gelingt.

Genogramm

Manchmal hilft es, sich die Struktur sowie die einzelnen Mitglieder der Patchworkfamilie aufzuzeichnen, um einen Überblick zu erhalten und ihn zu behalten. Hierfür bietet sich das sogenannte Genogramm an. Ein solches macht es möglich, das eigene Familiensystem abzubilden. Täte es nur das, wäre es ein Stammbaum. Doch das Genogramm tut mehr als das. Es zeigt Beziehungen zwischen den einzelnen Personen auf, es führt Schwächen und Stärken auf, die vielleicht in der Familie laufen, es veranschaulicht Muster, die von Generation zu Generation übertragen werden. Konflikte, Loyalitäten, Bindungen – und so viel mehr.

> Nehmen Sie ein großes Blatt Papier hervor. Vielleicht wollen Sie mehrere zusammenkleben, damit Sie ausreichend Platz haben. Zeichnen Sie nun die Mädchen/Frauen in Ihrer Familie mit einem Kreis und die Jungs/Männer in Ihrer Familie mit einem Quadrat. Setzen Sie Geschwister aus einer Familie nebeneinander, und zwar die oder der älteste ganz links und nach rechts hin sich verjüngend. Personen aus derselben Generation kommen nebeneinander, Personen aus älteren Generationen sind weiter oben auf dem Blatt, Personen aus jüngeren Generationen weiter unten. Führen Sie so viele Personen und Ebenen hinzu, wie Sie können. Recherchieren Sie wenn nötig bei Ihren Verwandten. Wenn Sie mögen, kleben Sie Porträtfotos dazu, das macht ein Genogramm besonders lebendig.
> Ergänzen Sie Konflikte mit Blitzen zwischen den entsprechenden Personen. Machen Sie einen Querstrich durch eine Beziehung, die abgebrochen wurde. Machen Sie dicke Linien zwischen Personen, die einen besonders engen Draht zueinander haben. Auch verstorbene Personen sind aufzuführen, kreuzen Sie in diesem Fall das Quadrat oder den Kreis durch und führen Sie das Todesjahr sowie das Alter zum Todeszeitpunkt auf. Auch Schwangerschaftsabbrüche sind zu nennen. Machen Sie für ein Ungeborenes ein Dreieck und führen Sie das Jahr auf, in dem die Schwangerschaft bestanden hatte. Auch diese Menschen gehören zu Ihnen dazu, auch wenn sie das Licht der Welt nie erblickt haben (▶ Abb. 8).
> Schreiben Sie zu jeder Person im Genogramm drei oder vier Adjektive, welche diese Person beschreiben. Bspw. Mutter D. A. ist hilfsbereit, aufopfernd, freundlich und Vater C. A. ist egoistisch, selbstsicher, kritisch. Notieren Sie Krankheiten, bspw. Diabetes oder

Depression. Schreiben Sie auf, ob jemand durch viele Unfälle, viele Affären oder sonst etwas aufgefallen war. Sie sehen, es ergibt wirklich Sinn, ein großes Blatt zu verwenden.

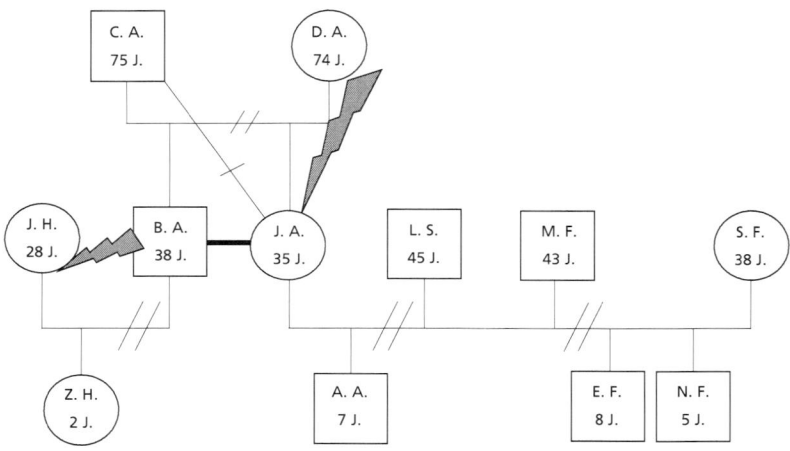

Abb. 8: Beispiel eines Genogramms

▶ Abb. 8 zeigt ein Genogramm, das erst wenige Familienmitglieder enthält. Dennoch ist bereits viel an Information enthalten. Wir erfahren, dass J. A. getrennt ist von L. S. und mit ihm den siebenjährigen Sohn A. A. hat. Sie ist nun mit M. F. zusammen, der seinerseits von S. F. getrennt ist, mit der er die Söhne E. F. und N. F. hat. Der Bruder von J. A. ist seinerseits getrennt und hat mit J. H. eine zweijährige Tochter Z. H. Er versteht sich nicht mit seiner Expartnerin. J. A. wiederum versteht sich nicht mit ihrer Mutter D. A. und hat keinen Kontakt mehr mit ihrem Vater C. A.

Ein Genogramm macht sichtbar, was im Alltag gelebt wird. Auch bei nicht Patchworkfamilien kann es umfangreich ausfallen, häufig nimmt es im Falle von Patchworkfamilien immense Ausmaße an Komplexität an. Es zeigt auf, mit was Kinder in Patchworkfamilien tagtäglich konfrontiert sind. Mit einer Vielzahl an Stief- bzw. Bonus-Geschwistern, zusätzlichen Großeltern und Personen, die da sind und irgendwie Familie und irgendwie auch nicht Familie sind. Es ist eine große Leistung dieser Kinder, auf diese Art aufzuwachsen, die in erhöhter Belastung, jedoch auch in größeren Fähigkeiten münden kann – je nachdem, wie gut es uns Erwachsenen gelingt, unsere Kinder hierdurch zu begleiten.

Trotzen

Das Kind gerät aus dem Nichts heraus in heftige Wut, es schlägt um sich, es wälzt sich auf dem Boden, stampft mit den Füßen, wird hochrot, weint Krokodilstränen, mag uns nicht mehr liebhaben. Was ist los? Wer es schon einmal mitgemacht hat, weiß genau, wovon ich spreche: Trotzen. Da es sich in der Regel plötzlich einstellt, von eitel Sonnenschein zu tobendem Sturm, fühlen sich die meisten Eltern regelrecht überfahren. Man steht daneben und fühlt sich hilflos, würde gerne im Boden versinken, schämt sich eventuell oder wird wütend. Den Tobsuchtsanfall auszuhalten ist oft gar nicht so einfach. Doch worum geht es beim Trotzen eigentlich? Warum ist die Trotzphase ein wichtiger und normaler Bestandteil des Entwicklungsprozesses? Und was kann man tun, wie verhält man sich richtig?

Gehen wir einen Schritt zurück. Im Alter von etwa zwei Jahren beginnt das Kind, sich selbst als eine eigenständige Person wahrzunehmen. Es erkennt sich im Spiegel und begreift allmählich, dass es ein »Ich« gibt. Auch wenn seine kognitiven Fähigkeiten noch längst nicht ausgebildet sind, hat es sich motorisch doch schon weit entwickelt, sodass es das eine oder das andere selbständig in Angriff nehmen kann. »Das kann ich selbst!« sagen in diesem Alter viele Kinder. Die neue Eigenständigkeit gilt es, sofern möglich, zu fördern. Doch dabei stößt das Kind immer wieder an Grenzen. Denn: Es kann noch nicht alles selbst. Bei gewissen Handlungen benötigt es weiterhin Unterstützung. Im Zuge dessen wird das Kind immer mal wieder an gewissen Handlungen gestoppt und ausgebremst. Im Idealfall hat die Bezugsperson gute Gründe hierfür, doch das Kind versteht das noch nicht. So entsteht eine Spannung zwischen dem, was es kann, und dem, was es darf. Aus dieser Spannung können intensive Gefühle erwachsen, wie zum Beispiel Wut und Ärger. Da das Kind diese Vorgänge noch nicht versteht und noch nicht in der Lage ist, seinen Frust in Worten auszudrücken, lässt es dem Frust auf andere Weise freien Lauf. Der Wutanfall entsteht, oder eben das Trotzverhalten.

Nicht immer ist von außen ersichtlich, worum es beim Trotzen geht. Die Beweggründe für den impulsiven Wutanfall des Juniors sind aus Sicht eines Erwachsenen gelegentlich kaum nachvollziehbar. Aus der Sicht des Kindes jedoch liegen immer gute Gründe dafür vor, die Fassung zu verlieren. Im Folgenden werden fünf mögliche Szenarien beschrieben.

Nein ist Nein: Jeder kennt die Situation im Supermarkt (oder ähnlich gelagerte Situationen), in der das Kind die Bonbons an der Kasse will, Mutter und Vater jedoch nein sagen. Daraufhin legt sich das Kind auf den Boden und will (vermeintlich) nie mehr aufstehen. Der Hintergrund ist, dass das neuerdings selbstbestimmte Kind etwas will, das es nicht darf. Daraus entsteht Spannung, mit der es noch nicht umgehen kann und die sich in einem Trotzverhalten entlädt.

Regeln: Kein Familienhaushalt funktioniert auf die Dauer, ohne dass Regeln das Zusammenleben ordnen und strukturieren. Diese Regeln sind manchmal konkreter, manchmal abstrakter. Bei den einen gibt es viele Regeln, bei den anderen weniger. Die Ausgestaltung der Regeln ist individuell, was absolut in Ordnung ist – jeder auf seine Art, solange es sich in einem gesunden Rahmen bewegt. Grundsätzlich ist das Erleben und Befolgen von Regeln eine wichtige Lernerfahrung für den Nachwuchs, denn spätestens im Rahmen der Schule und generell für das gesellschaftliche Leben ist das Befolgen von Regeln eine Voraussetzung, um sich sozial angemessen zu verhalten. Hat sich das Kind nie an Regeln halten müssen, fehlt ihm diese Lernerfahrung. Regeln gehören dazu und können und sollen von klein auf trainiert werden. Eine Regel könnte zum Beispiel lauten, dass das Kind beim gemeinsamen Abendessen sitzen zu bleiben hat, bis alle aufgegessen haben. Situationen wie diese haben selbstverständlich Trotzpotenzial, denn es kann eine Spannung zwischen dem, was das Kind will und dem, was es muss, entstehen.

Aus dem Spiel reißen: Ist ein Kind in ein Spiel vertieft und wird es ohne Vorankündigung aus seiner Tätigkeit gerissen, kann sich eine impulsive Reaktion einstellen. Zum Beispiel spielt es im Sandkasten und ist versunken in seine Sandkuchenkreationen. Sie haben vergessen, dass Sie noch einkaufen wollten und der Supermarkt bald schließt. Sie nehmen Ihr Kind abrupt an die Hand und wollen gehen, just da erleidet es eine hochhaushohe, emotionale Krise. Auch hier möchte das Kind selbst entscheiden, was es tut, nämlich weiterspielen, doch es wird ihm ein Riegel vorgeschoben, mit dem es auf die Schnelle nicht klarkommt. Es kann nicht tun, was es will, es entsteht Spannung, die impulsiv abreagiert wird.

Zeitdruck: Es ist frühmorgens und Sie müssen zur Arbeit. Sie müssen sich beeilen, Sie haben wichtige Termine. Sie wollen dem Kind beim Anziehen helfen, weil es dann schneller geht, das Kind will es aber selbst machen. Sie werden nervös und drängen es, voranzumachen. Schließlich endet das Ganze in einem emotionalen Desaster. Was ist hier passiert? Die Sache ist die: Kinder haben noch kein Zeitgefühl. Sie verstehen nicht, warum sie sich am Tag zuvor in aller Ruhe selbst anziehen durften und warum das heute nicht geht. Was es merkt, ist, dass es nicht machen darf, was es will, es entsteht Spannung, die rausgelassen wird.

Eingeschränkte Neugier: Kinder wollen die Welt entdecken, sie wollen sie erforschen, sie befinden sich inmitten der Sturm- und Drangphase. Sich alles ansehen, anfassen, erleben. Dass das nicht immer uneingeschränkt möglich ist, verstehen sie noch nicht. Es gibt noch kein Verständnis für Gefahren oder dafür, dass manche Dinge kaputtgehen können. Wird es von den Eltern von seiner Entdeckungstour abgehalten, kann es nicht tun, was es will – Sie denken es sich wahrscheinlich schon –entsteht Spannung, die durch impulsives Verhalten abgelassen wird.

Vielen Kindern gelingt der Umgang mit den eigenen Gefühlen noch nicht so gut (und vielen Erwachsenen leider auch nicht). Ein guter Umgang mit den eigenen Gefühlen ist nicht angeboren, sondern wird erlernt. Daran sind Sie nicht unbeteiligt: Ihr Kind braucht Sie und zwar auch dann, wenn die Gefühle hochkochen. Das ist besonders herausfordernd angesichts dessen, dass Sie der Wutanfall des Sprosses wahrscheinlich nicht kalt lässt. Die folgenden Punkte können in einer emotionsgeladenen Trotzsituation möglicherweise helfen:

Situation verlassen: Wenn Sie merken, dass Sie in Bälde selbst die Geduld verlieren, dann verlassen Sie die Situation kurz und kühlen ab. Gehen Sie nicht wortlos, sondern sagen Sie Ihrem Kind, dass Sie für eine Minute aus dem Zimmer gehen oder den Sandkasten verlassen und dann sogleich wiederkämen. Tun Sie in dieser einen Minute das, was Sie brauchen, um herunterzufahren. Insbesondere Atemübungen sind sinnvoll: Kein Körper kann nervös und aufgeregt sein, wenn ruhig geatmet wird. Gleich im Anschluss an diese Aufzählung erfolgt die Darstellung einer weiteren Atemübung.

Schnell reagieren: Warten Sie nicht, bis Ihr Geduldsfaden reißt, sondern reagieren Sie auf das Trotzverhalten dann, wenn Sie noch klar denken können.

Emotionen benennen: Kinder verstehen noch nicht, was emotional in ihnen passiert. Helfen Sie Ihrem Kind beim Verständnis seiner inneren Vorgänge, fühlen Sie sich in es hinein und benennen für es das Gefühl. Sagen sie zum Beispiel: »Ich sehe, du fühlst dich frustriert und wütend.«

Nähe: Bleiben Sie bei Ihrem Kind. Setzen Sie sich in die Nähe. Signalisieren Sie mit Ihrer ruhigen Anwesenheit, dass Sie da sind, dem Kind in jeder Krise beistehen. Und auch, dass es in Ordnung ist, intensive Gefühle zu haben. Jedes Gefühl gehört dazu und darf sein. Warten Sie, haben Sie Geduld, bleiben Sie bei Ihrem Kind, drängen Sie nicht. Jeder Trotz geht vorbei.

Aufarbeitung: Erst, wenn die intensiven Gefühle nachgelassen haben, ist es möglich, die Situation aufzuarbeiten. Solange die Gefühle zu intensiv sind, gelingt das nicht. Fragen Sie zum Beispiel: »Was hat dich wütend gemacht?« Suchen Sie gemeinsam mit Ihrem Kind nach einer Lösung für das Problem.

Sofort lösen: Es ist nicht möglich, bis abends zu warten, dann ist der Zusammenhang zwischen Trotzverhalten und Gespräch darüber nicht mehr nachvollziehbar. Suchen Sie das Gespräch, sobald die Gefühle nicht mehr heiß sind. Lösen Sie sofort.

> Der Schriftsteller Theodor Fontane sagte: »Es ist und bleibt ein Glück, vielleicht das höchste, frei atmen zu können.« Dieses Glück kann durch einfache Übungen angekurbelt werden, wie zum Beispiel durch Atem-Achtsamkeit.
>
> Setzen Sie sich aufrecht und gleichzeitig bequem hin. Schließen Sie Ihre Augen. Konzentrieren Sie sich ausschließlich auf Ihren Atem. Beobachten Sie, wie Ihr Atem durch die Nase fließt, den Hals hinab, wie der Bauch sich hebt, wieder senkt, durch den Hals wieder emporsteigt und Ihren Körper durch die Nase verlässt. Wo fühlen Sie den Atem am intensivsten? Wo fühlt er sich kalt an? Wo warm? Wie sehr hebt sich Ihr Bauch? Verweilen Sie in der Beobachtung. Beobachten Sie, urteilen Sie nicht – es ist wie es ist. Nehmen Sie achtsam wahr, wenn Ihre Gedanken abdriften. Schreiben Sie Ihre Gedanken in der Vorstellung auf ein Blatt Papier, zerknüllen Sie es und werfen es in den Mülleimer für ungebetene Gedanken. Oder schreiben Sie den Gedanken im Geiste auf ein Post-It, kleben es an einen Müllabfuhrwagen und sehen Sie, wie es davonbraust. Oder stellen Sie sich vor, der Gedanke sei ein Pop-Up-Fenster auf Ihrem Computer drücken Sie auf »X«, um ihn zu schließen. Machen Sie den Gedanken weg – wie auch immer. Danach kommen Sie zurück zu sich und zu Ihrer Atempraxis. Führen Sie die Atem-Achtsamkeit wenigstens drei, lieber fünf Minute durch. Stellen Sie sich einen Timer.

Nochmals: Wer ruhig atmet, kann nicht aufgeregt sein. Wenn Sie sich aufregen, beruhigen Sie Ihre Atmung und Ihre Anspannung löst sich. Weil Atemtechniken top-wirksam sind bei Stress – und ein Kind mitten im Trotzanfall kann eine ordentliche Stressquelle sein – zeige ich Ihnen gleich noch eine Übung: Das yogische Atmen.

> Yogisches Atmen fördert die Entspannung durch eine verlängerte Ausatmungsphase. Drücken Sie dazu federleicht den Daumen der linken Hand auf den Zeigefinger derselben Hand, gleichzeitig den Daumen der rechten Hand auf den Zeigefinger dieser Hand. Atmen Sie tief ein. Wechseln Sie mit den Daumen auf die entsprechenden Mittelfinger

und atmen aus. Wechseln Sie auf die jeweiligen Ringfinger und atmen nochmals aus. Schließlich wechseln Sie auf die jeweiligen kleinen Finger und atmen ein weiteres Mal aus. Auf diese Weise atmen Sie drei Mal so viel aus wie ein. Führen Sie dies so lange durch, wie es für Sie stimmt und eine beruhigende Wirkung eingetreten ist. Meist handelt es sich dabei um eine oder zwei Minuten.

Definitiv nicht nur, jedoch besonders dann, wenn Trotzreaktionen häufiger vorkommen, setzen Sie sich in einer ruhigen Minute mit Ihrem Kind hin und schmieden einen Plan für den künftigen Umgang mit seinen Gefühlen. Entwickeln Sie mit ihm Strategien, wie bspw. bei Wut in ein Kissen schlagen, einen Igelball zu kneten, eine Runde ums Haus zu rennen, eine kalte Dusche zu nehmen oder einen Ball an die Wand zu werfen (vgl. Skills im Abschnitt über herausfordernde Gefühle). Bereiten Sie diese Möglichkeiten vor, will heißen: Gibt es weder Kissen noch Igelball noch Haus noch Dusche noch Ball in Reichweite, wird die beste Strategie nicht umsetzbar sein.

Und dann ist da weiterhin die Sache mit dem Modelllernen … Ohne Ihnen zu nahe treten zu wollen, aber: Können Sie als Mutter oder Vater denn gut mit Ihren eigenen Gefühlen umgehen? Wie gehen Sie mit intensiver Wut um? Was macht es mit Ihnen, wenn Sie nicht tun können, was Sie eigentlich wollen? Nicht bekommen, was Sie sich wünschen? Wie gehen Sie mit Frusterlebnissen um? Um Ihr Kind optimal durch einen Wutanfall zu begleiten, ist es eine Grundvoraussetzung, dass Sie selbst mit intensiven Gefühlen klarkommen. Ist dem nicht so, konsultieren Sie eine Fachperson und lernen Sie es. Sie können von Ihrem Nachwuchs nichts erwarten, was sie selbst nicht können. (Sorry!)

Es geht also weniger darum, das Trotzen zu unterbinden, sondern eher einen guten Umgang damit zu finden. Sehen Sie es so: Zu lernen, mit Frust umzugehen, ist ein wichtiger Entwicklungsschritt und Ihr Kind gerade mittendrin. Es lernt, dass es »trotz« Verselbstständigung nicht alles tun kann, dass es Regeln gibt, die Frust auslösen und wie man damit konstruktiv umgehen kann.

Zähneputzen

Ich hatte bei meinem eigenen Sohn alle Tricks ausprobiert, um ihn zum Zähneputzen zu bewegen – doch es half nichts: täglich drei Mal ereilte uns ein Zahnputzdrama erster Güte. Ähnlich schwierig war es, ihm die Finger- und (noch schlimmer!) Zehennägel zu schneiden. Wie hatten wir gelitten! Es kam zu Tränen, Wutanfällen, Überredungsversuchen, Überwältigungsszenarien – und auch mein Sohn verhielt sich nicht gut. Ich verrannte mich. Bis ich mir Hilfe bei einer befreundeten Pädagogin holte und die nachfolgenden, selbst erprobten Strategien anwandte. Halleluja, es kehrte Ruhe in unser Badezimmer ein.

Token System

Ein guter Ansatzpunkt ist die Arbeit mit (kleiner) Belohnung. Mein Sohn reagierte am besten auf Sticker. Bei unserem wöchentlichen Großeinkauf durfte er einen neuen Stickerbogen erwerben. Vor jedem Zähneputzen durfte er einen der Sticker aussuchen, doch noch nicht lösen. Zuerst kommt die Arbeit, dann das Vergnügen: Zuerst musste er sich die Zähne putzen lassen, danach durfte er den auserwählten Sticker haben. Diesen durfte er an ein vordefiniertes Stück Wand im Badezimmer kleben. Im Laufe der Zeit ergab sich daraus eine gut bestückte Stickerwand, auf die er stolz war. Die Hausverwaltung bei unserem Auszug aus der Wohnung war weniger stolz; wenn Sie das mit den Stickern in Ihrem Badezimmer auch machen wollen, achten Sie darauf, dass die Sticker auf ein Papier geklebt werden, das an die Wand geheftet wird. Die Rechnung des Malers noch vor Augen wünschte ich, ich hätte das Papier nicht vergessen. Die Sticker wirkten Wunder. Ich zog dieses Prozedere sicherlich zwei Jahre durch, Tag für Tag drei Mal. Und plötzlich waren die Sticker nicht mehr wichtig und die Zähne wurden widerstandslos geputzt.

Was war los bei uns? Im Laufe der zahlreichen, unerfolgreichen Zahnputzversuchen hatten sich unsere Fronten verhärtet und destruktive Muster waren eingefahren. Wir mussten dringend da raus. Hier kam die kleine Belohnungsstrategie gerade richtig, denn solche können ein festgefahrenes

System lockern. Die Sticker waren das gebrauchte Dritte, das unsere Pattsituation löste. Besser als Geschenke ist aber eigentlich Lob – ich verpasste es niemals, meinem Sohn mitzuteilen, dass er sich (nach erfolgreichem Zähneputzen!) gerade gut verhalten habe. Kinder wollen die Anerkennung und den Zuspruch ihrer Eltern. Übertreiben Sie nicht, aber bemerken Sie gewünschtes Verhalten kurz. Ein kleiner Kommentar wie »Gut gemacht!« ist von hohem Wert.

Erklärung

Geben Sie Ihrem Kind eine Erklärung, warum das Zähneputzen wichtig ist. Erklären Sie, was mit den Zähnen passiert, wenn wir das Zähneputzen unterlassen. Malen Sie kein Horrorszenario, aber teilen Sie realistisch mit, welche Konsequenzen möglich sind. Übrigens gibt es in diesem Zusammenhang viele Irrtümer. Ich erlebe immer wieder, dass angenommen wird, dass das Putzen der ersten Zähne nicht nötig sei, da diese ohnehin ausfielen. Tatsache ist, dass Milchzähne dringend geputzt werden müssen, und zwar ab dem ersten Tag ihres Erscheinens. Denn: Milchzähne sind Platzhalter für die nachfolgenden Zähne. Müssen die Milchzähne wegen Karies gezogen werden, können sie diese Aufgabe nicht mehr erfüllen und Fehlstellungen bei den zweiten Zähnen können die Folge sein. Karies kommt indes bei Milchzähnen häufiger vor, da diese weicher als die zweiten Zähne sind, die in harten Zahnschmelz verpackt sind. Weiche Zähne können eher von Zucker oder Säure angegriffen werden.

Das richtige Gerät

Kinder putzen die Zähne dann lieber, wenn sie ihr Zahnbürstchen sowie die Zahnpasta selbst ausgesucht haben. Warum nicht für das richtige Gerät einen Supermarkt aufsuchen und zusammen mit Ihrem Kind ein gutes Bürstchen auserwählen? Warum nicht alle kaufen und das Kind in einem Zahnbürstchenwettbewerb Tag für Tag eine andere ausprobieren lassen, bis es einen Gewinner küren kann? Zum einen macht es auf diese Art mehr Spaß, zum anderen erhöht es das Commitment, wenn es sich das für sich selbst beste Zahnbürstchen aussuchen darf.

Schmeckt Ihnen jede Zahnpasta gleich gut? Nein? Mir auch nicht. Ihrem Kind wohl ebenfalls nicht. Kaufen Sie eine Auswahl und lassen Sie Ihr Kind degustieren, bis es diejenige findet, die lecker schmeckt. Hat es die Zahnpasta gerne, verwendet es sie auch lieber.

Für Kinder gibt es mittlerweile ebenfalls elektrische Zahnbürsten, manche sogar mit einer App, welche das Kind auf lustige Weise durch den Zahnputzvorgang hindurch begleitet. Ich bin für den maximal minimalen Einsatz von Medien bei Kindern. Wenn es ums Zähneputzen geht, bin ich ein gebranntes Kind, wie Sie ja jetzt wissen, und mit einer Ausnahme von der Regel einverstanden.

Musik

Die meisten Kinder lieben Kinderlieder – das kann man sich zunutze machen. Ihr Kind kann sich vor dem Zähneputzen ein Kinderlied aussuchen, das Sie beim Zähneputzen abspielen. Solange die Musik ertönt, putzt es die Zähne. Noch lustiger ist es, wenn Sie ab und zu die Musik abstellen, woraufhin das Kind keine Bewegung mehr machen darf. So macht Zähneputzen plötzlich Spaß, und was Spaß macht, wird weniger verschmäht.

Zusammen

Jedes Kind ist gerne mit seinen Eltern zusammen und macht dieselben Aktivitäten wie diese. Putzen Sie sich selbst ebenfalls regelmäßig die Zähne. Leben Sie eine gute Zahnhygiene vor. Vielleicht putzen Sie sich zuerst die Ihrigen, dann erst diejenigen des Kindes? Sagen Sie auf dem Weg ins Badezimmer nicht »Mist, nun muss ich mir schon wieder die Zähne putzen« sondern eher »Ich freue mich, meinen Zähnen wieder etwas Gutes zu tun.«

Übertragung

Diese kleinen Helferstrategien lassen sich problemlos auch auf andere Bereiche übertragen, wie die meisten der in diesem Buch vorgestellten psychotherapeutisch-pädagogischen Tipps und Tricks. Bei meinem Sohn wirkten die Stickers, das Lob sowie die Musik nicht nur beim Zähneputzen, sondern auch beim Nägelschneiden, Ohrenputzen und Baden. Bei letzterem kauften wir gemeinsam Badeperlen ein, von welchen er jeweils eine für das bevorstehende Bad aussuchen durfte. Weil ihm diese gefielen, war es von da an ein Klacks, ihn zu baden.

Nachwort

Aus dem Nichts heraus berichteten mir die Kindergärtnerinnen meines damals fast sechsjährigen Sohnes, dass mein lieber, kleiner Engel durch aggressives Verhalten auffalle. Ich war geschockt. Wie konnte es sein, dass dieses ach so süße Kerlchen andere Kinder schubst, kneift und schlägt? Ich musste sofort intervenieren, was mir nicht schwerfiel, immerhin bin ich Fachpsychologin für systemische Psychotherapie FSP und habe viel Erfahrung mit psychisch auffälligen Kindern, Jugendlichen, Erwachsenen, Familien und Paaren. Ich stellte also ein kleines Interventionsprogramm für meinen zum Bengel mutierten Engel zusammen, und während wir den im Kapitel über »aggressives Verhalten« dargestellten Comic zeichneten, überlegte ich mir, dass ich es fein habe. Mir stehen stante pede gut bewährte Strategien zu Verfügung, wenn mein Kind ungünstige Verhaltensweisen zeigt. Wer weiß, was sich alles noch ergibt und wie lange das bei meinem mittlerweile über- und vielleicht schon austherapierten Kind noch klappen wird, aber bislang hats funktioniert.

Doch was tun andere Eltern? Ich entschied, meine Zaubertricks – es sind in Wahrheit nur einfache Tricks, keine Zauberei – in einem Buch festzuhalten.

Und hier ist es nun, der kleine Kinderpsychotherapeut in Buchform liegt in Ihren Händen. Und so möchte ich Ihnen im Namen Ihres Kindes danken, dass Sie nur das Beste für Ihr Kind wollen und sich in dieses Thema (weiter) einlesen. Dass Sie die Lektüre und die Zeit, die das erfordert, auf sich nehmen und vielleicht sogar das eine oder andere umsetzen, zeigt, wie wichtig Ihnen Ihr Kind ist. Dass Sie das Buch haben, darf als Hinweis dafür verstanden werden, dass Ihr Kind bei Ihnen sehr wahrscheinlich in guten Händen ist. Und sollten die hier enthaltenen Überlegungen nicht zum gewünschten Verhalten führen, ist Ihnen sicher schon der Gedanke gekommen, dass Sie in zweiter Instanz auf einen Kinder- und Jugendpsychotherapeuten oder auf eine systemische Psychotherapeutin wie mich zurückgreifen können. Denn dieses Buch ist dann halt doch nur ein Buch, manchmal braucht es eine fachkundige Person mit Haut und Haar und nicht mit Cellulose und Einband.

Ich danke also Ihnen. Ich danke aber auch vielen weiteren Personen. Selbstverständlich den Kindern, mit denen ich gearbeitet habe. Denn diese waren es, die mir gezeigt haben, welche Methoden am besten funktionieren. Auch ihren Eltern, die nicht immer, aber häufig genug rege und mit viel Vertrauensbonus an meine Adresse mitgemacht haben. Denn ohne die Mitwirkung der Eltern gelingt Psychotherapie bei Kindern nur begrenzt. Im Bereich der Kinderpsychotherapie spielt man viel über die Bande und die Bande sind Sie: die Eltern.

Allen voran aber danke ich meinem Sohn Aiden, der viele der hier vorgestellten Methoden im Rahmen meiner Experimentierfreude mit- oder vielleicht eher abbekommen hat. Ich glaube sogar oder bilde es mir zumindest ein, es bereitet ihm Spaß, wenn ich wieder mit etwas Neuem auf ihn zukomme. Wir spielen häufig genug Therapeut und Patient und drehen die Rollen spaßeshalber immer mal um.

Darüber hinaus danke ich Mag. Daniel Patsch, der sich an meiner Seite um Aiden kümmert. Ich bedanke mich bei meinem Bruder Dr. Andreas Krammer, seinerseits Psychiater, für spannende Gespräche.

Last but keineswegs least danke ich dem Kohlhammer Verlag, und zwar sowohl für die wunderbare Zusammenarbeit als auch für die großzügige Förderung. Dabei vor allem Anita Brutler und Dr. Ruprecht Poensgen.